DER TOD GIBT KEINE RUHE

Klaus Püschel
Bettina Mittelacher

DER TOD GIBT KEINE RUHE

Faszinierende Fälle aus der Rechtsmedizin

Ellert & Richter Verlag

Hamburger Abendblatt

Inhalt

Manchmal stirbt man schneller, als man denkt

„Bemiss deine Lebenszeit; für so vieles reicht sie nicht." Es sind besonders kluge Worte, die von dem römischen Philosophen und Schriftsteller Seneca stammen. Wie viel Zeit bleibt jedem von uns? Wie kann er sie bestmöglich nutzen? Diese Fragen beschäftigen die meisten Menschen. Und während viele zumindest auf die zweite Frage ihre ganz persönliche Antwort finden, bleibt die erste im Dunkeln. Als Rechtsmediziner und damit als Experte in Sachen Tod wird man häufig in Diskussionen einbezogen, bei denen es um den Wert des menschlichen Lebens geht. Auch um den Sinn des Lebens, um die Frage eines Lebens nach dem Tod oder die Einstellung zu Tod und Sterben ganz allgemein.

Eine Feststellung ist gleichermaßen banal und tiefsinnig: Das einzig Sichere im menschlichen Leben ist, dass wir sterben müssen. Wir wissen nur nicht genau wann, wie, wo und woran. Die Fälle in der Rechtsmedizin lehren uns: Leider stirbt man manchmal schneller, als man denkt.

Dieser Gedanke macht vielen von uns Angst. Es gibt nicht wenige, die dagegen anarbeiten, zum Beispiel, indem sie versuchen, besonders gesund zu leben, indem sie häufig Ärzte aufsuchen oder ängstlich allen möglichen Gefahren aus dem Weg gehen. Das kann sich in Einzelfällen bis hin zu einer Phobie entwickeln, oder es entstehen Persönlichkeitsstörungen oder psychosomatische Krankheitsbilder. Andere Menschen haben Angst davor, eventuell vorschnell für tot erklärt zu werden. Die Furcht vor dem Scheintod gehört zu unseren Urängsten.

Und manche Menschen scheinen überhaupt keine Angst vor dem Tod zu haben. Sie stürzen sich in waghalsige Abenteuer, vielleicht treiben sie relativ gefährliche Sportarten wie Autorennen, Speedboot, Klettertouren und Gleitschirmfliegen. Sie scheinen den Kitzel der Gefahr regelrecht zu suchen.

Für diesen Typus gilt: Den Bruchteil einer Sekunde unaufmerksam, einmal falsch reagiert, ein Fehltritt, eine falsche Entscheidung – schon ist man tot. Einerseits ist der Mensch ein biologisches Wunderwerk. Man überlege nur: 60 Herzschläge pro Minute, 60 x 60 pro Stunde, 60 x 60 x 24 pro Tag, 60 x 60 x 24 x 365 pro Jahr, und das eventuell hundert Jahre lang: 60 x 60 x 24 x 365 x 100 = 3.153.600.000 Herzschläge ohne eine einzige Rhythmusstörung. Und andererseits genügt ein unter Umständen winziger Moment zur falschen Zeit für eine tödliche Komplikation.

Unsere genetische Information ist darauf ausgerichtet, dass wir maximal 120 Jahre alt werden können. Einige Menschen wollen allerdings nicht wahrhaben, dass dann auch die DNA so gealtert ist, dass die zum Weiterleben erforderlichen Steuerungsvorgänge versagen. In der Hoffnung, später einmal wieder aufgeweckt zu werden und weiterzuleben, lässt sich mancher bei minus 192 Grad in flüssigem Stickstoff einfrieren. In diesem Zusammenhang entsteht natürlich die Frage, ob es der Wissenschaft eines Tages gelingt, an unserem Erbgut, also der DNA, so frühzeitig Reparationsvorgänge durchzuführen, dass weder die DNA noch Zellen, Gewebe oder Organe altern. Das wäre dann der Schlüssel zum ewigen Leben!

Aber davon sind wir noch sehr weit entfernt. Altersbedingte Abbauvorgänge, Krankheiten und Krebs können wir nicht verhindern. Immerhin liegt die mittlere Lebenserwartung bei Frauen in Westeuropa heutzutage bei etwa 84 Jahren, die für Männer bleibt demgegenüber einige Jahre zurück. Von den heute geborenen Kindern werden relativ viele das biblische Alter von 100 Jahren erreichen. So weit, so gut, könnte man sagen. Andererseits gibt es in der Endphase des Lebens doch auch viele recht schwierige Aspekte: Altersabbau, Krankheiten, Immobilität, Demenz, Einsamkeit, fehlende Sinngebung.

Aus der Sicht der Rechtsmedizin kann man dies zum Beispiel bei der Krematoriumsleichenschau nachvollziehen, der in den meisten Bundesländern gesetzlich vorgeschriebenen zweiten Leichenschau vor einer Einäscherung. Hier begegnen uns immer wieder ausgemergelte Körper, gezeichnet von fortgeschrittenen Krankheiten und anderen Zeichen des Alters und auch von Vernachlässigung – oft ein bedrückender Anblick. Dann handelt es sich um keinen gnädigen schnellen Tod im hohen Alter, welches man noch geistig frisch, aktiv und kreativ und körperlich mobil im Kreise seiner Lieben erreicht hat. Das gibt es zwar auch. In der Mehrzahl der Fälle geht dem Tod allerdings eine längere Sterbephase mit langsam nachlassenden Organfunktionen voraus.

Und dann gibt es noch die Situation, dass ein „mitten im Leben“ stehender Mensch mit einer eigentlich gesunden und positiven Zukunftsperspektive ganz plötzlich und unerwartet aus dem Leben gerissen wird. In der Sterbeanzeige steht dann: gänzlich unerwartet, völlig überraschend, ein Schicksalsschlag, herausgerissen aus der Mitte des Lebens oder auch: Verstorben, als das Leben eigentlich erst richtig anfing. Wir verstehen nicht, was geschehen ist.

Solche tödlich endenden Abläufe gibt es in jeder Phase des menschlichen Lebens: als Fehlgeburt beziehungsweise Abort aus der Schwangerschaft heraus, als Totgeburt, etwa infolge von Nabelschnurkomplikationen, als mütterlicher Tod bei oder kurz nach der Geburt, als plötzlicher Kindstod im ersten Lebensjahr, infolge eines gewaltsamen kindlichen Schütteltraumas ebenfalls im ersten Lebensjahr, nach perakuter Infektion wie beispielsweise Hirnhautentzündung, Herzmuskelentzündung, Lungenentzündung in der Kindheit oder auch später als Erwachsener. In jeder Phase des Lebens kann es zu einem Unfall oder Tötungsdelikt kommen, oder wir sterben infolge einer Herzrhythmusstörung bei angeborener Anomalität im Reizleitungssystem des Herzens, infolge eines akuten Herzinfarkts, einer Lungenembolie, Ruptur eines Hirnbasis-Aneurysmas oder durch einen Schlaganfall. In diesem Fall ist die Krankheitsbezeichnung zugleich eine charakteristische Bezeichnung des Geschehens: Wenn man einen Schlaganfall erleidet oder auch „vom Schlag getroffen“ wird. Beim plötzlichen Herztod aus innerer Ursache spricht man von einem sogenannten Sekundenherztod oder auch vom „Herzschlag“.

Der Erfahrungshorizont der Rechtsmedizin bietet darüber hinaus zahlreiche Abläufe, bei denen ein plötzliches Trauma das Leben jäh beendet, wobei der Sterbeprozess unter Umständen in wenigen Sekunden oder auch nur in Bruchteilen einer Sekunde abläuft.

Einige dieser Geschehnisse sind tatsächlich einzigartig, und man kann nur kopfschüttelnd registrieren, dass im Bereich plötzlicher oder unerwarteter Tod in der Praxis der Rechtsmedizin geradezu unglaubliche Abläufe und Zufälle auftreten. Es gibt im Hinblick auf ungewöhnliche Todesmechanismen nichts, was es nicht gibt. Im Jargon heißt es dann auch manchmal: dumm gelaufen … Wobei dies im Zusammenhang mit dem Tod natürlich herzlos, ja geradezu zynisch klingt.
Es geschehen die unmöglichsten Dinge. Hier eine Auswahl.

- Während die Menschen um ihn herum an Silvester ihre Böller hochgehen lassen, schießt ein Waffennarr scharf und trifft ein Kind auf der anderen Straßenseite tödlich. Keiner hört den Schuss. Trotzdem wird der Täter ermittelt.
- Der Jäger schießt, weil er einen Waschbären im Kirschbaum vermutet, und trifft den Nachbarn, der dort herumklettert, um Kirschen zu pflücken. Ein anderer Jäger schießt auf das Wildschwein im Maisfeld und erlegt den Treiber dahinter mit einem regelrechten Blattschuss.
- Der Golfspieler wird tödlich vom Blitz getroffen, als er mit seinem Schläger unter einem Baum Schutz vor dem Gewitter sucht.
- Der Mann in der Badewanne erleidet einen tödlichen Stromschlag, als die Wanne durch einen Kurzschluss im feuchten Mauerwerk unter Spannung steht.
- Ein junger Türke stirbt bei einem Auffahrunfall auf der Autobahn, während alle anderen Insassen des Wagens unverletzt bleiben. Sein Tod erscheint rätselhaft. Später in der Rechtsmedizin findet man heraus: Er wurde von hinten durch einen Dönerspieß mitten ins Herz getroffen, als der Spieß bei der Kollision durch die Rücklehne des Sitzes geschoben wird. Der Rettungsarzt hatte noch nicht

einmal die Einstichstelle am Rücken bemerkt und war nach frustraner Reanimation von einem plötzlichen Herztod ausgegangen.

• Der Stich einer Biene oder Wespe kann akut tödlich ausgehen, wenn der Betroffene eine entsprechende Allergie hat und nicht sofort hochdosiert Cortison gespritzt bekommt.

• Für tödliche Explosionen mit Zerreißen des Körpers gibt es viele Ursachen, zum Beispiel Selbstmordattentäter, Bombenleger, Minen, Blindgänger oder auch Molotow-Cocktails oder Spraydosen mit explosiven Gasgemischen.

• Ein falsches Medikament eingenommen (beispielsweise die Ersatzdroge Methadon in Kinderhand) kann schon bei einzelnen Tabletten tödlich sein. Die falsche Infusion führt innerhalb von Sekunden zum Tod infolge von Herzrhythmusstörungen.

• Tragisch die Geschichte des Rechtsmediziners, der im Bordell bei einer Domina erotische Strangulationsmanöver an sich praktizieren lässt. Als die Dame hinausgeht, um schnell Geld zu wechseln, begibt er sich schon in die gewünschte Hängeposition. Nur kommt die Dame nicht gleich zurück, weil sie erst noch mit einer Kollegin schwatzt. Als sie ins Studio zurückkehrt, hängt der Mann tot am Schmuckgalgen.

• Beim sogenannten Bolustod (Bissentod) bleibt ein größeres Nahrungsstück am Kehlkopfeingang hängen, reizt die Nervengeflechte und es kommt zum sofortigen reflektorischen Herzstillstand.

• Das Hirnbasis-Aneurysma platzt, während ein Mensch im Sessel vor dem Fernseher sitzt, infolge einer kurzfristigen Bluthochdruckerhöhung. Es resultiert fast momentan der Hirntod.

• Das Blutgerinnsel aus der Beinvenenthrombose löst sich beim Gang zur Toilette. Daraus resultiert der plötzliche Tod infolge einer Lungenembolie.

• Der Tod an sich: eine plötzliche Herzrhythmusstörung, für die es diverse Ursachen geben kann, die zuweilen aber auch völlig unerklärlich bleibt.

Es handelt sich um Fallkonstellationen, die neugierig machen sollen auf fatale Überraschungen, die der Tod bereithält. Unsere Fälle in diesem Buch setzen teilweise Schwerpunkte mit anderen Spannungsbögen.

Klaus Püschel: *Manchmal denke ich, ich hätte schon alles gesehen, nach mehr als vier Jahrzehnten im Beruf des Rechtsmediziners mit 60.000 Sektionsfällen (etwa 1500 jährlich), 1,2 Millionen Mal Leichenschau (30.000 Fälle jährlich im Institut, am Geschehensort sowie bei der Krematoriumsleichenschau vor der Einäscherung). Trotzdem: Immer wieder einmal stehe ich vor einem Toten und sage: „Das gibt's doch nicht!" Oder: „Das gab es noch nie!"*

Leider gilt dies auch für die Fantasie des Mörders. Auch bei Tötungsdelikten heißt es dann: „Ein so zugerichtetes Opfer habe ich vorher noch nicht gesehen."

Man denkt ja auch, es könnte nicht sein, dass bei einer Amputation im Krankenhaus das falsche Bein abgenommen wird, dass bei einer Magen- oder Darmspiegelung die Wand des Organs durchstoßen wird oder ein Katheter ein Blutgefäß von innen so verletzt, dass in wenigen Minuten eine tödliche Blutung entsteht.

Das Leben hängt unter Umständen am sprichwörtlichen „seidenen Faden", wenn die Naht des Operateurs wieder aufgeht. Oder es kommt zum schleichenden Tod, wenn Kohlenmonoxid sich als farb- und geruchloses Gas im Raum ausbreitet und die dort Wohnenden im Schlaf ersticken. Auch andere Gasvergiftungen können uns plötzlich und unerwartet an Stellen treffen, wo wir eigentlich nicht damit rechnen.

Das Tröstliche ist: Auch die vielen negativen Eindrücke darüber, wie plötzlich ein menschliches Leben ausgelöscht werden kann, wie zerbrechlich der menschliche Organismus ist, wie böse die Fantasie des Mörders ist und wie traurig Angehörige sein können, müssen nicht verunsichern und deprimieren. Im Gegenteil: Es kann dazu anspornen, dem Leben alles, was es an Positivem bietet, abzuringen und das Leben zu genießen. Carpe diem …

„Bloß boom boom, nichts weiter“

„Böse Männer waren da.“ Die kleine Lucy hat Furchtbares erlebt, den blanken Horror. Sie hat zusehen müssen, wie fremde Menschen in ihr Zuhause eindringen, wie diese maskierten, skrupellosen und bewaffneten Männer um sich ballern und die bis dahin heile Welt des Mädchens zerstören, gnadenlos. Als schließlich alle niedergestreckt sind und eine gespenstische Stille herrscht, kauert die Zweijährige unter einer blutverschmierten Decke zwischen zwei Leichen. Und wenig später sitzt das Mädchen da, die Augen noch vom Schreck geweitet, das Gesicht ein Spiegel des Entsetzens, und fasst das Grauen in einem Satz zusammen: „Böse Männer waren da.“ Es ist eine zutreffende und doch vollkommen unzureichende Beschreibung dessen, was sich ereignet hat. Aber wie soll man es nennen, dieses Massaker in einem Lokal in Sittensen in der Nordheide, bei dem sieben Menschen eiskalt erschossen wurden, darunter die Mutter und der Vater der kleinen Lucy?

Gut zwei Jahre später, nachdem die Schuldigen an diesem Blutbad gefunden und ihnen der Prozess gemacht ist, bezeichnet der Vorsitzende Richter die Tat als „eines

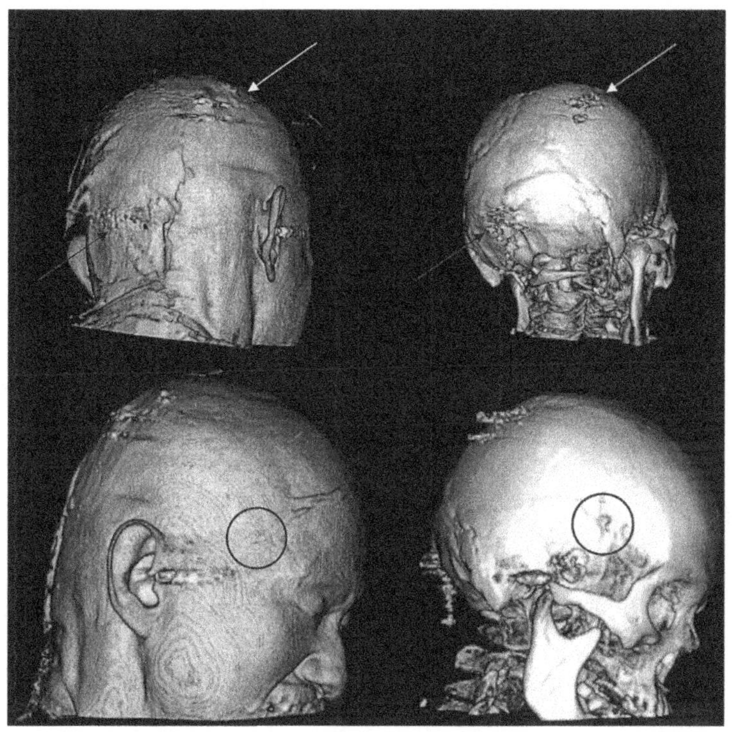

Dreidimensionale Rekonstruktionen der Kopfschussverletzungen bei zwei Opfern der Chinesenmorde in Sittensen

der schwersten Verbrechen der Nachkriegsgeschichte" und spricht von einer „kaum vorstellbaren Schuld", die die Täter auf sich geladen haben. Einer der Verbrecher reduziert das vielfache Morden auf ein paar schnöde Worte – womöglich seiner mangelnden Sprachkenntnis geschuldet, vielleicht aber auch einer erschreckenden Kaltblütigkeit? „Bloß boom boom, nichts weiter", sagt er. Nichts weiter? Was ist mit den Opfern, ihren Schmerzen und ihren Ängsten, was ist mit dem Leid der Angehörigen?

An diesem 4. Februar 2007 deutet nichts darauf hin, welcher Albtraum bevorsteht. In einem chinesischen Restaurant im niedersächsischen Sittensen haben die Betrei-

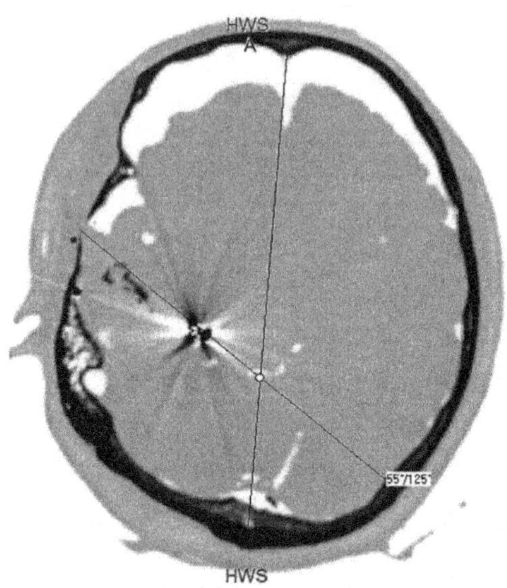

Schussbruch des Schädels und Projektil in der Hirnsubstanz eines Opfers, dargestellt mittels Computertomografie

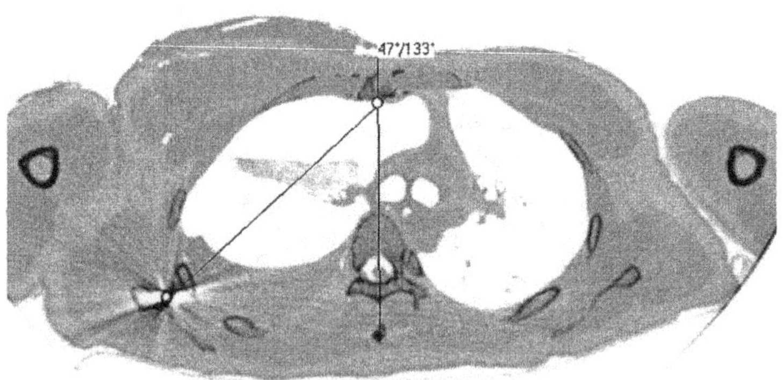

Rekonstruktion der Brustschussverletzung bei einem weiteren Opfer, wiederum mittels Computertomografie.
Das Projektil hier im Rückenbereich in Höhe des Schulterblatts.

ber gerade Feierabend gemacht. Die Tische sind bereits für den nächsten Tag vorzubereiten, die Mitarbeiter mit letzten Handgriffen beschäftigt. Es ist schon nach 23 Uhr, als die Chefin noch mit einem Bekannten telefoniert, der vermutlich als letzter Gast das Restaurant verlassen hat. Sie hat den Software-Spezialisten gebeten, sich eine beschädigte Computerdatei anzusehen und möglichst wieder in Gang zu bringen. Auf der Datei befinden sich chinesische Kinderlieder; die Wirtin möchte ihrer zwei Jahre alten Tochter eine Freude machen und ihr die Lieder vorspielen. Der Anrufer hört beim Telefonat im Hintergrund erst das unbeschwerte Lachen des Mädchens, dann plötzlich ihre ängstlichen Schreie und fremde Stimmen. Dann bricht die Verbindung ab. Der Mann am Telefon vermutet, dass etwas Schlimmes geschehen ist. Wie schlimm es ist, kann er nicht ahnen.

Vor allem vermag niemand den Ehemann einer Kellnerin auf das Grauen vorzubereiten, in das dieser hineinstolpert. Als er seine Frau von der Arbeit abholen will, tritt er an der Tür in eine Blutlache. Im Eingangsbereich des Lokals liegen zwei erschossene Männer. Ein paar Schritte weiter, hinter dem Tresen, entdeckt der schockierte Mann den Leichnam seiner Frau, daneben, die Beine in die andere Richtung gestreckt, befindet sich eine weitere Tote. Es dauert einige Augenblicke, bis der Mann aus seiner Starre erwacht, in die ihn der grauenvolle Anblick versetzt hat. Dann wählt er den Notruf. Seine ersten Worte sind: „Schönen guten Tag“, bevor er nach einer Ambulanz fragt. Doch für die vier Opfer im Restaurant können die Helfer nichts mehr tun. Im Obergeschoss liegen noch zwei Personen, auch sie von Kugeln niedergestreckt. In einem Lagerraum wird ein weiterer Mann gefunden; auf ihn wurde ebenfalls ein Schuss abgefeuert, doch der 31-Jährige atmet noch. Am nächsten Tag stirbt auch er im Krankenhaus.

In mehr als vierzig Jahren als Rechtsmediziner habe ich viele Tausend Tote gesehen und unendlich viele Tatorte. Aber der Fall aus Sittensen war für mich einzigartig. Er ist bis heute das Mordszenario mit den meisten Toten im Verlauf eines kurzzeitigen Geschehens. Dass sieben Menschen einfach abgeknallt wurden – man muss es wohl so nennen –, gab dem Verbrechen zudem eine außergewöhnliche Brutalität. In der Anklage hieß es später, die Tötungen hätten „Hinrichtungscharakter“. Die Kaltblütigkeit, mit der die Morde verübt wurden: Das schien einfach nicht in eine eher verschlafene deutsche Kleinstadt zu passen. Das sah eher nach Profikillern aus, die im Auftrag der Mafia handeln, oder nach einem Machtkampf unter Drogendealern oder einem Racheakt, weil Schutzgeldzahlungen verweigert werden. Als Motive wurden auch Eifersucht und Glücksspiel in Betracht gezogen. Tatsächlich war es ein Raubüberfall, der aus dem Ruder gelaufen und eskaliert ist. Das ergab sich aus der Auswertung Hunderter Spuren und der Rekonstruktion des Verbrechens durch die Ermittler, und das wurde schließlich auch belegt durch die Angaben der Angeklagten im Prozess.

Am Anfang der Geschichte stehen mehrere Menschen, die der Zufall zusammengebracht hat und die eine fatale Interessengemeinschaft eingehen. Alle sind aus Vietnam nach Deutschland gekommen und leben hier in einer Art Subkultur. Einer hat als Aushilfskraft in dem gut gehenden chinesischen Lokal gearbeitet und kennt die Räumlichkeiten genau. Die anderen haben Schulden und suchen einen schnellen Weg, um ihre finanzielle Notlage abzuwenden. Gemeinsam tüfteln die fünf Männer den Plan eines Überfalls aus. Der Tippgeber, der seine Kom-

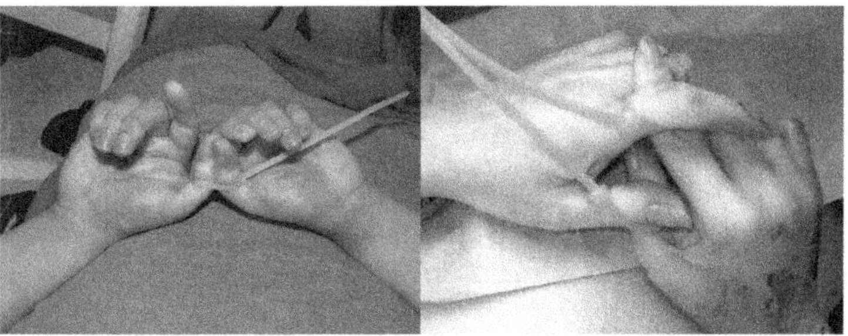

Professionelle Fesselung des Opfers durch enge Fixierung der beiden Daumen mittels Kabelbinder

Eine weitere perfide Fesselung mittels Kabelbinder um beide Daumen herum

plizen mit Raumskizzen ausgestattet hat, ist zu Hause geblieben. Von den beiden Brüderpaaren, die sich im Auto zum Tatort aufgemacht haben, bleibt ein Mann zum Schmierestehen und als Chauffeur in dem VW Polo sitzen. Einer der anderen drei holt aus dem Kofferraum eine Box hervor, in der er eine halbautomatische Selbstladepistole aufbewahrt. Er ergreift die Waffe, aus der die Seriennummer herausgefeilt wurde, schraubt auf die Mündung des Laufs einen Schalldämpfer auf und lädt die Pistole mit einem Magazin mit sieben Schuss Munition. Ein zweites Magazin steckt er ein. Alle Männer streifen Handschuhe über. Außerdem haben sie weiße Kabelbinder aus Nylon bei sich, die bereits zu Ringen gebunden sind. Hiermit wollen sie ihre Opfer fesseln.

Im Schutz der Dunkelheit bewegen sich die drei auf das Restaurant zu. Es liegt in der ersten Etage eines zweigeschossigen Gebäudes. Im Erdgeschoss befinden sich mehrere Läden, über dem Lokal in der zweiten Etage gibt es drei Wohnungen. Eine bewohnen die Restaurantbesitzer mit ihrer zweijährigen Tochter. In der zweiten Wohnung haben die Betreiber ihren Mitarbeitern – alle stammen aus China – Zimmer zur Verfügung gestellt. Die

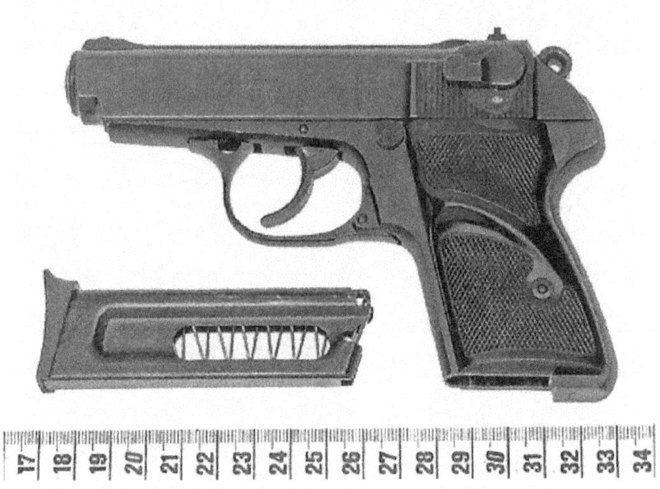

Ein baugleiches Exemplar der Tatwaffe

dritte Wohnung ist vermietet. Die Täter rechnen damit, dass sich mindestens fünf Erwachsene und das kleine Kind des Restaurantbetreibers in dem Lokal aufhalten. Jeweils notdürftig mit einem Schal, einem Stirnband beziehungsweise einem hochgezogenen Pullover maskiert, stürmen die Täter in das Lokal hinein und fordern Geld. Der Pistolenmann fuchtelt mit der Waffe herum. Das reicht als Drohgebärde, um alle einzuschüchtern. Die Restaurantbesitzerin versucht noch, einen Brillantring in Sicherheit zu bringen. Sie zieht das Schmuckstück von ihrem Finger und verbirgt es in einer der gefalteten Servietten auf einem der Tische.

Dann sorgen die Verbrecher dafür, dass die Opfer ihnen vollkommen ausgeliefert sind: Sie fesseln deren Daumen mit den Kabelbindern, bei manchen vor dem Bauch, bei anderen hinter dem Rücken. Einem Mann, der Schuhe und Strümpfe ausziehen muss, werden die großen

Zehen zusammengeschnürt. Lediglich der Besitzer wird nicht gefesselt. Und einen weiteren Mitarbeiter haben die Täter noch nicht entdeckt. Es ist der Koch, der sich zunächst in der Küche versteckt. Die Verbrecher haben es also nicht mit fünf Menschen zu tun, wie angenommen, sondern mit sieben – und mit dem kleinen Kind sowie einem Hund. Aber von diesem geht eher keine Gefahr für die Täter aus. Der Pekinese ist etwa so groß wie eine Katze und verfügt über kein beeindruckendes Gebiss.

Nachdem die Männer die meisten Opfer unter Kontrolle gebracht haben, nehmen sie ihnen die Wertsachen ab, vor allem Mobiltelefone und Portemonnaies. Die Restaurantbetreiberin wird von dem Pistolenmann gezwungen, mit ihm in die obere Etage zu gehen, wo er nach weiteren Wertsachen suchen will. Die beiden anderen bewachen unterdessen die Gefangenen im Restaurant. Der Wirt, der Arme und Beine ungehindert bewegen kann, sieht, dass sie unbewaffnet sind, und versucht zu fliehen. Zwischen dem 36-Jährigen und den beiden Bewachern kommt es zum Kampf. Den zwei Tätern gelingt es nicht, den Flüchtenden zu bändigen. Sie rufen den Pistolenmann zu Hilfe, der die mit Kabelbindern gefesselte Besitzerin zurücklässt und wieder ins Lokal läuft. Dort beginnt er, auf den fliehenden Restaurantbetreiber zu schießen und dann auch auf den Koch, der jetzt ebenfalls wegzulaufen versucht. Der Schütze hört nicht mehr auf, die Pistole abzufeuern, bis das Magazin leer ist. Dann setzt er das zweite Magazin ein und drückt weitere sieben Male ab. Er ist ein guter, effizienter Schütze. Als die Täter kurze Zeit später fliehen, lassen sie ein Blutbad zurück mit sechs Leichen und einem Mann, der mit dem Tode ringt.

Wir sind noch in der Nacht zum Tatort gekommen. Zunächst einmal ging es um die Spurensicherung vor Ort zu-

sammen mit den Beamten der Mordkommission und der Spurensicherung der Kriminalpolizei. In diesem speziellen Fall kamen zusätzliche Experten dazu, unter anderem vom LKA Hannover und später auch vom Bundeskriminalamt. Es bot sich ein furchtbares Bild: In nahezu jedem Raum fanden sich Tote. Von den beiden Männern im Eingangsbereich lag einer auf dem Rücken, der andere kauerte in einer merkwürdigen Hockposition zu dessen Füßen, mit zusammengeschnürten Daumen. Von den beiden jungen Frauen, die hinter dem Tresen gestorben sind, war die eine auf den Rücken gedreht, die andere lag auf dem Bauch. Auch bei ihr waren die Daumen mit Kabelbindern zusammengebunden. Ein Stockwerk höher, in den Wohnungen, lagen ein toter Mann, der 31 Jahre alte Hilfskoch, und die erschossene Betreiberin, 28 Jahre alt.

Als vergleichsweise einfach erwies sich die Ermittlung und Festlegung der Todeszeit. Wir haben vor Ort wie stets üblich zunächst einmal die sicheren Todeszeichen, also die Leichenflecke und die Leichenstarre, geprüft. Außerdem haben wir bei allen Toten die Rektaltemperatur gemessen und auch mittels Reizstromgerät die Erregbarkeit der Gesichtsmuskulatur geprüft. Hierzu werden Elektroden in die mimische Muskulatur des Gesichts eingestochen, man beobachtet, ob sich durch einen Stromfluss die Muskeln noch zusammenziehen und das Gesicht sich verzerrt. Je kürzer der Todeszeitpunkt zurückliegt, desto stärker ist die Reaktion der Muskulatur. Aus den Untersuchungen ergab sich eine Todeszeit etwa gegen Mitternacht.

Aus der Blutspurenverteilung kann man Schlüsse für die Geschehensrekonstruktion ziehen, man kann beispielsweise das Wo und Wie der Tötungsmethode beantworten und auch die Frage, welche Tatmittel eingesetzt wurden. Auffällig war, dass die Täter bei fünf der Opfer vor den töd-

lichen Schüssen Tischdecken beziehungsweise in einem Fall ein Hemd über die Köpfe der Männer und Frauen gelegt haben. Sehr gut möglich ist, dass der Schütze verhindern wollte, mit dem Blut der Opfer bespritzt zu werden. Rechtsmedizinisch spricht man vom sogenannten Backspatter, wenn aus einem Einschuss, insbesondere beim aufgesetzten Schuss, Blut und kleinste Gewebeteile gegen die Waffe und die Hand des Schützen spritzen.

Unsere weiteren Untersuchungen an den Toten erfolgten dann verzögert, drei Tage nach den Morden. Die Leichen wurden zunächst in der Auffindesituation vor Ort belassen, damit die Ermittler alles in Ruhe und aufs Sorgfältigste aufnehmen konnten. Hierbei ging es zum Beispiel auch um Faserspuren, Haare, Schmauch.

Die Polizei richtet eine Sonderkommission ein, der in ihrer Spitzenzeit 105 Beamte angehören. Tausende Spuren werden erfasst und ausgewertet. Folgender Geschehensablauf wird rekonstruiert: Der Pistolenmann schießt, nachdem er ins Restaurant zurückgeeilt ist, zweimal auf den Wirt. Währenddessen versucht der noch nicht entdeckte Koch aus der Küche zu fliehen und läuft durch den angrenzenden Lagerraum ins Treppenhaus. Die Täter bemerken dies, der Schütze folgt dem Koch und schießt fünfmal. Er wechselt das Magazin und jagt dem zusammengebrochenen Opfer wie bei einer Hinrichtung aus kurzer Distanz eine weitere Kugel in den Hinterkopf. Während der Schüsse ist ihm sein Pullover vom Gesicht heruntergerutscht, sodass er unmaskiert ist.

Jetzt entschließt sich der Pistolenmann, auch alle weiteren Opfer zu töten. Er legt den beiden hinter dem Tresen hockenden Frauen jeweils eine der rosafarbenen Tischdecken über den Kopf, die zum Eindecken benutzt werden. Beiden Opfern schießt er mit aufgesetzter Waffe von hinten einmal in den Kopf. Weiterhin streckt der Mörder den im Lagerraum an Händen und Füßen gefesselten fünften Mann hinrichtungsartig mit aufgesetzter Waffe durch einen Kopfschuss nieder. Auch hier hat er zuvor eine Tischdecke über den Kopf gelegt. Die Verletzung ist nicht sofort tödlich. Das Opfer verfällt in tiefe Bewusstlosigkeit und wird nach Entdeckung der Tat in das nächstgelegene größere Krankenhaus gebracht. Es verstirbt wenige Stunden später, ohne das Bewusstsein wiedererlangt zu haben. Zuletzt steigt der Täter wieder hinauf ins zweite Obergeschoss, wo er einem dort wohnenden Mitarbeiter ebenfalls mit aufgesetzter Waffe in den Kopf schießt. Zuletzt tötet er die auf dem Boden liegende, an den Händen gefesselte Restaurantbetreiberin auf die gleiche Weise. Einzig die zweijährige Tochter der Lokalchefs überlebt das Massaker. Sie wird, körperlich unverletzt, im Restaurant hinter dem Tresen zwischen den beiden Getöteten gefunden, auch sie liegt unter einer blutbesudelten Tischdecke. Die Täter erklären später, sie hätten das Kind bewusst verschont. Der Schütze äußert dazu: „Das Kind kann nichts wissen und nichts verraten, es ist zu klein." Das Mädchen wird psychologisch betreut und zieht später zu den Großeltern ins Ausland.

Im Fall der Morde von Sittensen haben wir im Institut für Rechtsmedizin am Uniklinikum Eppendorf erstmals systematisch an allen Getöteten eine Computertomografie durchgeführt. Was heute zur Routine gehört, war 2007 noch relatives Neuland. Die Untersuchungsergebnisse im CT waren faszinierend. Wir konnten in allen Fällen schon vor Beginn der eigentlichen Sektion die Schussdefekte lokalisieren, die Schussrichtung und die Schusskanäle verfolgen sowie die Endlage der Projektile festlegen. Dies ist für die Planung der einzelnen Präparationsschritte bei der

Obduktion eine wichtige Information und erleichtert die Entscheidungsfindung beziehungsweise Diagnostik enorm.

Im Einzelnen fanden wir bei fünf Getöteten solitäre Schüsse auf die Hinterkopfregion mit einem aufgesetzten Schuss im Sinne einer Hinrichtung. Zwei der Ermordeten wiesen mehrere Schussverletzungen auf. Das waren die Männer, die zu fliehen versucht hatten. Der Wirt hatte zwei Schussverletzungen am Rumpf, die Herz und Lunge tödlich trafen. Er starb aufgrund inneren Verblutens. Der Koch wies sechs Schussverletzungen im Bereich von Kopf, Rumpf und Extremitäten auf.

In einzelnen Fällen stellten wir zusätzliche Verletzungen fest, zum Beispiel hatte ein Täter dem fliehenden Wirt mit einer Holzlatte über den Schädel gehauen und ihn am Jochbein getroffen. Und bei der Frau des Besitzers diagnostizierten wir, dass sie vor der tödlichen Schussverletzung noch mit einem Tuch gedrosselt wurde, wodurch es zu Blutungen im Bereich des Kehlkopfes und punktförmigen Stauungsblutungen in den Augenbindehäuten, in der Gesichtshaut und in der Schleimhaut der Mundhöhle kam. Der Grund für die Strangulation ist nie eindeutig festgestellt worden. Ich denke, dass die Täter möglicherweise noch weitere Geldverstecke herauspressen wollten. Mit wenig Erfolg: Tatsächlich fand die Kripo in den Wohnungen der Restaurantbesitzer später noch insgesamt 19.000 Euro, die in verschiedenen Geldkassetten und Pergamenttüten sowie Briefumschlägen aufbewahrt und von den Tätern offensichtlich übersehen wurden. Dass sie das Geld nicht gefunden haben, ist allerdings nicht weiter verwunderlich. Während die Räume des Lokals sauber, ordentlich und heimelig wirkten, mit gediegenen Möbeln und einem kleinen Teich mit Koi-Karpfen, herrschte in den Zimmern der darüberliegenden Wohnungen ziemliches Chaos. Alles war regelrecht zugemüllt, vollgestopft bis in die letzten Winkel mit Papier, Verpackungen, schmutzigem Geschirr, ungebügelter Wäsche, Überflüssigem, Unbrauchbarem. Zwischen dem ganzen Unrat lagen die Toten auf dem Fußboden.

Bei mehreren der Opfer waren die Fesselungen der Daumen derartig fest, dass wir Durchblutungsstörungen festgestellt haben. Teilweise waren die Gliedmaßen schwarz verfärbt. Im Hinblick auf die Art der Verschnürung entstand der Eindruck einer hoch professionellen Vorgehensweise, jedenfalls waren die Fesselungen so effektiv, dass die Opfer sich hieraus unmöglich befreien konnten. Auch im Hinblick auf die Beibringung der tödlichen Kopfschüsse, ähnlich einer Hinrichtung, drängt sich der Eindruck auf, dass der Täter sehr professionell vorgegangen ist.

Ein einziger Mann hat diesen Überfall überlebt. Dem Mieter der dritten Wohnung über dem Restaurant wird nicht ein Haar gekrümmt, obwohl er an jenem Abend zu Hause ist. Sein Glück: Er ist mit Kopfhörern über den Ohren stundenlang in ein Computerspiel vertieft und so sehr in seine virtuelle Welt versunken, dass er nicht bemerkt, wie die Täter an seine Zimmertür klopfen und mit an das Holz gepressten Ohren horchen. Fingerabdrücke und Schweißspuren belegen, dass die Räuber sichergehen wollten, auch nicht einen Zeugen zu übersehen. Auch sonst bemühen sie sich, keine verwertbaren Spuren zu hinterlassen. So sammeln sie vor dem Verlassen des Restaurants noch einzelne Patronenhülsen auf und nehmen sie mit. Zuhause reinigt der Schütze seine Waffe zunächst, zerlegt sie in ihre Einzelteile, wickelt diese in Zeitungspapier und vergräbt sie. Noch am selben Abend teilen die Täter nach der Rückfahrt die Beute auf. Zudem schalten sie die mitgenommenen Handys der Opfer aus, um deren

Ortung zu verhindern. Aber gerade durch das Abschalten werden bei den Netzbetreibern der entsprechende Zeitpunkt und die letzte Position mit Funkkontakt gespeichert. Dies sind einige der zahllosen Daten, die die Ermittler zusammentragen und die später zur Aufklärung des Verbrechens beitragen.

Der wichtigste Hinweis allerdings, der später als „Spur 32“ seinen Weg in die Akten findet, ergibt sich schon am Tag nach der Tat. Bei einer Routine-Verkehrskontrolle, bei der es um die Ermittlung von illegalen Einwanderern geht, stoppen Polizisten bei Wildeshausen einen VW Polo, in dem zwei Asiaten sitzen. Die beiden Männer können sich nicht ausweisen. In ihrem Wagen findet man eine kleine Packung Kokainsubstanzgemisch und mehr als 5000 Euro in bar. Als die Polizeibeamten das Fahrzeug weiter durchsuchen, fällt ihnen auf, dass einer der Verdächtigen versucht, einen zusammengefalteten Zettel im Fußraum des Wagens verschwinden zu lassen. Die Beamten schauen sich das Papierstück genauer an – und entdecken eine handschriftliche Notiz, die auf ein Restaurant in Sittensen hinweist, und dazu eine Skizze. Längst ist das Mordgeschehen in dem Lokal bekannt; die Beamten geben ihren Kollegen vom Landeskriminalamt einen Hinweis. Wie sich später herausstellt, zeigt die Skizze einen groben Lageplan des Restaurants, außerdem sind auf dem Papierstück noch Angaben über die Anzahl der Personen in dem Lokal und auf die räumlichen Verhältnisse notiert sowie auf die erhoffte Tatbeute. Die Verbrecher gehen davon aus, etwa 10.000 Euro erbeuten zu können.

Im Verhältnis zu manchen Landsleuten galten die Eheleute, die das Sittensener Lokal betrieben, als relativ wohlhabend. Von dem 36-Jährigen und seiner acht Jahre jüngeren Frau hieß es, sie spielten regelmäßig in Casinos und auch im privaten Kreis Poker. Die Chefin soll den Spitznamen „Shopping-Monster“ gehabt haben. Auch eine Bedienung des Lokals soll wertvollen Schmuck getragen und beim Glücksspiel Geld verzockt haben. Möglicherweise hat dieser Lebensstil Begehrlichkeiten geweckt.

Letztlich sind es tatsächlich in etwa 10.000 Euro, die die Verbrecher in dem Lokal erbeuten, zusammen mit ein paar Handys und einem Notebook. Ein paar Tausend Euro – um welchen Preis? Wie viel ist ein Menschenleben wert?

Im Rahmen der späteren Gerichtsverhandlung ergab sich allerdings kein konkreter Hinweis darauf, dass die Tötungen bei diesem Raubüberfall von vornherein geplant waren. Nach den Aussagen der Täter ist die Situation entgleist, als die beiden Männer ihren Fluchtversuch starteten und in diesem Zusammenhang dann auch die Maskierung des Schützen verloren ging. Aus den Vorstrafen der Männer, die alle aus Vietnam stammten, ergab sich kein Hinweis auf vorausgegangene Tötungsdelikte oder sonstige schwere Gewalttaten hier in Deutschland. Die weitere persönliche Vorgeschichte, etwa in ihrem Heimatland, liegt völlig im Dunkeln.

Als Rechtsmediziner habe ich hier von Anfang an über viele Aspekte gegrübelt. Die große Zahl der Getöteten, die professionellen Fesselungsmaßnahmen, später dann über die allumfassende Rekonstruktion, über die Analyse der Mobilfunkverbindungen. Gegrübelt habe ich auch über Kommissar Zufall, der die Spurenaufnahme der Täter schon am Tag nach dem Verbrechen ermöglichte. Hier gilt, diesmal aus Tätersicht: zur falschen Zeit am falschen Ort. Eine eigentlich zu einem ganz anderen Zweck eingerichtete Kontrollmaßnahme der Polizei führte zur Ermittlung zweier Raubmörder. Über diese beiden festgenommenen Männer ergaben sich schließlich Hinweise auf die weiteren Verdächtigen.

Die weiteren Indizien resultieren unter anderem aus Spuren, insbesondere Blut, Körperflüssigkeiten sowie Schmauchanhaftungen und nicht zuletzt einer großen Menge elektronischer Daten. Darüber hinaus sichern die Ermittler elf Patronenhülsen der Marke Remington, Kaliber .22, die beim Abfeuern der später sichergestellten Tatwaffe FEG Luger ausgeworfen worden und am Tatort verblieben sind. Auch verschiedene Faserspuren werden gesichert. Insgesamt ergibt sich eine Fülle von Ermittlungsansätzen, die schließlich in vielen Hundert Ordnern gesammelt werden. Allein die Hauptakte besteht aus rund 32.000 Seiten mit zusätzlichen 587 sogenannten Spurenakten.

Knapp ein Jahr später beginnt vor dem Landgericht Stade der Prozess gegen fünf Angeklagte. Es handelt sich um die beiden Brüderpaare sowie einen weiteren Mann. Es wird ein Prozess, der so manchen Beteiligten bis an seine Grenzen belastet. Auch Polizisten, viele davon Routiniers was Ermittlungen in Sachen Gewaltverbrechen angeht, schildern als Zeugen das ungewöhnlich grausame Szenario, das sich ihnen in dem Lokal darbot. Bilder vom Tatort, von Blutlachen und zerschossenen Gesichtern werden in der Hauptverhandlung in Großaufnahme gezeigt.

Gutachter schildern, wie der Weg der Waffe und der Munition von der Polizei minutiös rekonstruiert worden ist. Die verwendete Pistole konnte drei Monate nach dem Verbrechen von der Polizei geborgen werden. Die Schusswaffensachverständigen des Bundeskriminalamts konnten speziell auch wegen besonderer Verfeuerungsspuren eindeutig herausarbeiten, dass mit dieser Waffe insgesamt 14 Schuss abgegeben wurden. Bei den Patronen handelte es sich um sogenannte High Velocity-Geschosse. Die gesicherten Kugeln beziehungsweise Geschossteile und Hülsen konnten eindeutig der Waffe zugeordnet werden.

Durch sorgfältige DNA-Spurenanalyse konnte auch nachgewiesen werden, dass Blut der Opfer auf die Kleidung der Täter übertragen wurde, und zwar nicht nur auf den Schützen. Dies ist dadurch erklärlich, dass am Geschehensort sehr zahlreiche und umfangreiche Blutspuren entstanden sind. In der Gesamtschau der Beweisergebnisse sprechen die Faser- und die DNA-Spuren eindeutig dafür, dass die drei Hauptangeklagten, also der Wortführer, der Schütze sowie ein Mittäter, sich am Tatort aufgehalten haben. Als wichtiges weiteres Indiz fand man an der sichergestellten Kleidung des Schützen auch Schmauchspuren am rechten und linken Ärmelbündchen sowie in den Außentaschen seiner Strickjacke. Auch bestimmte Fasern sowie ein einzelnes Hundehaar von dem Pekinesen dienten später als Nachweis, dass insbesondere der Schütze in unterschiedlichen Bereichen des Tatorts war.

Zudem hatte man bei einer Durchsuchung der Wohnung eines der Verdächtigen, dem später die Rolle des Anführers zugeordnet wurde, Kabelbinder aus demselben Material, in derselben Bauart und Funktionalität wie jene gefunden, mit denen die Opfer gefesselt worden waren. Die weiteren Kabelbinder, die am Tatort gesichert wurden, waren bereits vorgeformt in die Schlaufe gelegt. Dies war ebenfalls ein wichtiges Indiz, obwohl derartige Kabelbinder Massenware darstellen.

In der Gerichtsverhandlung belasten sich die Täter teilweise gegenseitig und versuchen, jeweils anderen Personen ein größeres Ausmaß an der Tatbeteiligung in die Schuhe zu schieben. Der Mann, dem später die Rolle des Schützen nachgewiesen wird, lässt beispielsweise eine

Aussage verlesen, nach welcher der Schmieresteher die Waffe beschafft, besessen und auch eingesetzt habe. Allerdings wird dieser Schütze auch beschrieben als „Typ, der vor nichts Angst hat“, beziehungsweise dass der 31-Jährige „ein zur Gewalt neigender, leicht reizbarer Mensch ist“. Der Anführer, ein 35-Jähriger, galt unter den anderen Vietnamesen als Respektsperson. Er wurde gelegentlich auch als „großer Bruder“ bezeichnet.

Zuletzt, am Ende eines fast zwei Jahre dauernden Prozesses, legen vier der fünf Angeklagten doch noch Geständnisse ab und bekunden Reue über das monströse Verbrechen. „Ich bin tief traurig. Es tut mir leid“, sagt der mutmaßliche Fahrer der Gruppe. „Ich bereue zutiefst, was ich getan habe“, sagt der 35-Jährige. „Ich wollte, dass niemand zu Schaden kommt.“ Sein ebenfalls wegen Mordes angeklagter 31 Jahre alter Komplize erklärt: „Ich war an der Tat mit beteiligt.“ Dadurch sei sein ganzes Leben verändert, und das werde ihn wahrscheinlich bis an sein Lebensende verfolgen. „Ich wäre froh, wenn es den Tag nie gegeben hätte.“ Und der Schmieresteher erklärt über sich selbst: „Ich war aussichtslos in diesem Albtraum gefangen.“ Die vier Angreifer berufen sich in unterschiedlichem Ausmaß darauf, sie hätten Alkohol getrunken, Haschisch geraucht und auch Kokain gesnifft. Aufgrund der Einschätzung des psychiatrischen Sachverständigen in der Hauptverhandlung wird allerdings keinem Täter eine Einschränkung der Steuerungsfähigkeit oder Schuldfähigkeit eingeräumt.

Nach insgesamt 107 Hauptverhandlungstagen verkündet das Schwurgericht schließlich das Urteil, das später auf 209 Seiten schriftlich begründet wird. Der 31-Jährige, dem das Gericht die Schüsse zuschreibt, wird wegen siebenfachen Mordes in Tateinheit mit Raub mit Todesfolge zu einer lebenslangen Freiheitsstrafe verurteilt. Zusätzlich stellt das Gericht die besondere Schwere der Schuld fest. Sein als Wortführer geltender 35-jähriger Bruder muss ebenfalls lebenslang in Haft, hat aber die Chance auf eine Entlassung nach 15 Jahren. Ihn verurteilt das Gericht wegen eines Mordes in Tateinheit mit Raub mit Todesfolge. Für den dritten Haupttäter, einen 33-Jährigen, der während des Massakers mit im Lokal war, verhängt das Landgericht eine Haftstrafe von 14 Jahren wegen Raubes mit Todesfolge. Der Fahrer des Fluchtwagens erhält wegen Beihilfe zu schwerem Raub eine Freiheitsstrafe von vier Jahren und neun Monaten. Der fünfte Beschuldigte, eine 43-jährige Aushilfe des China-Restaurants, der als Tippgeber gilt, wird wegen Anstiftung zu schwerem Raub zu einer Freiheitsstrafe von fünf Jahren verurteilt. Kein einziger Täter wird später abgeschoben, weil es in Vietnam die Todesstrafe gibt. Die Männer, die für den Tod von sieben Unschuldigen verantwortlich sind, würden in dem fernöstlichen Land wahrscheinlich hingerichtet werden.

Im Hinblick auf die Psychologie aufseiten der Täter entsteht für mich vor allem die Frage, wie es zu dieser Exzess-Tötungsserie kommen konnte, die angeblich überhaupt nicht geplant war. Im Prozess betonten die Mittäter wiederholt, dass der konkrete Einsatz der Schusswaffe eigentlich nicht vorgesehen war, es sollte nur ein Drohszenarium geschaffen werden. Die anderen Täter zeigten sich von der extremen Tötungsserie persönlich überrascht und betroffen und erklärten wiederholt, sie hätten das nicht gewollt. Natürlich muss man berücksichtigen, dass der Schütze seine Waffe gezielt mitgenommen hat und ein Ersatzmagazin parat hatte. Für mich drängt sich auch auf, dass er recht gut schießen konnte. Es gab überhaupt nur einen einzigen Fehlschuss. Ein Projektil wurde in einer Wand entdeckt. Der

Mann hatte die Waffe professionell vorbereitet und die Registrierungsnummer herausgefeilt, außerdem setzte er einen Schalldämpfer ein. All dies spricht für eine sehr gezielte Vorgehensweise.

Im Zusammenhang mit solchen Geschehnissen entsteht immer wieder die Frage, ob es eine besondere Gewaltbereitschaft bei Menschen gibt, die unter anderen gesellschaftlichen Bedingungen, möglicherweise in einer Umgebung mit weitergehender Gewalt als hier in unserem Kulturkreis, großgeworden sind. Die Frage kann ich mir selbst ehrlicherweise nicht konsequent beantworten. Gerade im Zusammenhang mit Gewaltkriminalität haben wir in der Rechtsmedizin eine höhere Beteiligung von Ausländern, als es dem Anteil an der Bevölkerung entspricht. Zu berücksichtigen sind jedoch auch die gesellschaftlichen und wirtschaftlichen Rahmenbedingungen, unter denen die Menschen leben, und die Tatsache, dass es sich häufiger um junge Männer handelt, die bekanntermaßen statistisch gesehen besonders oft in Gewaltkriminalität verwickelt sind. In Bezug auf die persönliche Situation der Angeklagten wird aus den Ermittlungen deutlich, dass diese Täter hier in Deutschland erhebliche Startschwierigkeiten hatten, gekennzeichnet von prekären wirtschaftlichen Verhältnissen, Abhängigkeiten von sozialen Strukturen aus dem Heimatland, schwierigen Wohnverhältnissen, sehr schlechten Arbeitsbedingungen und daraus resultierendem Alkohol- und Drogenkonsum, hier in diesem Fall Cannabis und Kokain.

Massenmord

Als Massenmord bezeichnet man in den Kriminalwissenschaften den Mord an einer Vielzahl von Personen in kurzer Zeit an einem oder wenigen zusammenhängenden Orten. Der Massenmord wird abgegrenzt vom Serienmord, der durch mehrere Tötungsdelikte durch denselben Täter über einen längeren Zeitraum gekennzeichnet ist.

Von Massenmord spricht man insbesondere auch im Zusammenhang mit diktatorischen Regimen und kriegerischen Handlungen, wenn anders denkende, eigentlich unbeteiligte Menschen von den Machthabern oder rivalisierenden Gruppen getötet werden. Extreme stellen hier der Völkermord beziehungsweise der Genozid dar.

Massenmorde im lokalen Kontext haben sehr unterschiedliche Dimensionen. Erinnert sei beispielsweise an Charles Manson, der 1969 aus einer unklaren rituell-religiösen Motivation heraus durch seine Hippie-Sekte die schwangere Schauspielerin Sharon Tate in der Nähe von Los Angeles töten ließ (insgesamt sieben Morde, ohne dass Manson selbst Hand angelegt hat). Manson wurde zunächst zum Tod in der Gaskammer verurteilt. 1972 erklärte der Oberste Gerichtshof von Kalifornien die Todesstrafe für verfassungswidrig. Alle Todesurteile wurden daraufhin in lebenslange Haftstrafen umgewandelt. Manson starb 2017 im Alter von 83 Jahren an den Folgen eines Krebsleidens.

Der Norweger Anders Behring Breivik ist ein rechtsterroristischer, islamfeindlicher Massenmörder, der am 22. Juli 2011 in Oslo und auf der Insel Utoya Anschläge durchführte, bei denen 77 Menschen getötet wurden. In Oslo zündete er eine Autobombe, durch die acht Menschen starben. Auf der Ferieninsel erschoss er als Polizist verkleidet 69 junge Menschen in einem Ferienlager. Breivik wurde zu 21 Jahren Haft mit anschließender Sicherungsverwahrung verurteilt, die höchste Strafe, die das norwegische Strafrecht vorsieht.

Mit großer Betroffenheit werden die immer wiederkehrenden Massenmorde an Schulen in den USA, gelegentlich aber auch in anderen Ländern, diskutiert. In Deutschland erschoss beispielsweise der Schüler Robert S. am 26. April 2002 am Gutenberg-Gymnasium in Erfurt binnen zehn Minuten 16 Schüler, Lehrer und sich selbst.

Postmortale Computertomografie

Rechtsmedizin ist ein sehr lebendiges Fach, in dem in den letzten Jahren enorme Fortschritte in der beweissicheren Diagnostik und Dokumentation erzielt wurden. Dies gilt zum Beispiel für eine immer weiter spezifizierte DNA-Technologie in der forensischen Genetik und Spurenkunde. Enorme Fortschritte sind auch in den diversen, derzeit in einem sich rasanten Innovationsprozess befindlichen Bildgebungsverfahren für forensische Zwecke zu verzeichnen. Die neuen hochauflösenden und auch biochemische Prozesse abbildenden Verfahren der Bildgebung werden im Hinblick auf ihre Einsatzfähigkeit und Aussagekraft für forensische Fragestellungen an einigen Instituten bereits eingesetzt und standardisiert.

Ein großes Problem besteht darin, dass diese technischen Untersuchungsverfahren sehr teuer sind. Die Anschaffung der erforderlichen Geräte kostet in der Regel mehrere Millionen Euro. In einzelnen Instituten ist es gelungen, die erforderlichen Geräte über wissenschaftliche Forschungsprojekte und Sponsoren anzuschaffen. Dies betrifft neben der normalen Röntgentechnik diverse Spezialverfahren: Ultraschall, Computertomografie, Magnetresonanztomografie, Angiografie und optisches, Fotogrammetrie-gestütztes 3D-Scanning.

Einige Arbeitsgruppen haben die Einsatzmöglichkeiten und die Vorteile der postmortalen Bildgebung bereits früh erkannt und ausgestaltet. Dazu zählt das Hamburger Institut für Rechtsmedizin. Hier gehört die CT-Untersuchung von Verstorbenen bereits seit 2008 zur Routine.

Auch wenn erfahrene Rechtsmediziner nicht müde werden zu betonen, dass die hochentwickelten Bildgebungstechniken derzeit die konventionelle Autopsie keineswegs ersetzen können, so ist doch die weitere Entwicklung vorgezeichnet: 3D-Oberflächenscanning, Computertomografie und Magnetresonanztomografie werden sich zu Standarduntersuchungsverfahren entwickeln, die in Diagnostik und Dokumentation unverzichtbar sind.

Insbesondere in folgenden Bereichen werden dreidimensionale Imagingtechniken in absehbarer Zeit für Polizei und Justiz unverzichtbare Grundlagen der Begutachtung sein: Etwa im Bereich der Dokumentation für die klinische Rechtsmedizin, bei Tötungsdelikten, bei allen kindlichen Todesfällen, zur Unfallrekonstruktion und unbedingt auch bei der Überprüfung fraglicher sogenannter ärztlicher Behandlungsfehler.

Am Ende der Entwicklung in einem modernen rechtsmedizinischen Institut könnte eine Untersuchungs- und Bildgebungs-„Straße“ stehen. Hintereinander geschaltete Räume mit Spezialausstattung, verbunden durch ein automatisiertes Leitsystem für den Leichnam: Beginnend mit der Spurensicherung von der Kleidung und der Körperoberfläche, fortgesetzt durch eine dreidimensionale, maßstabsgerechte fotografische Dokumentation und Videodarstellung der gesamten Körperoberfläche, gefolgt von Computertomografie, Computertomografie in Kombination mit Kontrastmitteldarstellung der Blutgefäße (Angiografie), Magnetresonanztomografie, schließlich vervollständigt durch CT-gesteuerte bioptische Prozeduren mithilfe von Robotersystemen. Der Rechtsmediziner arbeitet dann vor allem am Computer und am Bildmischpult. Und per Datenfernübertragung können Befunde über weite Strecken in eine Zentrale zu den dort arbeitenden Experten übertragen werden. In einem Prozess landen sie dann schließlich auch so auf dem Bildschirm des Gerichts. Diese Entwicklung ist für das kommende Jahrzehnt eindeutig vorgezeichnet.

Wer schön sein will, kann sterben

Bloß nicht mit der Masse schwimmen! Bloß keine Langeweile oder ein Job, der sie in der Bedeutungslosigkeit verschwinden lässt. Carolin W., das Mädchen aus der mecklenburgischen Provinz, wollte mehr, viel mehr. Mitten hinein in die Welt des Glamours und der Reichen sollte es sie führen, ganz nach oben, unbedingt. Dafür war sie bereit, alles zu geben. Und vielleicht sogar noch ein bisschen mehr. Mittelmaß? Doch nicht sie – und schon gar nicht ihre Oberweite. Es sollte schon etwas Besonderes sein, besonders üppig, besonders prall. Das kommt an in der Erotikbranche; mit der Körbchengröße wächst die Popularität und damit der Profit. Das war das Kalkül der Frau, die sich nun natürlich auch nicht mehr Carolin nannte, sondern, passend zu ihrer neuen Rolle als umtriebige Porno-Prinzessin, Sexy Cora. Und die meinte: „Mein Körper ist mein Kapital."

Wer schön sein will, muss leiden, sagt der Volksmund. Zyniker und Kritiker von plastischer Chirurgie haben diesen Spruch umformuliert: Wer schön sein will, kann sterben. Vielleicht kannte Sexy Cora dieses hässliche Bonmot nicht. Vielleicht hat sie auch geglaubt, es seien nur die Spießer, die Zauderer und die Spaßverderber, die alles unnötig negativ betrachten. Sie setzte auf ihre fünfte Brustvergrößerung, die der 23-Jährigen zum ultimativen Höhenflug verhelfen sollte: Brüste wie Ballons, aufgepumpt von ursprünglich 70 B in mehreren Etappen auf 70 F. Und jetzt sollte es 70 G werden, 800 Gramm Silikon auf jeder Seite. Das ist gewaltig, vor allem für eine so zierliche Frau wie sie mit gerade mal 1,56 Meter Größe und einem Gewicht von 50 Kilogramm. Eine Vollnarkose, ein paar Schnitte, etwas Bettruhe, und fertig ist das Kunstwerk Cora. So hatte sie es sich erträumt. Die junge Frau hat viel in ihren Wunschkörper investiert – und zu hoch gepokert. Aus ihrer Narkose sollte sie nicht wieder aufwachen. Neun Tage nach dem Eingriff war sie tot.

Keine Operation ist frei von Risiko. Eigentlich weiß das jeder und es wird immer wieder aufgeklärt, dass es negative Verläufe auch bei scheinbar weniger gefährlichen Operationen geben kann. Und es kann zu gänzlich unerwarteten Komplikationen kommen. Deshalb gilt es stets abzuwägen: Ist ein Eingriff notwendig? Ist das Risiko überschaubar und verhältnismäßig? Speziell bei sogenannten Schönheitsoperationen ist das oft fraglich, denn die meisten sind ja nicht medizinisch indiziert. Oft ist es so, dass jemand schlicht mit seinem Aussehen nicht zufrieden ist, mit der Form der Nase beispielsweise, der Größe der Brüste, mit dem Fett an Bauch oder Oberschenkeln oder mit seinen Falten. Jeder sollte sich ernsthaft fragen, ob er dafür wirklich eine Narkose und eine Operation in Kauf nehmen will. Bei der plastischen Chirurgie liegt das Risiko oft weniger in den Eingriffen selbst, als vielmehr darin, ob bei der Narkose und der Operation standardisiert und professionell vorgegangen wird. Experten warnen, dass dieser Markt nicht geschützt

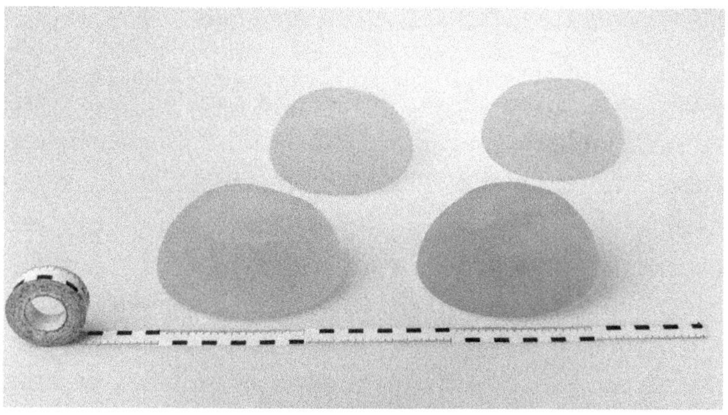

Brustimplantate verschiedener Größe

ist und sich hier auch Ärzte versuchen, die nicht ausreichend ausgebildet sind. Zudem ist die Frage, ob stets die nötigen Sicherheitsstandards eingehalten werden. Weniger Personal in der betreffenden Praxis und dem Krankenhaus bedeutet eine Kostenersparnis. Leider geht dies mitunter zu Lasten des Patienten. Und im Extremfall kann das sogar mit dem Tod eines Menschen enden.

Schon als Jugendliche hat Sexy Cora, die da noch einfach Carolin hieß, ihr Potenzial erkannt. Damals, als sie in ihrem Heimatort als „Miss Arschgeweih" zum ersten Mal mit ihrem Aussehen Geld verdiente. Die 500 Euro Prämie waren eher bescheiden, doch sie weckten in der Frau, die mit blonder Mähne, großen blauen Augen und einem wohlportionierten Körper allerhand zu bieten hatte, Appetit auf mehr: mehr Geld und mehr Ruhm. Das kam Tim W. sehr gelegen. Der gelernte Autoverkäufer mit besonders ausgeprägtem Sinn fürs Geschäft, lenkte sie zielstrebig auf den Weg, auf dem sie mit sehr viel Körpereinsatz große Publicity und auch reichlich Geld bekam. Und er verdiente ordentlich mit.

Als Erstes wurde ihr Körper gestylt, mit zunächst einer Brustvergrößerung, später kamen drei weitere hinzu. So was kommt an in der Pornobranche, wo sich Sexy Cora schnell etablierte und sie und ihr Mann mit einer neuen Geschäftsidee auf den Markt kamen. Sie stellen selbst gedrehte Filme, in denen Freier mit der jungen Frau Sex hatten, ins Internet, dort, wo jeder Besucher-Klick auf die Videos Geld kostet. Außerdem arrangierte der clevere Ehemann öffentlichkeitswirksame Sex-Veranstaltungen wie einen Weltrekordversuch von Cora im Oralverkehr sowie einen Pornodreh, bei dem sie ein Dutzend Männer in einem Naturschutzgebiet bediente. Dass genau während der Orgie die von entsetzten Bürgern alarmierte Polizei anrückte, mag dem publicity-affinen Tim W. quasi als Nebenschauplatz ganz gut gepasst haben, und genug Kamerateams begleiteten das Geschehen ohnehin, dafür hatte der gewiefte Hamburger gesorgt. Zudem war die 23-Jährige in der Fernseh-Reality-Show „Big Brother" zu sehen und später auch als Sängerin auf Mallorca gebucht. All das steigerte ihren Bekanntheitsgrad und Marktwert in der Erotikbranche. Überdies gewann sie Preise, etwa den Venus- und den Erotixxx-Award.

Das Ehepaar verdiente endlich richtig Geld, siebenstellig. Doch es sollte noch mehr werden, mithilfe einer noch größeren Oberweite. Die ersten Vollnarkosen hatte sie ja problemlos überstanden.

Nun sollte es also Körbchengröße 70 G sein, und eine Hamburger Privatklinik sollte es richten. Manch ein plastischer Chirurg hätte den Eingriff womöglich abgelehnt, mit Hinweis auf die möglichen Risiken. Auch gerade bei Brustvergrößerungen ist das Infektionsrisiko hoch; je voluminöser das Implantat, desto dramatischer kann eine Entzündung verlaufen. Zudem kann es zu einer unschönen

Narbenbildung kommen. Und dann stellt sich die Frage, inwieweit so ein Eingriff noch ärztlich vertretbar ist. Im Vordergrund stand hier das Interesse der jungen Frau an einem Sexmerkmal, nämlich einer besonders vergrößerten Brust. Dass der fünfte diesbezügliche Eingriff bei dieser Frau, die für ihre Körpermaße ja bereits sehr große Brüste hatte, medizinisch indiziert sein könnte, kann niemand ernsthaft glauben. Unter medizinrechtlichen Gesichtspunkten muss man aber feststellen, dass es eine ganz persönliche Entscheidung ist, inwieweit ein Mensch an seinem Körper Modifikationen vornimmt.

So gibt es extreme Beispiele im Zusammenhang mit Tätowierungen und Piercings. Darüber hinaus gibt es etwa Eingeborenenstämme, die derartige Veränderungen an ihrem Körper als Schmuck und Attraktion empfinden, zum Beispiel indem sie ungewöhnliche Kopfformen erzeugen, extrem große Lippen oder indem man die Füße deformiert, um einen besonderen trippelnden Gang hervorzurufen. Wir kennen Menschen, die eine extreme Perforation der Ohrläppchen besitzen, den Hals deutlich überstrecken, bis die Muskulatur den Kopf nicht mehr trägt, oder sich Fremdkörper durch den Körper bohren und das als Schmuck tragen. Der Fantasie sind da fast keine Grenzen gesetzt. Bei Frauen stehen verschiedene Schönheitsideale im Vordergrund oder einfach finanzielle Interessen.

Und dann passiert bei der Operation am 11. Januar 2011 die Katastrophe: Der Chirurg hat gerade seinen ersten Schnitt gesetzt, im Bereich der rechten Brust, da erleidet die 23-Jährige einen Herzstillstand. Der Operateur und die zuständige Anästhesistin versuchen noch, die Patientin zu reanimieren, und alarmieren schließlich die Rettungskräfte. Die junge Frau wird unter Reanimationsbedingungen, das heißt intubiert und beatmet, in das Universitätsklinikum Eppendorf transportiert. Sie liegt nun im Koma. Und sie erlangt das Bewusstsein nicht wieder.

Die Patientin weist von Beginn an Zeichen einer schweren Hirnschädigung auf. Die Pupillen sind beidseitig weit entrundet und zeigen weder Lichtreaktion noch irgendwelche Hirnnervenreflexe oder Kornealreflexe. Um diese zu testen, wird von Medizinern vorsichtig über das geöffnete Augen gestrichen, was üblicherweise einen Reflex auslöst. Hier aber gibt es keinerlei Reaktion.

Die Rechtsmedizin wurde nach der Einlieferung der Frau ins UKE sofort eingeschaltet. Wir haben uns vor allem darum gekümmert, dass alle zur Narkose eingesetzten Geräte im Bereich der Schönheitsklinik gesichert und die weiteren beteiligten Personen über die Polizei befragt wurden. Wir haben auch versucht, genau zu dokumentieren, welche Narkosemedikamente eingesetzt waren. Die Situation im Hinblick auf Hirnschädigung der 23-Jährigen hat sich dann zunehmend verschlechtert. Sie verstarb schließlich neun Tage nach der Operation.

Ich finde dieses Geschäft mit der sogenannten kosmetischen Chirurgie höchst dubios. Mit dem ärztlichen Ansatz, anderen helfen zu wollen, hat das nichts mehr zu tun. In diesem Fall war das für mich eine reine Geschäftemacherei. Ich meine dabei bewusst nicht kosmetische Eingriffe, bei denen es darum geht, entstellende Narben, Missbildungen oder Feuermale zu entfernen, um ein akzeptables Aussehen im gesellschaftlichen Umgang zu erreichen. Oder wenn es darum geht, nach einer Brustkrebsoperation eine proportionierte Brust wieder herzustellen. In medizinrechtlicher Sicht können Fälle von reinen „Schönheitsoperationen" für Ärzte besonders problematisch werden, weil an die Aufklärung höchste Ansprüche gestellt werden. Der Patient muss äußerst detailreich aufgeklärt werden, um alle Risiken abschätzen zu können.

Wenn es nach kosmetischen Eingriffen zu Komplikationen kommt, dann wird in juristischer Hinsicht besonders kritisch nachgefragt, ob alle Abläufe beim Eingriff, bei der Narkose, in hygienischer Hinsicht sowie bei der Operationsvorbereitung und -nachbereitung mit angemessenem medizinischen Standard erfolgten. Operateure im Bereich der kosmetischen Chirurgie haben einen relativ hohen Verdienst, zahlen aber auch hohe Versicherungsprämien.

Ein großes Problem liegt darin, dass plastische Chirurgen nicht selten in kleineren privaten Kliniken ihre Eingriffe durchführen, sodass dann auftretende Komplikationen wie Infektionen und Nachblutungen manchmal erst relativ spät bemerkt werden. Teilweise sind die Patienten mit dem chirurgischen Ergebnis sehr zufrieden, manchmal aber auch sehr enttäuscht, weil sie nicht realistisch eingestellt wurden. Sie erhoffen sich ein besseres Ergebnis, als machbar ist. Manchmal erweisen sich auch Implantate als problematisch, weil die verwendeten Materialien nicht gut verträglich und nicht lange haltbar sind. Bekannt geworden ist zum Beispiel der Skandal mit Brustimplantaten, die mit Industriesilikon gefüllt waren. Andere Implantate sind mit einer verstärkten Narbenbildung einhergegangen, wodurch die äußere Erscheinung der Brust unnatürlich verhärtet und immobil war. Auch die äußeren Narben besitzen manchmal einen entstellenden Charakter.

Bei der Sektion von Carolin W. fanden wir vor allem Zeugnisse der intensivmedizinischen Behandlung wie Einstichstellen für Infusionen. Ansonsten war die 23-Jährige organgesund. In unterschiedlichen Körperregionen hatte sie fantasievolle künstlerische Tätowierungen. Im Bereich der Brüste zeigten sich intakte Implantate, jeweils etwa 600

Gramm schwer. Diese hatten herausoperiert und durch größere ersetzt werden sollen.

Bei den inneren Organen war vor allem das Gehirn auffällig. Wir erhoben weiterhin unterschiedliche Nebenbefunde, die allerdings keine Rolle für das Versterben der Frau spielten. Hier war etwas anderes entscheidend: Das Gehirn war stark geschwollen mit den Zeichen des sogenannten intravitalen Hirntods. Die weitergehende neuropathologische Untersuchung ergab, dass ein sehr weitgehender, durch Sauerstoffmangel bedingter Hirnschaden bestand. Zahlreiche Nervenzellen, insbesondere in der Großhirnrinde, waren abgestorben. Man spricht in diesem Zusammenhang im Allgemeinen von einer hypoxisch-ischämischen Enzephalopathie. Zusätzlich hatten sich mehrere Hirninfarkte ausgebildet. Durch die maximale Schädigung ist es zu einem zentralen Regulationsversagen des Gehirns gekommen. Letztlich ursächlich hierfür war ein Fehler der Narkoseärztin, der zu dem Sauerstoffmangel geführt hat.

Wir haben später noch eine Reihe weiterer rechtsmedizinischer Untersuchungen durchgeführt. Die mikroskopischen Befunde ergaben Zeichen einer Sauerstoffmangelschädigung auch im Bereich des Herzens. Das war kein größerer Herzinfarkt, es war aber zum Absterben einzelner Herzmuskelfasern gekommen, um die sich Entzündungszellen angesammelt hatten. Im Bereich der Lunge bestand ein ausgeprägtes Ödem des Zwischengewebes. Außerdem zeigte sich eine beginnende Lungenentzündung. Darüber hinaus bestanden mikroskopische Veränderungen an der Lunge im Sinne einer Beatmungslunge. Die übrigen Organe boten Zeichen einer Blutstauung sowie eines Kreislaufschockgeschehens. Die chemisch-toxikologischen Untersuchungen führten zum Nachweis diverser Medika-

mente, die im Zusammenhang mit der Intensivpflege appliziert wurden.

Als der Leichnam nach der Obduktion freigegeben wird, beerdigt der Witwer seine Frau in einem pinkfarbenen Sarg und in einem Grab unter einem riesigen Engel aus Marmor. Auch wenn Carolin W. viel zu früh verstorben ist und unter dramatischen Umständen: Als Sexy Cora darf sie nicht sterben. Für ihren Mann ist noch lange nicht Schluss mit der Vermarktung ihres Namens und ihrer Sex-Filmchen. Auch ihre Schuhe und ihre Kleidung macht der Witwer zu Geld. Versteigert wird ihre Habe auf einer Internetplattform. Einen maximalen Profit sollen – schon wieder – ihre Brüste bringen, diesmal als Gipsabdruck, golden bemalt und signiert. Mit Echtheits-Zertifikat und einem Video, das zeigt, wie der Abdruck Mitte 2010 angefertigt wurde. Das „absolute Einzelstück", als das es im Netz angepriesen wird, soll knapp 3000 Euro erzielen. Im Internet hagelt es Proteste gegen das gnadenlose Geschäftsgebaren des Witwers. Manche werfen ihm vor, dass er nicht wirklich trauere.

Vor dem Landgericht muss sich die Medizinerin, die während der Operation für die Anästhesie zuständig war, später wegen fahrlässiger Tötung verantworten. Die Staatsanwaltschaft wirft der Ärztin vor, sie habe bei der vorgenommenen Operation nicht für eine ausreichende Beatmung der Patientin gesorgt. Durch den Sauerstoffmangel sei es zu einem Herzstillstand gekommen, und durch die lange Unterversorgung mit Sauerstoff sei das Gehirn der Patientin so schwer geschädigt worden, dass sie nicht mehr zu retten war.

Ihre Gefühle scheint die Angeklagte in dem Prozess unter einem Schutzpanzer verschließen zu wollen: die nahezu reglose Haltung, die Stimme, die kaum moduliert ist. Gleichwohl kann die ganz in schwarz gekleidete Anästhesistin ihre massive Anspannung nicht wirklich verbergen. Eine Medizinerin, deren Berufung es ist, Menschen zu heilen – für sie muss der Tod einer Patientin auch ein persönliches Drama sein. Ihren Beruf hat die Ärztin nach dem fatalen Eingriff aufgegeben, die Schuldgefühle scheinen sie niederzudrücken, ihr Gesicht ist ein Spiegel bitterer Lebenserfahrung. „Ich trage die Verantwortung und die Schuld für den Tod der Patientin", beginnt die Angeklagte ihre Aussage im Prozess. „Zu dieser Verantwortung und Schuld bekenne ich mich."

Sie habe der Patientin vor der Brustoperation ein Narkosemittel gespritzt und sie zudem über eine Maske beatmet, erzählt die Angeklagte. Ihre plötzliche Feststellung, dass die 23-Jährige sehr blass war und keinen Puls mehr hatte, „hat mir schon einen Schock versetzt". Sie habe dem Operateur zugerufen: „Du, die hat einen Herzstillstand!", und dann unverzüglich Medikamente gespritzt, um das Herz der jungen Frau zu stimulieren und die Krise abzuwenden. Parallel begann demnach der Chirurg mit einer Herzdruckmassage. Nach einiger Zeit habe das Herz wieder zu schlagen begonnen, schließlich hätten sie die Notärzte verständigt.

„Nach meiner vagen Erinnerung waren es 30 bis 35 Minuten vom Bemerken des Herzstillstands bis zum Anruf bei der Feuerwehr", schildert die 56-Jährige. Ihr Fehler sei gewesen, dass sie übersehen habe, dass bei einem Gerät zur Überprüfung der Herzfrequenz ein Signalton ausgeschaltet war. Deshalb sei der Herzstillstand nicht sofort von ihr bemerkt worden. „Ich habe das zu verantworten. Ich würde alles darum geben, diesen Fehler wiedergutzumachen. Das kann ich aber nicht." Nach dem verhängnisvollen Eingriff habe sie sich „in einem schwarzen Loch" befunden.

Ungeachtet ihres Fehlers sei sie allerdings überzeugt davon, insistiert die Ärztin, dass sie ihre Patientin richtig beatmet habe. Auch die Sauerstoffzufuhr sei „regelgerecht“ gewesen. Dass sie das Operationsprotokoll nicht korrekt geführt habe, liege daran, dass sie mit der Reanimation alle Hände voll zu tun hatte, zudem habe ihr kein weiteres medizinisch geschultes Personal zur Seite gestanden.

Dafür, dass es bei der Patientin zum Herzstillstand kam, hat die Angeklagte keine Erklärung. „Das sind alles Spekulationen. Die Beatmungsmaske hat jedenfalls *lege artis* gelegen.“

Doch ein Sachverständiger kommt zu einem anderen Schluss. „Allerwahrscheinlichste Ursache“ für den Herzstillstand sei, dass die „Beatmung nicht korrekt funktioniert hat“, erklärt der Gutachter im Prozess. „Ich habe keine berechtigten Zweifel, dass es eine andere Ursache gegeben haben könnte.“ Bei Carolin W. sei es möglich, dass sich der Sauerstoffmangel „schon über 20 Minuten aufgebaut hat“. Laut Sachverständigem war es ein weiteres Versäumnis der Ärztin, dass sie unter anderem die Sauerstoffversorgung des Blutes nicht ausreichend kontrolliert habe. Es sei auch sehr misslich, dass die Dokumentation bei der Operation, etwa über den Kohlendioxidgehalt des Blutes, nicht ordentlich geführt wurde. Normalerweise bemerke man einen Beatmungsfehler „innerhalb von 30 Sekunden“.

Der durch die fehlerhafte Beatmung hervorgerufene Sauerstoffmangel hat zum Herz-Kreislauf-Stillstand und dann zu schwersten Hirnschäden geführt. Die Beatmung ist nicht korrekt durchgeführt worden und wurde bezüglich der Sauerstoffversorgung nicht richtig kontrolliert. Als Fehler kam die nicht richtig platzierte oder im Verlauf ver-

rutschte Kehlkopfmaske in Betracht. Das ist ein spezieller Beatmungsapparat. Alternativ könnten sich laut Sachverständigem Beatmungsschläuche vom Beatmungsgerät oder von der Kehlkopfmaske gelöst und den Schaden verursacht haben.

Jede der angeführten Möglichkeiten resultiert in ein Nicht-Beatmen. Dieses führt unter Narkose nach ein bis zwei Minuten zu einem Abfall der Sauerstoffsättigung, nach mehr als drei Minuten zu einem Sauerstoffmangel an den Organen. Das Herz sowie insbesondere das Gehirn sind sehr empfindlich bezüglich eines Sauerstoffmangels. Nach vier bis fünf Minuten wird der Herzschlag langsamer und das Herz bleibt stehen. Das Gehirn ist immer das empfindlichste Organ, das nach fünf bis zehn Minuten Sauerstoffmangel eine schwerstgradige Schädigung erleidet. Die Narkoseärztin muss die Beatmung korrekt durchführen und kontinuierlich anhand der genannten Parameter, insbesondere der Sauerstoffsättigung und Kohlendioxidspannung in der Atemluft, kontrollieren. Die Alarmfunktionen des Narkosegeräts und der Pulsoximetrie warnen vor diesem Zustand. Im vorliegenden Fall muss man davon ausgehen, dass die Narkoseärztin ihre Überwachung nicht ordnungsgemäß durchgeführt und den Sauerstoffmangel dadurch verursacht hat.

Am Ende verurteilt das Landgericht die Anästhesistin zu einer Bewährungsstrafe von 14 Monaten wegen fahrlässiger Tötung. „Es war ein Albtraumszenario, das hier stattgefunden hat. Eine Patientin begibt sich in die Obhut von Ärzten und wacht nicht wieder auf", fasst der Vorsitzende Richter das Drama um die tödliche Brustoperation zusammen. Fest stehe, so die Überzeugung der Kammer, dass die Ärztin bei der Beatmung Fehler gemacht habe, die zum Herzstillstand und dann zum Tod der Patientin führten. „Wir sehen es aber als Ausnahmeversagen. Es war ein einmaliger, aber auch furchtbarer Fehler", betont der Richter in der Urteilsbegründung. Mit dem Strafmaß folgt die Kammer dem Antrag der Staatsanwaltschaft. Das Urteil wird sofort rechtskräftig.

Indem die Medizinerin den ausgeschalteten Alarmknopf nicht bemerkt und die Atmungsfunktion der Patientin über längere Zeit nicht überwacht habe, so die Begründung, habe die Ärztin „zwei Sorgfaltspflichtverletzungen begangen". Auch an der Hamburger Privatklinik, in der der Eingriff vorgenommen wurde, übt das Gericht deutliche Kritik. Es sei ein erhebliches Versäumnis, dass keine Anästhesieschwester bei der Operation zugegen war. „Es gab ein gravierendes Organisationsverschulden der Klinik", bei der „wahrscheinlich aus Gewinnmaximierungsgründen an der notwendigen Ausstattung gespart" worden sei.

Diese Einschätzung hat Tim W., den Witwer von Sexy Cora und im Prozess Nebenkläger, sicherlich interessiert. „Es wird Schadenersatzforderungen gegen die Klinik geben", kündigt der Anwalt des 25-Jährigen an. Und tatsächlich zieht Tim W., der in der Zwischenzeit selber wegen Hortens von Dopingmitteln sowie Besitz von Munition eine Geldstrafe von 30.000 Euro bekommen hat, später vor Gericht. Dort wird ihm neben Schadenersatz und Schmerzensgeld eine monatliche Unterhaltsrente zugesprochen. Insgesamt ergibt sich daraus eine sechsstellige Summe. Weil der mittlerweile 29-Jährige als Ehemann und Manager seiner Frau zum Großteil von ihren Einkünften gelebt hat, kann er nach Überzeugung des Gerichts einen Unterhaltsanspruch gegen die zuständige Klinik und die Narkoseärztin geltend machen. Die Rente erfolgt nach Berechnung des Gerichts daraus, dass Carolin W. im Pornogeschäft zwar etabliert und erfolgreich war; allerdings sei in der hart umkämpften Branche mit der Vermarktung des weiblichen Körpers recht früh die Altersgrenze erreicht, und diese liege etwa bei Mitte dreißig. „Das ist eine Branche, die vom Wandel lebt“, sagt der Richter. „Ich kann’s verkürzen: neue Gesichter, neue Körper.“ Die Klinik kündigt gegen die Entscheidung Rechtsmittel an. Doch schließlich einigen sich die Parteien außergerichtlich. Über die Modalitäten wird Stillschweigen vereinbart.

Mit seinem Gang vor das Zivilgericht hat der Witwer einen Weg eingeschlagen, der nicht selten vorkommt. Wenn ein Patient im Krankenhaus verstirbt, möchten die Angehörigen wissen, wie es dazu gekommen ist. Und sie suchen einen Ausgleich für ihren wirtschaftlichen Schaden.

Wenn ich unsere Sektionsstatistik Revue passieren lasse, kann ich feststellen, dass wir heute besonders viele Fälle von fraglichen ärztlichen Behandlungsfehlern obduzieren. Die Angehörigen von Patienten, die nach ärztlichen Eingriffen verstorben sind, stellen relativ häufig die Frage, ob Fehler passiert sind. Entsprechende Anzeigen nimmt die Staatsanwaltschaft regelhaft zum Anlass, gerichtliche Sektionen anzuordnen. In den meisten Fällen kann man allerdings relativ schnell feststellen, dass jedenfalls kein schuldhafter Behandlungsfehler vorlag, der den Tod des Patienten verursacht hat. Zu bedenken ist, dass man einem Arzt eine grobe Fahrlässigkeit nachweisen muss, damit es überhaupt zu einer Anklage kommt. Es geht also um Fehler, die einfach nicht passieren dürfen. Der negative Ausgang einer Behandlung beziehungsweise einer Operation mit dem Tod des Patienten allein belegt keineswegs, dass hier schuldhaft Fehler gemacht wurden.

Einzelne weitere Fälle beobachten Rechtsmediziner auch außerhalb des üblichen Klinikbetriebs: zum Beispiel wenn Anästhesisten allein, ohne Hilfskräfte und fernab von gut ausgestatteten Krankenhäusern und Operationssälen ihre Narkosen gemacht haben, etwa in einer ärztlichen Praxis oder in sehr kleinen Kliniken ohne eigenen Bereich für Anästhesiologie oder Intensivmedizin. Erinnert sei an spezielle Formen von unerwarteten gefährlichen Narkosezwischenfällen. So werden immer wieder tödlich endende Fälle einer malignen Hyperthermie berichtet. Das bedeutet, dass es in der Narkose plötzlich und unerwartet zu einer starken Erhöhung der Körpertemperatur kommt. Und bei der sogenannten Rückenmarksnarkose muss der überwachende Anästhesist speziell darauf achten, dass das in den Rückenmarkskanal eingespritzte Narkosemittel nicht zum Halsrückenmark hochsteigt und dort unter Umständen eine Atemlähmung hervorruft. So ist es in einem Fall in einer gynäkologischen Klinik bei einer Geburt geschehen, wodurch letztlich das Kind schwer behindert war und die Mutter einen Herz- und Atemstillstand erlitt, wonach ein schwerer Hirnschaden entstand.

Ich erinnere mich an den Fall eines Schönheitschirurgen, der seine Doktorarbeit in der Hamburger Rechtsmedizin geschrieben hatte. Eine junge Patientin von ihm verstarb bei einer Nasenoperation, bei der eigentlich die Kontur der Nase verschönert werden sollte. Ursächlich für ihren Tod war auch hier eine falsche Anästhesie. Die Patientin erlitt einen Herzstillstand. Der Chirurg versuchte zunächst, das Ganze als eine vorbestehende und von ihm nicht zu beeinflussende Fehlreaktion des Körpers darzustellen. Unsere Untersuchungen haben ergeben, dass eine falsche Dosierung des Narkose-Medikaments und eine unzureichende

Überwachung bestanden hatten. Der Arzt war bei dem Eingriff allein mit einer ungelernten Helferin, und das Rettungssystem wurde von ihm erst informiert, als es viel zu spät war.

Ich war dabei, als die Polizei bei diesem Arzt eine Durchsuchung der Praxis durchführte. Dabei zeigte sich das Sprechzimmer außergewöhnlich geschmackvoll eingerichtet. Die Funktionsräume, zum Beispiel der OP und das Instrumentarium, waren aber völlig ungeeignet, um in Notfällen einen Patienten retten zu können. Die medizinische Dokumentation über Vorerkrankungen, präoperative Laborbefunde und Nachsorge waren absolut unzureichend, eigentlich gab es sie nicht. Operations- und Narkoseprotokolle gab es ebenfalls nicht. Die Patientinnen zahlten bar, ohne dass hierüber ein Abrechnungssystem vorlag. Der „Schönheitschirurg" wurde letztlich im Jahr 2007 wegen fahrlässiger Tötung, Körperverletzung und Betrug zu einer Gesamtfreiheitsstrafe von fünf Jahren verurteilt.

Später erhielt dieser Hamburger Chirurg, der auch „Dr. Horror" genannt wurde, eine weitere Haftstrafe: wegen Vergewaltigung, sexuellen Missbrauchs von Jugendlichen und Körperverletzung wurde er zu vier Jahren und zehn Monaten Freiheitsstrafe verurteilt. Er hatte einer 15-Jährigen Geld dafür bezahlt, dass sie ihm in einem Hotelzimmer zu Diensten war, und sie dann mehr als vier Stunden körperlich misshandelt und sexuell gequält.

Dieser Mediziner ist sicher in vielerlei Hinsicht ein besonders schwarzes Schaf. Es gibt aber eine lange Reihe von hochproblematischen schönheitschirurgischen Eingriffen, die von Scharlatanen durchgeführt werden. Andererseits kenne ich ausgezeichnete plastische Chirurgen und Kliniken, in denen die Patienten sehr sorgfältig untersucht und behandelt und in denen sehr gute kosmetische Ergebnisse erzielt werden. Ich halte es für wichtig, dass sich die Patienten sehr genau über Arzt und Klinik informieren, um sicherzugehen, dass sie zum einen gute Ergebnisse erzielen und zum anderen bei Komplikationen absolut professionell versorgt werden. Vordergründig kann man schwarze Schafe nicht ohne Weiteres erkennen. In der Regel wirken sie nach außen überzeugend und machen dem Patienten sehr weitgehende Versprechungen.

Man muss aber unmissverständlich sagen: Nicht jedem Menschen mit jeder Krankheit oder einem scheinbaren körperlichen Makel ist zu helfen. Nicht wenige Patienten leiden unter sehr schweren Erkrankungen, die dann auch operativ keineswegs beseitigt werden können. Doch Menschen neigen dazu, im Medizinbereich geradezu Wunderdinge zu erwarten. Solche Wunder gibt es leider nicht.

Ärztlicher Behandlungsfehler

Fast jeder Mensch sagt: Die Gesundheit ist unser höchstes Gut. Entsprechend spielen Ärzte und Ärztinnen in unserer Gesellschaft von jeher eine besondere Rolle. Wir sind ihnen dankbar, wenn sie unsere Krankheiten heilen. Wir glauben an sie und hoffen auf ihre Kunst. Sie genießen hohes gesellschaftliches Ansehen. Über Fehler in der Medizin wurde lange Zeit nicht öffentlich diskutiert, Ärzte galten als unfehlbar. Einige denken dies auch von sich selbst. Kritik an ärztlichen Maßnahmen war verpönt.

Diese Situation hat sich deutlich verändert. Ein Mentalitätswandel bei der Fehlerdiskussion in der Medizin trat vor allem nach dem US-amerikanischen Report „To err is human" ein. Dabei ist doch der Satz „Errare humanum est" (= Irren ist menschlich) keineswegs neu. Akzeptiert und sogar betont wird jetzt, dass es im ärztlichen Beruf, wie in anderen Berufen, immer wieder Fehler und Komplikationen geben kann.

Die Dimension von Krankheiten und Tod durch Fehler in der Medizin ist enorm. Nach anerkannten internationalen Statistiken stehen Todesfälle durch Medizinschadensfälle deutlich vor tödlichen Straßenverkehrsunfällen, Arbeitsunfällen und anderen Unfallstatistiken. Experten führen in Deutschland mehrere 10.000 Todesfälle jährlich auf fehlerhafte medizinische Maßnahmen zurück. Dies würde bedeuten, dass mehr Patienten an den Folgen medizinischer Diagnostik und Therapie sterben als an einigen schweren Erkrankungen wie etwa Dickdarmkrebs, Brustkrebs oder Lungenentzündung.

Man muss allerdings zwingend darauf hinweisen, dass ein medizinischer Schaden beziehungsweise ein Fehler bei der ärztlichen Diagnostik und Therapie keineswegs gleichbedeutend mit einem rechtsrelevanten Vorwurf eines Behandlungsfehlers ist. Im Strafrecht muss man einer Pflegekraft oder einem Arzt mit an Sicherheit grenzender Wahrscheinlichkeit nachweisen, dass der Tod des Patienten eindeutig kausal auf einen schuldhaften Fehler zurückzuführen ist. In allen Zweifelsfällen ist die behandelnde Pflegekraft oder der Arzt freizusprechen.

Der Begriff des Behandlungsfehlers hat seit Längerem den auf Rudolf Virchow zurückgehenden Begriff des „Kunstfehlers" abgelöst. Virchow verstand hierunter den Verstoß gegen allgemein anerkannte Regeln der Heilkunst. Der Begriff des Behandlungsfehlers bezeichnet das nach dem aktuellen Stand der Medizin unsachgemäße Verhalten des Arztes, welches sowohl in einem Tun als auch in einem Unterlassen liegen kann. Bezogen wird dies auf die Nichtvornahme eines ärztlich gebotenen Eingriffs sowie auf Fehlmaßnahmen und unrichtige Dispositionen bei der Anamnese, der Diagnose, der Prophylaxe, der Therapie und der Nachsorge. Ein Behandlungsfehler liegt vor, wenn der Arzt im Rahmen seiner Tätigkeit die nach den Erkenntnissen der medizinischen Wissenschaft unbedingt gebotenen Maßnahmen unsachgemäß ausführt, also die erforderliche Sorgfalt außer Acht lässt, die man allgemein von einem ordentlichen, pflichtbewussten Arzt in einer solchen Situation erwarten darf.

Behandlungsfehlervorwürfe kommen heutzutage sehr häufig vor. Die Patienten und ihre Angehörigen sind nicht mehr bereit, negative Verläufe bei ärztlicher Behandlung kritiklos hinzunehmen. Man geht in Deutschland von jährlich etwa 40.000 Behandlungsfehlervorwürfen und 12.000 nachgewiesenen Fehlern aus. Bei den Gutachterkommissionen und Schlichtungsstellen der Ärztekammern gehen pro Jahr mehr als 10.000 Begutachtungsanträge ein. Entsprechend viele zivilrechtliche Gerichtsprozesse gibt es. Die Zahl der strafrechtlichen Ermittlungsverfahren gegen Ärzte wegen Verdacht eines Behandlungsfehlers wird auf 1.500 pro Jahr geschätzt. Allerdings kommt es nur sehr selten zu strafrechtlichen Verurteilungen.

Anästhesiologie

Hierbei handelt es sich um die Lehre von den wissenschaftlichen Grundlagen und praktischen Erfordernissen der Allgemeinanästhesie (Narkose) beziehungsweise rückenmarknaher oder örtlicher Betäubungsverfahren (Lokalanästhesie). Die Aufgaben des Anästhesiologen umfassen dabei: präoperative Untersuchung des Patienten, Prämedikation, Wahl des Narkoseverfahrens, Überwachung der Narkose, insbesondere von Atmung und Kreislauf (ggf. Durchführung/Änderung der künstlichen Beatmung, Gabe von Kreislaufmedikamenten, Blutersatz, Schockbehandlung während einer Operation). Zu den Aufgaben des Anästhesisten gehören auch die Intensiv-Überwachung frisch operierter Patienten sowie die Schmerztherapie. Anästhesisten versorgen darüber hinaus vital bedrohte Notfallpatienten vor der Operation und vor der Übernahme auf die Intensivstation.

Anästhetika sind Medikamente zur Erzeugung einer allgemeinen oder lokalen Anästhesie: Man spricht von Allgemein-, Lokal- und Oberflächenanästhetika. Der Begriff Anästhesie kommt aus dem Altgriechischen und bedeutet Empfindungslosigkeit.

Fachärzte für Anästhesiologie, die sogenannten Anästhesisten, werden allgemein auch als Narkoseärzte bezeichnet. Sie begleiten ihre Patienten durch den gesamten Prozess. Das Fachgebiet der Anästhesie gliedert sich in die vier Säulen Anästhesie, Intensivmedizin, Notfallmedizin und Schmerztherapie.

Die Narkose oder Allgemeinanästhesie, umgangssprachlich auch Vollnarkose (aus dem Altgriechischen „erstarrt“) ist eine Form der Anästhesie, deren Ziel es ist, Bewusstsein und Schmerzempfinden auszuschalten, damit man keine Schmerzen spürt und die Operation nicht bewusst erlebt. Man spricht auch von Betäubung. Bei gezielter örtlicher Betäubung wird das Schmerzempfinden in bestimmten Körperarealen ausgeschaltet, zum Beispiel indem Medikamente an das Rückenmark gespritzt werden oder an die Nerven, welche diese Körperregion versorgen.

Speziell in der Allgemeinnarkose müssen alle Körperfunktionen vom Anästhesisten sehr sorgfältig überwacht werden, um bei Störungen einwirken zu können. Der Patient kann sich im narkotisierten Zustand selbst nicht helfen. Für die Überwachung der Narkose gibt es sehr ausgefeilte technische Überwachungssysteme, die automatisch Warnsignale geben, sobald eingestellte Grenzwerte über- oder unterschritten werden. Der Arzt kann dann unverzüglich reagieren. In allen großen Krankenhäusern findet man heutzutage bestens ausgestattete Anästhesieabteilungen und ausgezeichnetes, hoch spezialisiertes Personal. Die Narkose hat sich dadurch zu einem sehr schonenden Verfahren für den Patienten entwickelt, und der Chirurg hat optimale Ausgangsbedingungen für seinen Eingriff.

Problematisch kann es insbesondere dann werden, wenn Anästhesieverfahren ohne ausreichendes Fachpersonal mit technisch veralteter Ausstattung und ohne notfallmäßig ausreichende Eingriffskompetenz in kleineren Krankenhäusern oder Arztpraxen ausgeführt werden.

Eiskalt abserviert

Die Szenerie wirkt wie ein Still-Leben, vom Tod in einer besonders zynischen Laune geschaffen. Zwei Körper sind wie gekonnt drapiert und zu einer eigenwilligen, verstörenden Skulptur geformt. Nahe beieinander liegen sie und doch, ohne einander zu berühren, der eine gestreckt in Bauchlage, mit leicht angewinkeltem Knie, der andere Mann in Seitenlage und in gebeugter Haltung. Und beide sind vollkommen nackt. Sterben birgt viele Geheimnisse, und hier hat der Tod sich als besonders fantasievoller Regisseur aufgespielt. Was ist geschehen in den letzten Momenten des Lebens dieser beiden Männer, dass sie so kläglich endeten, so schutzlos in einem kleinen Park?

Es ist ein früher Dezembermorgen des Jahres 1989. Die Stadt Essen hat sich aufgeputzt in der Vorweihnachtszeit, das Stadtzentrum ist festlich geschmückt mit Lichterketten, Tannengrün und glitzernden Kugeln. Weihnachtsmärkte sind aufgebaut; ein Hauch von Lebkuchenduft und gebrannten Mandeln hat die Nacht überdauert und lässt die Luft leicht süßlich riechen. Vom Balkon des kirchlichen Refugiums im Zentrum der Stadt schaut einer der Würdenträger auf die morgendliche Stille der Stadt. Sein

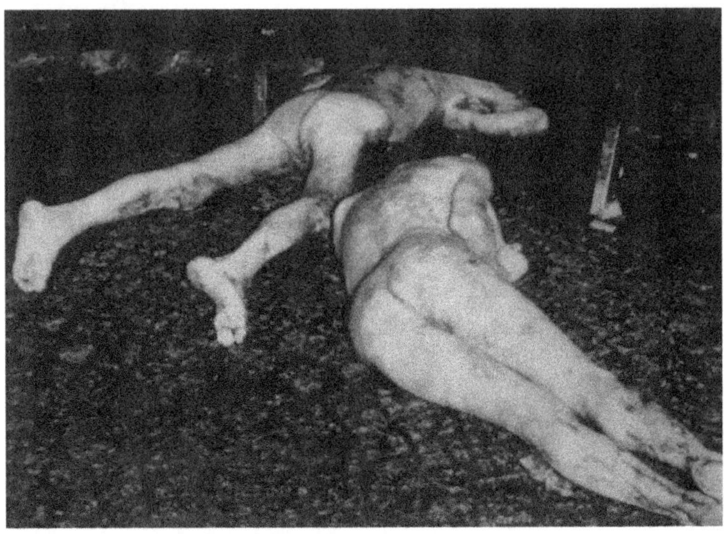

Die beiden nackten Leichen, aufgefunden bei Eiseskälte in der Grünanlage in der Innenstadt von Essen, unterhalb der Wohnung eines Geistlichen, der die nackten Körper morgens von seinem Balkon aus sieht. Eine Person liegt halb unter einer Parkbank.

Blick schweift für einen Moment gedankenverloren in die Ferne und bleibt an den Wolken mit ihren vielfältigen Grauschattierungen hängen, die wie eine schwere Decke über der Stadt liegen und den Morgen in ein diffuses Licht tauchen. Der Kirchenmann sinniert über die Predigt, die er am kommenden Sonntag halten will. Doch an der Peripherie seines Gesichtsfeldes ist etwas, das ihn irritiert. Der Geistliche senkt den Kopf und fixiert eine düstere Ecke des kleinen Parks. Dort sieht er die beiden aneinander geschobenen Körper, von denen einer halb unter einer Bank liegt. Der Würdenträger eilt zum Telefon und alarmiert die Rettungskräfte und die Polizei. Doch den Männern kann niemand mehr helfen; sie sind tot.

Die Polizei sperrt das Gelände sofort großräumig ab. Niemand soll auf dem Weg zur Arbeit oder bei einem frühmorgendlichen Spaziergang in diese grausige Szenerie stolpern. Und vor allem soll niemand dem Gelände zu nahe kommen, das jetzt nicht mehr ein friedlicher Park in der Weihnachtszeit ist, sondern ein Tatort. Es gilt, Spuren zu sichern. Alles erscheint möglich angesichts des ungewöhnlichen Schauplatzes mit den beiden vollkommen entblößten Männern. Es könnte ein Überfall sein oder ein Raubmord. Aber warum hätte man dann die Opfer entkleidet, wenn es ausgereicht hätte, ihnen ihre Habseligkeiten wegzunehmen und die Taschen nach Wertsachen zu durchwühlen? Hatte man sie zum Ausziehen gezwungen als weitere Demütigung oder Strafe? Denkbar ist allerdings ebenso ein Sexualdelikt im homosexuellen Milieu. Ein Unfall oder ein gemeinsamer Suizid erscheint den Ermittlern jedenfalls nicht naheliegend. Wer würde sich schon freiwillig bei Minusgraden seine Kleidung vom Leib reißen?

Als ich in den Park komme, um die beiden Leichen in Augenschein zu nehmen, spüre ich die neugierigen, fast schon abschätzenden Blicke der Polizisten. Für sie bin ich der Neue. Gerade zwei Monate zuvor habe ich die Stelle des Institutsdirektors in Essen übernommen. Die Polizeibeamten sind gespannt, was ich für ein Typ bin und wie ich die Situation meistere, nachdem mich der Anruf der Ermittler morgens gegen 7 Uhr erreicht hat. Mit einem Blick registriere ich die Lage der beiden Körper und ihre Nacktheit. Doch ich verliere mich nicht in Gedanken über das Ungewöhnliche des Szenarios. Nüchtern betrachte ich den Pflastersteinbelag, auf dem die Leichen liegen, und die angrenzende Hecke, die Parkbank, die beide Toten beschattet. Einer der Männer ist halb unter das eiserne, am Boden verankerte Sitzmöbel gekrochen. Sein rechter Arm ist fast rechtwinklig vom Körper abge-

spreizt, der Unterarm eigentümlich angewinkelt, sodass seine Hand in der Achselhöhle zu liegen kommt. Der andere Mann befindet sich dicht bei ihm, er hat beide Arme vor den Oberkörper geschoben, seine Beine sind nahezu vollkommen gestreckt. An der Körperoberfläche beider Leichname befinden sich ausgedehnte dünnschichtige Anhaftungen von Erde.

Der Rechtsmediziner bespricht mit den Ermittlern die Maßnahmen zur Spurensicherung. Von den Toten werden Fotos gemacht, um die genaue Fundsituation und die Haltung der Leichen zu dokumentieren. Erst dann dürfen die Körper bewegt werden, um die Vorderseiten und insbesondere die Gesichter genauer zu betrachten. Fotografiert wird auch das nähere Umfeld: die Blutspuren, die an mehreren Stellen verteilt sind, die diversen Kleidungsstücke, die offensichtlich zu den toten Männern gehören. Verstreut liegen Pullover, Schuhe, Unterwäsche und Hosen herum; das meiste ist blutverschmiert, einiges zerrissen, alles durchnässt. Außerdem finden sich in der Nähe der beiden Leichname mehrere leere Korn- und Weinflaschen. Die Lage der Kleidungsstücke wird dokumentiert, Blutspuren werden asserviert. Das Geschehen hat sich offensichtlich in einem großen Umkreis abgespielt, weil man vielerorts kleinere Blutspritzer findet, keineswegs nur direkt am Auffindeort der Leichen.

Am Fundort der Toten im engeren Sinne fällt auf, wie die Männer offenbar den Schutz der Parkbank gesucht haben. Der eine Mann liegt ja mit einem Teil seines Körpers darunter, der zweite Tote schräg daneben. Im Hinblick auf eine solche Auffindesituation spricht man im rechtsmedizinischen Fachjargon von einem „terminalen Höhlenverhalten". Im englischen Sprachgebrauch heißt das „hide and die". Dies ist ein Verhalten, das man von angeschossenen und todkranken Tieren kennt, die sich tief ins Gebüsch oder in Höhlen zurückziehen. Die Tiere empfinden ein solches Versteck offenbar als eine Art Schutzhütte. Aber genau das Gegenteil ist der Fall. Hier kann Hilfe sie nicht erreichen. Sie versterben in vollkommener Abgeschiedenheit.

Beim Menschen fasst man ein solches Verhalten als ein Relikt von tierischen Reaktionsweisen auf. Sterbende Menschen ziehen sich zurück. Manchmal findet man auch in Wohnungen solche Situationen vor, bei denen Todgeweihte noch unter das Bett kriechen oder einen Schrank aufsuchen. Die Personen bilden sich im Sterbeprozess mit Bewusstseinseinschränkung bei zunehmender Ausschaltung höherer Hirnfunktionen ein, dass das Aufsuchen einer Höhle das Richtige ist. Hier gewinnen Instinkte die Oberhand, die fast animalisch sind.

Vor Ort im Park führe ich diverse Untersuchungen durch, die zur rechtsmedizinischen Routine an einem Leichenfundort gehören. Bei der äußeren Leichenschau fällt mir speziell auf, dass beide Männer im Bereich der Knie und Ellbogen flächenhafte rötliche Verfärbungen aufweisen und dass man dort auch Abschürfungen findet, als wenn sie auf Händen und Knien herumgekrochen wären. Außerdem weisen beide Toten Folgen von Gewalteinwirkungen auf. Sie haben diverse Unterblutungen, Abschürfungen und Hautaufreißungen speziell am Kopf. In diesem Zusammenhang bewegt mich natürlich die Frage, ob sie von einer anderen Person oder von mehreren Tätern zusammengeschlagen wurden, vielleicht anlässlich eines Geschehens im homosexuellen Milieu. Immerhin sind beide nackt. Die Kripo erwägt zu diesem Zeitpunkt auch noch Zusammenhänge mit Drogenhandel, weil der Ort ein bekannter Drogenumschlagplatz in der Szene ist.

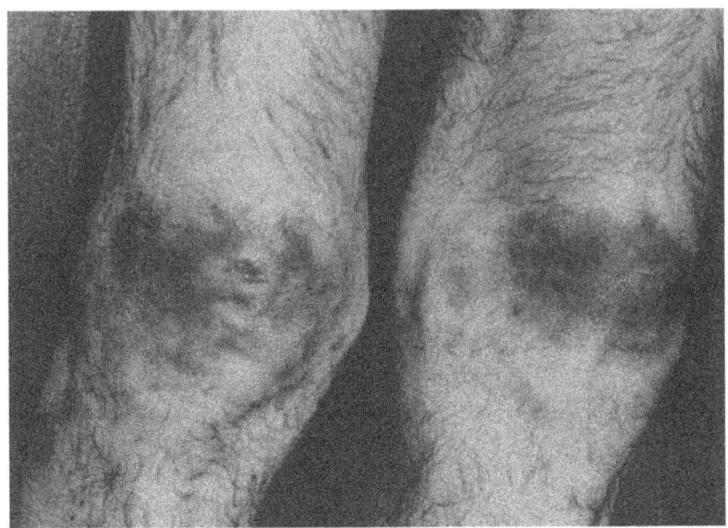

Typische sogenannte Kälteflecken vorne an den Knien des Leichnams. Ein wichtiger Befund bezüglich der Diagnose Erfrieren.

Am Tatort geht es für den Rechtsmediziner auch um die Eingrenzung der Todeszeit. Dazu überprüfe ich die sicheren Todeszeichen: Die rötlichen Leichenflecke sind noch leicht wegdrückbar. Ich registriere eine mittelkräftige Leichenstarre im Kiefergelenk, eine geringe in den Knie- und Ellbogengelenken. In den anderen großen Körpergelenken, also in Schulter und Hüfte, ist noch keine Leichenstarre festzustellen. Ich messe die tiefe Rektaltemperatur mit einem speziellen digitalen Thermometer. Bei dem einen Mann beträgt sie 24,8 Grad, bei dem anderen 24,2. Dies ist sehr auffällig, weil unsere Körpertemperatur normalerweise etwa 37 Grad beträgt. Innerhalb der ersten drei Stunden nach Eintritt des Todes bleibt sie relativ konstant auf dem Niveau, danach reduziert sie sich um etwa ein Grad pro Stunde (in kalter Umgebung schneller!). Da ich aufgrund der Leichenflecke und der gerade erst begin-

nenden Leichenstarre davon ausgegangen bin, dass die beiden Männer erst etwa zwei bis drei Stunden vorher verstorben sind, hätten sie eigentlich noch eine Körpertemperatur von mehr als 30 Grad haben müssen. Ich stelle fest, dass die Körper sehr ausgekühlt gewesen sein müssen, als der Tod eintrat. Alles deutet also auf ein Erfrieren, eine Hypothermie hin.

Von allgemeiner Unterkühlung spricht man bei einer Körpertemperatur unter 35 Grad. Wenn der Körper weiter auskühlt, entsteht erste Lebensgefahr bei Temperaturen um 30 Grad. Atmung, Blutdruck und Pulsfrequenz verlangsamen sich. Es können jetzt auch Herz-Rhythmus-Störungen auftreten, die in Einzelfällen tödlich ausgehen. Eine Abnahme der Herzleistung und der Sauerstoffversorgung der Körpergewebe führt unter anderem zu Hirnfunktionsstörungen wie Benommenheit und Bewusstlosigkeit. Ein Absinken der Körperkerntemperatur unter 26 bis 28 Grad schließlich hat neben einem Zurückfahren der Stoffwechselvorgänge Organversagen, Atemlähmung sowie Herzschwäche zur Folge. Jetzt stockt das Blut in den Adern, die Zellfunktionen erlöschen und der Tod tritt ein. Feuchtigkeit und Wind begünstigen das rasche Auskühlen des Körpers teilweise um ein Vielfaches. Auch die individuelle Disposition des Menschen, also etwaige Vorerkrankungen, Unterernährung, Drogeneinfluss oder Alkoholkonsum, haben Einfluss auf die Auskühlung des Körpers.

Speziell unter Alkoholeinfluss weiten sich die Blutgefäße in der Haut und sorgen so für ein trügerisches Gefühl von Wärme. Tatsächlich spielt das Gehirn dem Betroffenen dabei einen Streich, denn im Gegenteil wird der Temperaturverlust durch die stark geweiteten Blutgefäße noch beschleunigt. Durch ein Zusammentreffen dieser ungünstigen Umstände kann es auch schon bei Temperaturen über dem Gefrierpunkt zum Kältetod kommen. Einen Hinweis auf einen Erfrierungstod können Hautrötungen und Schwellungen geben, auch als Kälte- oder Frostflecken bezeichnet. Diese treten typischerweise an den Streckseiten größerer Gelenke wie Knie oder Ellbogen auf. Die meist scharlachroten oder violetten Kälteflecken sind allerdings kein Befund, der in jedem Fall durch Erfrierungstod auftritt. Überhaupt ist Unterkühlung als Todesursache keine Diagnose, die sich eindeutig beweisen lässt. Vielmehr lassen sich die Hinweise, die ein geübter Rechtsmediziner schnell registriert, sicher erst durch den Ausschluss anderer möglicher Todesursachen feststellen.

Die Reaktionen des menschlichen Körpers auf äußere Einflüsse gehen allerdings manchmal höchst merkwürdige Wege. Man würde vielleicht denken, dass der Mensch reglos erstarrt. Das ist aber mitnichten so. Der Organismus kann bei Unterkühlung und schließlich beim Erfrieren Aktivitäten entfalten, die zunächst völlig unverständlich erscheinen. Man spricht in diesem Zusammenhang von der sogenannten Kälteidiotie, wenn der Körper ein mitunter unerträgliches Hitzegefühl signalisiert, obwohl er immer weiter auskühlt. Was passiert hier eigentlich? Bei der Einwirkung tiefer Temperaturen von außen auf den Körper beginnt die Haut und dann das Gewebe und das Blut zu erkalten. Das geht unterschiedlich schnell. Am schnellsten verläuft der Prozess in fließendem Eiswasser, deutlich länger dauert der Tod im Schnee.

Zur Kälteidiotie gibt es verschiedene wissenschaftliche Theorien. Eine bezieht sich darauf, dass wärmeres Blut aus dem Körperzentrum, also dem Bereich von Herz und

Lunge, in bereits unterkühlte Areale der Körperperipherie gelangt und hier ein paradoxes Hitzegefühl verursacht. Eine andere Theorie besagt, dass der Zustand der Unterkühlung biochemische Veränderungen an Hormonen und insbesondere an Stresshormonen, also an Adrenalin und Noradrenalin, hervorruft, die ihrerseits ein Hitzegefühl auslösen. Im Ergebnis beginnen die Menschen, sich tatsächlich zu entkleiden, das geht so weit, dass sie sich völlig nackt ausziehen.

Damit wird die Unterkühlung und der Kältetod nur noch beschleunigt. Die vom Leib gerissenen Kleidungsstücke findet man häufig in der Umgebung verstreut, völlig wirr weggeworfen. Solche Handlungen werden noch verstärkt, wenn die Menschen unter Drogeneinwirkung stehen, insbesondere wenn sie alkoholisiert sind. Alkohol weitet die Blutgefäße, sodass der Unterkühlungsprozess schneller abläuft.

Noch vor Ort habe ich mir anhand meiner vorläufigen Befunde folgendes Szenario ausgemalt: Die beiden Männer, von denen sich später herausstellt, dass es obdachlose Alkoholiker waren, verbringen den Abend hier im Park und konsumieren reichlich Wein und Hochprozentiges. Es wird immer kälter. Sie trinken immer weiter. Schließlich geraten sie auch noch in Streit, und es beginnt eine körperliche Auseinandersetzung. Man schlägt sich, versöhnt sich wieder und säuft weiter. Es wird noch frostiger, und die beiden kommen schließlich vom Alkohol beseelt und von der Kälte benebelt in die Phase der beschriebenen Kälteidiotie. Beide Männer ziehen sich aus und verstreuen ihre Kleidung in der Umgebung. Sie krabbeln nackt zur Bank und sterben hier.

Ich habe der Polizei noch vor Ort prophezeit, dass man hier keinen Dritten beziehungsweise einen Mörder suchen muss. Und ich habe auch vorausgesagt, dass beide Männer stärkergradig alkoholisiert waren und den Kältetod gestorben sind. Das hat die Polizei etwas entspannt, andernfalls hätte man eventuell eine größere Mordkommission einrichten und nach einem Doppelmörder suchen müssen. Andererseits schaute man mich durchaus noch etwas ungläubig an. Schließlich war ich der Neue, gerade erst in Essen angekommen. Wer weiß, was die Polizisten dachten. Jedenfalls hat man mich sehr kritisch beäugt. Umso größer war dann die Erleichterung, als sich meine Überlegungen später anhand der Obduktion beweisen ließen.

Bei der Sektion werden bei beiden Männern, der eine 34, der andere 52 Jahre alt, eine Reihe von Merkmalen äußerer stumpfer Gewalteinwirkung festgestellt, unter anderem Schwellungen der Gesichtsweichteile und flächenhafte Blutunterlaufungen. Der eine Tote weist zudem eine Kopfplatzwunde auf, der andere eine Fraktur des Nasenbeins. Jedoch gibt es keinerlei lebensgefährliche Verletzungen, keine größere Blutung, keine Organverletzung. Alle Blessuren sind durch eine Auseinandersetzung mit Fäusten, durch Kratzen, Schubsen und Hinfallen erklärlich. Vorerkrankungen, die hier wichtig gewesen wären, gibt es nicht, abgesehen von einer auffälligen Fettleber, die für eine deutliche Alkoholgewöhnung spricht. Die Blutalkoholkonzentration liegt bei einem Mann bei 2,4 Promille, bei dem anderen bei 1,8 Promille. Die später durchgeführten chemisch-toxikologischen Untersuchungen ergeben keinen Hinweis auf sonstige Drogeneinwirkung.

Die Befunde der Sektion sind insgesamt die typischen Folgen einer Unterkühlung. Im Unterhaut-Fettgewebe, speziell an den Ellbogen und Knien werden sogenannte himbeergeleeförmige Durchtränkungen des Gewebes fest-

gestellt, die typischen Kälteflecken. Die Magenschleimhaut beider Männer weist zahlreiche fleckförmige Unterblutungen und oberflächliche Geschwürsbildungen auf. Diese werden nach dem Erstbeschreiber, einem russischen Pathologen, als Wischnewsky-Flecken bezeichnet. Sie sind charakteristisch für den Kältetod. Manchmal spricht man bei derartigen Veränderungen von einem sogenannten Leopardenfell-Magen, weil diese Schleimhauterosionen wie die dunklen Flecken im Fell dieses Raubtiers aussehen. Rechtsmediziner und Pathologen haben manchmal eine sehr blumenreiche Sprache und Wortfindung.

Auch die übrigen Befunde der inneren Leichenschau entsprechen fast lehrbuchmäßig einem Kältetod. Die rechtsmedizinische Diagnose zur Todesursache ist eindeutig: erfrieren im stärkergradig alkoholisierten Zustand. Die Polizei war über die Ergebnisse unserer Sektion froh. Schließlich bedeuteten die Befunde, dass kein Dritter im Spiel war, man also nicht auf Mördersuche gehen musste. Ich habe mich später gefragt, was der Geistliche sich bei diesem Fall wohl ausgemalt hat. Er hat vornehm geschwiegen.

Erfrierungen, Kältetod

Kälte ist ein Gefahrenmoment, das leicht unterschätzt wird. Unbeachtet kann sie unter speziellen Bedingungen relativ rasch tödlich wirken. Dabei entfaltet sich die Kältewirkung keineswegs erst bei Temperaturen um null Grad. Eine Auskühlung kann sich im hilflosen Zustand selbst bei Umgebungstemperaturen von 21 Grad entwickeln. Übrigens: Durch Kälteeinwirkung zu erklärende Todesfälle ereignen sich in den nordischen Regionen eher seltener, weil die Menschen aus Erfahrung geeignete Schutzmaßnahmen vorsehen.

Unterkühlungen sind Folge eines Ungleichgewichts zwischen erhöhtem Wärmeverlust und unzureichender Wärmebildung. Man spricht von Unterkühlung, wenn die übliche Körpertemperatur von 37 Grad auf unter 35 Grad abgesunken ist. Entscheidend ist dabei die sogenannte Körperkerntemperatur.

Wenn der Energieumsatz nicht mehr ausreicht, um einer Auskühlung entgegenzuwirken, kommt es zur immer weitergehenden Hypothermie. Gefördert wird dies durch unzureichende Kleidung, Nässe, Wind, Drogeneinfluss und Vorerkrankungen.

Örtliche Erfrierungen entstehen durch lokale Kälteeinwirkung insbesondere an Fingern, Zehen, Händen, Füßen und am Kopf im Bereich von Nase und Ohren. Der Grad der Gewebeschädigung hängt von der Dauer der Kälteexposition ab. Bei lokalen Erfrierungen müssen manchmal Finger oder Zehen amputiert werden, weil das Gewebe mumifiziert.

Alkoholeinfluss wirkt sich besonders negativ aus, da die Blutgefäße in der Körperperipherie weitgestellt werden. Dadurch kommt es zu starkem Wärmeverlust. Damit einher geht Kritiklosigkeit und auch Orientierungsverlust, verbunden mit zunehmender Handlungsunfähigkeit.

Es entsteht ein tödlicher Reaktionszyklus. Bereits geringe Grade von Unterkühlung haben einen negativen Einfluss auf die Entscheidungsfindung und bewirken einen Leistungsabfall. Fehlregulationen im Hormonhaushalt sowie bezüglich der Durchblutung in der Körperperipherie führen trotz Kälteeinfluss und sinkender Körpertemperatur zu einem subjektiven Wärmegefühl, ein Verhaltensmuster, welches als „Kälteidiotie" bezeichnet wird. Es ist gekennzeichnet durch die völlig unlogische Entfernung von Kleidungsstücken sowie durch ein Verbleiben in der Kälte. Selbstrettungsversuche entfallen. Kriminalistisch ergeben sich daraus nicht selten Fehleinschätzungen und falsche Ermittlungsansätze.

Zur Sicherung der Diagnose „Tod durch Unterkühlung" sind konkurrierende Todesursachen auszuschließen. Die aktuellen klimatischen Rahmenbedingungen müssen in die Bewertung einbezogen werden. Stets sind chemisch-toxikologische Untersuchungen im Hinblick auf den möglichen Einfluss von Alkohol, Drogen und Medikamenten durchzuführen. Todesfälle durch Unterkühlung ereignen sich übrigens nicht nur im Freien, sondern kommen auch in geschlossenen kühlen Räumen beziehungsweise ungeheizten Wohnungen vor.

Im Abseits

Es ist nur ein bisschen Schrott, den der Mann loswerden möchte. Sein Ziel ist so trübe wie der Herbsttag, an dem er loszieht: ein Gelände, auf dem früher in einer Fabrik Schokolade hergestellt wurde und das jetzt verwaist und zur illegalen Mülldeponie verkommen ist. Mit schweren Schritten geht der Hamburger durch die Straßen, unterm Arm hält er Ausrangiertes aus seiner Wohnung. Er will es zu dem anderen Müll legen, all dem Gerümpel, das schon halb mit Herbstlaub bedeckt ist. Da fällt sein Blick auf einige unterschiedlich große Päckchen, verschnürt in Zeitungspapier; alles ist vergilbt und feucht. Neugierig öffnet er eines – und prallt zurück. Er hat gerade ein Stück eines menschlichen Leichnams entdeckt. Entsetzt meldet der Mann seinen Fund der Polizei, die auch die anderen Päckchen auswickelt. Am Ende haben die Ermittler ein grausiges Puzzle aus Körperteilen einer Frauenleiche vor sich. Doch zwei Stücke der Toten fehlen. Wo sind der Rumpf und das rechte Bein?

Als drei Jahre und acht Monate nach diesem 2. November 1971 die restlichen beiden Körperteile der Frau gefunden werden, sind sie Teil eines schaurigen Ensembles. Ein Gruselkabinett, das genauso gut als Hollywood-Schocker inszeniert sein könnte, um sich in Albträume einzuschleichen. Vier Leichen sind in einem Raum versammelt, unterschiedlich stark verwest und verborgen in Abseiten und anderen Verstecken einer 18-Quadratmeter-Mansardenwohnung. Und in dieser Behausung, umgeben von Toten, hat ein Mensch gelebt, der später wegen der Tötung von vier Frauen verurteilt wird. Der Fall geht als einer der spektakulärsten Serienmorde überhaupt in die deutsche Kriminalgeschichte ein.

Fritz Honka – noch heute steht sein Name für Töten und Verstümmeln, für ein Leben im Abseits und für Verbrechen, die Stoff für Romane und Kinofilme bilden. Das Leben schreibt bekanntlich die erstaunlichsten Geschichten, bei denen fiese Gestalten, brutale Gelüste, dramatische Schicksale und wehrlose Opfer einen düsteren und erschütternden Plot liefern. Und der Zufall spielt nicht selten eine entscheidende Rolle. Für den Mörder vielleicht bei der Auswahl der Opfer, später bei den weiteren Ereignissen und überraschenden Wendungen. Und manchmal sogar bei der Überführung eines Täters.

So ist es am 15. Juli 1975 der Nachlässigkeit eines Nachbarn zu verdanken, dass eine monströse Verbrechensserie bekannt wird. Ein Skandinavier, der eine Wohnung in einem Mehrparteienhaus in Hamburg-Ottensen gemietet hat, hat seine Stromrechnung nicht bezahlt. Um ausreichend Licht zu haben, stellt er Kerzen auf, eine kippt um und entfacht einen Wohnungsbrand. Die Feuerwehr rückt an, um die Flammen zu löschen. Weil sichergestellt werden muss, dass sich keine weiteren Glutnester im Haus befinden, inspizieren die Brandbekämpfer auch die anderen Wohnungen. Im obersten Stock schlägt den Männern massiver Verwesungsgeruch entgegen. Ermittler entdecken zunächst einen Leichnam, wenig später zwei weitere Tote, die teilweise verstümmelt sind, sowie den Torso und ein Bein einer Frau. Es ist das grausame Werk eines Serientäters, dem man nun ein Ende setzt. Doch es dauert noch einige Tage, bis der Verdächtige gesteht. Und dann tut er es in dürren Worten, die nach Herablassung klingen und ein bisschen nach getaner Arbeit: „Ich habe sie gemacht“, sagt Fritz Honka. Nach einer Pause schiebt er hinterher, dass er sich nicht so genau erinnern könne. „Ich war doch immer besoffen. Wenn ich dann aufwachte, lagen sie neben mir und gaben keinen Muckser von sich.“ Als hätte ihm das Schicksal die Hand geführt.

Man darf die Frage stellen, wie die Geschichte ohne die Hilfe von Kommissar Zufall weitergegangen wäre. Wenn es keinen Brand in der Nachbarschaft gegeben hätte, wenn nicht Feuerwehrleute die Bleibe von Honka abgesucht und wenn sie keine Leichen entdeckt hätten. Wäre mit diesen vier Toten das Ende einer Reihe scheußlicher Verbrechen erreicht gewesen? Oder wäre das Morden weitergegangen?

Wohlmeinende könnten wohl glauben, dass Fritz Honka fortan ein unauffälliges Leben geführt hätte, bei dem niemand in seinem Umfeld mehr zu Tode kommt. Aber es gibt nicht wenige, die denken, es hätte wohl weitere Kapitalverbrechen gegeben. Die immer geringeren Abstände, in denen die Frauen innerhalb von vier Jahren umgebracht worden sind, können ein Zeichen dafür sein, dass der Täter auf den Geschmack gekommen ist, sich an Gewalt und Blut zu berauschen. Und dass er sich immer sicherer fühlte, weil seine Taten so lange unentdeckt blieben. Von Serienmördern ist bekannt, dass die Dauer der Befriedigung, die manche bei und nach einer Tat empfinden, mit

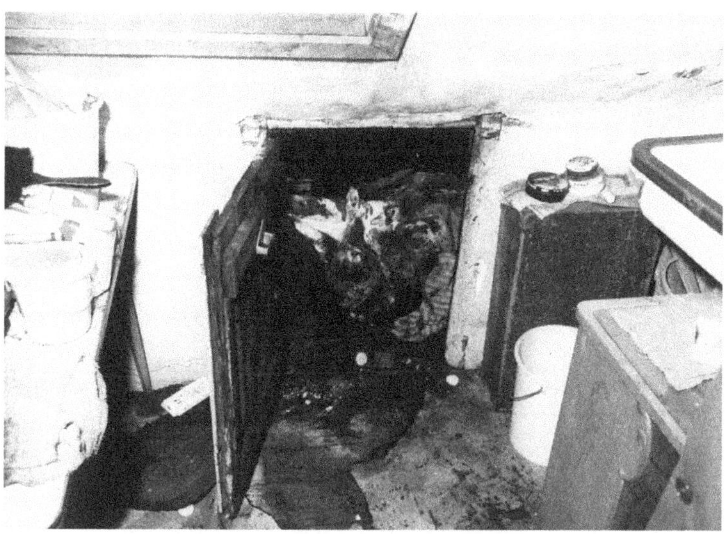

Blick in eine Abseite der Honka-Wohnung mit hier deponierten Leichenteilen

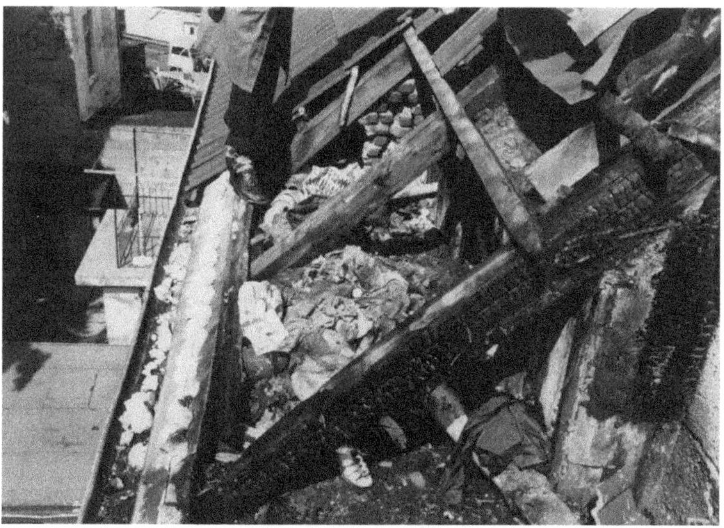

Der abgedeckte Dachboden mit dem zur Honka-Wohnung gehörigen Verschlag

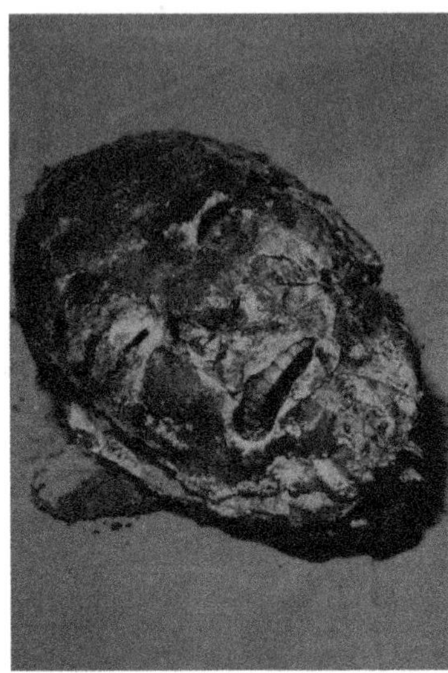

Der mumifizierte und sehr stark entstellte Schädel
des ersten Opfers von Honka

der Anzahl der Taten abnimmt. Außerdem sinkt die Hemmschwelle. Vor einem ersten Mord schreckt man noch zurück. Aber wenn es der vierte, der neunte oder vielleicht auch der dreißigste ist, gibt es kaum noch einen Grund, seinen Trieb unterdrücken zu wollen.

Vom Fall Honka erfuhr ich zum ersten Mal als Student in Hannover. Nachdem man in Ottensen die Leichen gefunden hatte, wurde natürlich darüber berichtet. Parallel dazu bekam ich Informationen quasi aus erster Hand: Als angehender Mediziner saß ich in Vorlesungen bei Professor Bernd Brinkmann, der von dem Fall erzählte. Alle vier Sektionen erfolgten bereits an dem Tag, nachdem die Polizei die Körper in der Wohnung entdeckt hatte. Der Prozess lief 1976, das Urteil wurde im Dezember desselben Jahres verkündet – genau zu der Zeit, als ich in Hamburg

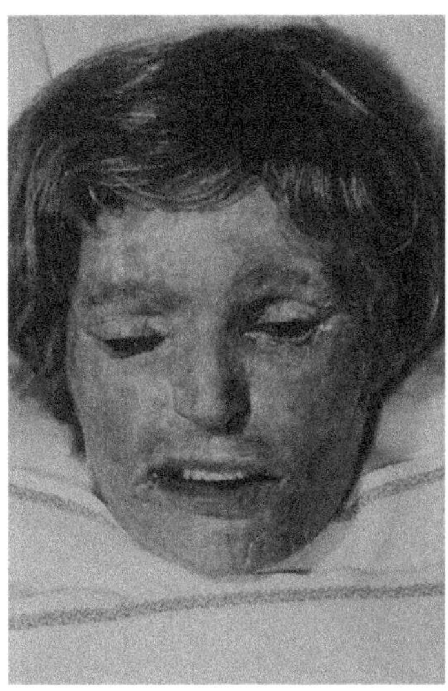

Rekonstruktion des Gesichts der weiblichen Leiche durch eine „aufquellende Behandlung“ in der Rechtsmedizin

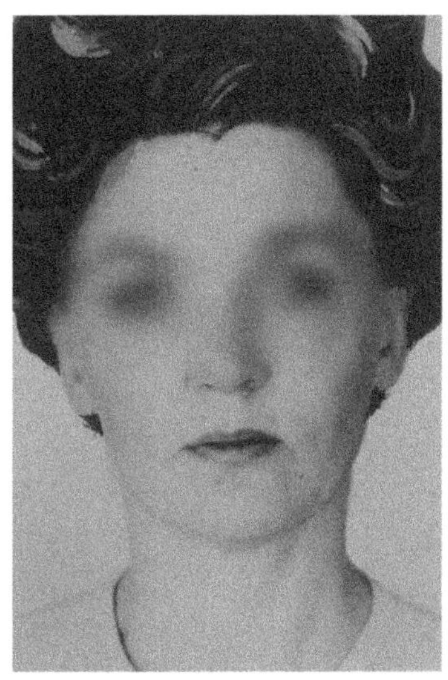

So sah das erste Opfer zu Lebzeiten aus.

in der Rechtsmedizin angefangen hatte. Den Prozess habe ich damals in allen Einzelheiten verfolgt. Natürlich wurde es ein spektakuläres Verfahren, das Einblicke gab in die Vita eines Menschen, für den das Leben nicht allzu viele Chancen bereithielt.

Geboren wird Fritz Honka 1935 in Leipzig als drittes von neun Kindern. Drei seiner Geschwister sind bereits kurz nach der Geburt gestorben. Der Vater kommt ins KZ, er soll Kommunist gewesen sein. 1946 stirbt er. Nach dem Tod des Ehemanns ist die Mutter als Alleinerziehende überfordert und gibt die Kinder in ein Waisenhaus. Für Sohn Fritz beginnt eine Odyssee durch mehrere Heime.

1951 geht er schließlich in den Westen und arbeitet zunächst auf einem Bauernhof. Er geht eine Partnerschaft mit einer Frau ein, die einen Sohn bekommt und behauptet, er sei von ihm. Er erkennt das Kind an und zahlt Geld. Vermutlich hat sie ihn belogen. Wenig später trennt er sich von ihr, geht nach Hamburg und findet dort einen Job im Hafen. Später, 1956, erleidet Honka einen Fahrradunfall, der sein Gesicht dauerhaft zeichnet: Seine Nase ist nun platt und schief, und er schielt stark. Etwa zu dieser Zeit lernt er eine Frau kennen, die er 1957 heiratet. Man trinkt zusammen, streitet sich, lässt sich scheiden, tritt erneut vor den Traualtar. Auch diese zweite Ehe geht in die Brüche. Die gescheiterten Beziehungen prägen ihn insoweit, dass er überempfindlich gegenüber vermeintlichen Zurückweisungen reagiert. Dann wird er aggressiv und wütend.

Aber es gibt auch etwas, auf das er stolz ist: Honka hat einen Job im Sicherheitsdienst ergattert und ist zuletzt bei einer Firma, die Büroräume und Lagerhäuser bewacht. „Man spürte ja, dass man eine Aufgabe hatte, die einen Sinn hatte", sagt er später dazu. In bescheidenem Umfang hat er in seiner Funktion ja zu bestimmen, und das genießt der kleingewachsene Mann sehr: Etwa wenn er seine Uniform trägt und auf dem von ihm bewachten Firmenparkplatz den Fahrern Order geben kann, wo und wie sie ihre Lastwagen abstellen sollen.

Auch in seiner Wohnung hält er Ordnung, überwiegend zumindest. Es ist ein Ort der Kontraste. Wie passen die akkurat gefalteten Hemden und das mit Brokat überzogene Telefon zu den übervollen Aschenbechern, die überall herumstehen? Wie das spießige Sofa, arrangiert mit jeder Menge Kinderpüppchen, zu rund 300 Pornobildern an den Wänden? Doch es ist niemand da, der ihm in seinen seltsamen Einrichtungsstil hereinreden würde. Er ist ja allein in seiner Dachwohnung, meistens jedenfalls. Hin und wieder hat Honka Besuch von Frauen. Er hat sie in Kneipen aufgelesen, vorzugsweise im „Goldenen Handschuh", der später nach seinem berühmt-berüchtigten Stammgast vom Volksmund in „Honka-Stube" umgetauft wird.

Hier trinkt der 40-Jährige seine Fanta-Korn, und hier sucht er Menschen, mit denen er reden kann und die ihm zuhören. Aber wohl nicht nur das. Er will auch Sex. Die Frauen, die ihn in seine kleine Wohnung begleiten, sind gescheiterte und verlebte Prostituierte in einem Alter, in dem das Anschaffen ein mühsames und wenig einträgliches Geschäft ist. Es sind Gestrandete, die keine Familie haben und kein Heim, die Alkohol in Mengen schätzen und irgendeine Bleibe, egal wo und unter welchen Bedingungen.

So stellen sich die Frauen für eine Nacht zum Sex zur Verfügung, und sie saufen zusammen mit Honka. Bis etwas geschieht, das den leicht Reizbaren zur Weißglut bringt. Was dann genau passiert, bleibt lange im Unklaren, verschleiert hinter wirren Aussagen eines Mannes, der oft von Zufall redet, von Gewalt und düsteren Einflüsterungen, die dazu führen, dass die jeweilige Begleiterin irgendwann in der Nacht schließlich stirbt. Vier Frauen erleiden dieses Schicksal. Ihre Körper verbirgt Honka überwiegend in seiner kleinen Wohnung. Um gegen den zunehmenden Verwesungsgeruch anzukommen, legt er immer mehr Duftsteine mit Fichtennadelaroma aus. Nun, so hofft er, wird es nach Wald riechen, frisch und luftig. Doch der Gestank des Todes ist übermächtig.

Vier Leichname auf einen kleinen Raum verteilt: Wie konnte Honka annehmen, dass er damit durchkommen würde? Jeder weiß, dass Leichen mit zunehmendem Verwesungsgrad extrem riechen. Und es ist wirklich ein ganz spezieller, charakteristischer Gestank, mit nichts anderem vergleichbar. Wie hat er das ausgehalten? Vermutlich hat er den Gestank selber gar nicht als derart penetrant wahrgenommen. Man weiß von extrem alkoholgewöhnten Menschen, dass ihr Geruchssinn beeinträchtigt sein kann. Möglicherweise war das so bei Honka. Schließlich konsumierte er über viele Jahre große Mengen Alkohol. Zudem war seine Nase durch den Unfall traumatisiert, geradezu platt.

Nach einiger Zeit beschweren sich Nachbarn über die Belästigung. Honka gelingt es, eine Erklärung zu liefern, die von den Taten ablenkt: Die Gerüche kämen daher, dass eine südländische Familie im Erdgeschoss immer so merkwürdige Sachen koche, behauptet der 40-Jährige. Die Mitbewohner geben sich mit dieser Ausrede zufrieden, und so ahnt lange Zeit keiner, dass er in einem Mörderhaus lebt. Nach den Opfern sucht niemand. Ohne Familie, ohne Freunde, vollkommen einsam waren sie, mit allenfalls ein paar flüchtigen Kneipenbekanntschaften, die sich überhaupt nicht um den anderen scherten. Im Grunde waren die Frauen schon unsichtbar, bevor sie endgültig von der Bildfläche verschwanden.

Bis nach dem Feuer das Grauen zutage tritt und die Toten in der Wohnung entdeckt werden.

Für die Rechtsmedizin begannen die Honka-Fälle im November 1971 mit dem Fund der ersten Leichenteile unter Gerümpel und Herbstlaub. Nachdem die menschlichen Überreste in das Hamburger Institut für Rechtsmedizin am UKE gebracht wurden, stellte man fest, dass alle Teile zu einer Person gehören. Es handelte sich um einen Kopf, zwei Füße, den Teil eines Beines und zwei Arme nebst Händen sowie zwei Brüste, bei denen die Brustwarzen fehlten. An den Knochen wurden charakteristische Sägeflächen festgestellt. An manchen Stellen waren auch Probierschnitte in der Haut sowie im Unterhautfettgewebe zu erkennen. Die Leichenteile wiesen unterschiedliche Grade an Fäulnis und Verwesung auf. Teilweise waren sie auch mumifiziert, insbesondere dort, wo das umgewickelte Zeitungspapier erhalten war. Dies betraf vor allem das Gesicht, das stark entstellt war. Unter anderem waren die Augen eingetrocknet, die Augenbrauen und eine Ohrmuschel fehlten vollständig, das Haar teilweise. Durch die Obduzenten konnten zunächst nur allgemeine Hinweise über Geschlecht, vermutetes Alter und Körpergröße gegeben werden.

Ein besonders findiger Mitarbeiter des Instituts entwickelte einen ungewöhnlichen Weg zur Identifikation. Schließlich hatte man ja den Kopf. Dieser wurde in einer bis dahin einzigartigen Weise, die sich zu einem Meilenstein in der deutschen Kriminalgeschichte entwickeln sollte, präpariert. In einer Natriumsulfid-Lösung wird der gesamte Kopf für etwa 24 Stunden eingeweicht. Dadurch quellen die Haut und die Weichteile auf, und das mumifizierte Gewebe erlangt wieder eine straffere Konsistenz, die den ursprünglichen Gesichtszügen nahekommt. Dann wird die sogenannte Leichentoilette vorgenommen. Das nach der Behandlung extrem fahle Gesicht wird hautfarben geschminkt, Glasaugen werden eingesetzt, Lippen und Augenbrauen gefärbt und der Kopf mit einer Perücke bestückt. Jetzt wird der rekonstruierte Kopf fotografiert und anhand der Bilder eine Phantomzeichnung angefertigt. Im Nachhinein darf man sagen, dass diese Zeichnung dem tatsächlichen Abbild der Frau sehr nahegekommen ist.

Noch bevor diese Untersuchungen abgeschlossen sind, wird die Tote anhand eines Fingerabdrucks sowie eines Röntgenvergleichs im Bereich des linken Sprunggelenks identifiziert. Auf dem Röntgenbild sind eine charakteristische Knochenschraube und eine Verdrahtung zu sehen, durch die die Tote als eine 42 Jahre alte Stadtstreicherin erkannt wird, welche zuletzt im Dezember 1970 gesehen worden war.

Zudem passen die Leichenteile, wie anhand von Sägeschnittvergleichen an den durchtrennten Knochen festgestellt wird, exakt zu dem Torso und dem Bein, die in einer Abseite hinter der Küche in Honkas Wohnung gefunden werden. Die Körperteile sind in einen Gardinenstoff eingewickelt. Als Werkzeug, mit dem der Körper zerteilt wurde, kommen eine Säge und ein leicht geriffeltes Messer in Betracht. Die Leichenliegezeit wird auf viereinhalb Jahre festgelegt. Eine Todesursache kann nicht festgestellt werden.

In derselben Abseite wie der Rumpf liegt auch eine mit einem dunklen Mantel bedeckte, vollständige weibliche Leiche, die später als eine 58-jährige ehemalige Prostituierte aus dem St. Pauli-Milieu identifiziert wird. Dieser Leichnam ist stark mumifiziert und weist diverse Haut- und Weichteildefekte durch Magenfraß auf. Eine Verletzung mit falscher Beweglichkeit des Zungenbeins gibt einen Hinweis auf die mögliche Todesursache: Strangulation durch Erwürgen oder Erdrosseln.

Rätselhaft bleibt indes die Ursache für den Tod bei den anderen beiden Frauen. Ein Leichnam liegt hinter einer übertapezierten Tür des Wohnzimmers. Sie ist in eine Plastiktüte und Tücher gehüllt. Der Hals und die äußeren Genitalien sind stark verstümmelt, durch ein Messer, wie die Rechtsmediziner herausfinden. Anhand eines röntgonologischen Gutachtens kann die Tote als eine 54 Jahre alte Prostituierte identifiziert werden.

Der vierte Körper, der in zwei Plastiktüten verstaut auf dem Dachboden unter einem Kohlehaufen entdeckt wird, ist sehr viel stärker zerstückelt. Man findet den Kopf mit

Hals, beide Beine, die in Höhe der Hüfte vom Torso abgetrennt waren, den Rumpf mit Armen sowie die rechte Brust. Im Bereich der Geschlechtsorgane sind weitere Verstümmelungen feststellbar, ebenso fehlen Zungen- und Nasenspitze sowie die Ohrmuscheln. Die Werkzeugspuren weisen wiederum auf eine Säge sowie ein Messer hin, passend zu einem Fuchsschwanz und einem Messer, die auch in Honkas Wohnung entdeckt werden. Fingerabdrücke des Leichnams beweisen, dass es sich um eine 52-Jährige handelt, die wie die anderen Opfer auch als Prostituierte gearbeitet hat.

Das Thema Leichenzerstückelung hat mich seit dem Fall Honka ständig begleitet, darüber habe ich mehrere wissenschaftliche Arbeiten publiziert, vor allem im „Archiv für Kriminologie". Insbesondere ist zwischen defensiver und offensiver Leichenzerstückelung zu unterscheiden. Bei der offensiven Leichenzerstückelung geht es um das Töten und Schänden des Opfers, bei der defensiven darum, den Leichnam besser verpacken und verbergen zu können. Weitere Sonderformen sind die sexuelle Perversion als Motiv und auch die Nekrophilie. Ich gehe davon aus, dass bei Honka eine Kombination dieser unterschiedlichen Motivkonstellationen vorlag. Er hat eindeutig nach der Tötung der Frauen systematisch einzelne Teile verborgen, teilweise auch entsorgt. Andererseits zeigt die Art und Weise der Zerstückelung mit Einwirkung auf die Geschlechtsorgane zusätzlich die sexuelle Motivation.

Als Honka in polizeilichen Vernehmungen mit den grausigen Funden in seiner Wohnung konfrontiert wird und mit dem dringenden Verdacht, dass er mehrere Frauen getötet habe, verfällt der 40-Jährige in Schweigen. Zuvor hat er noch gesagt: „Ich bin doch kein Trottel." Der Schlauste ist er aber auch nicht. Sein Intelligenzquotient liegt nicht weit über der Debilitätsgrenze, also nur geringfügig über 70. Der Durchschnitt wird mit 100 angegeben. Die Vernehmung des Verdächtigen bleibt lange zäh. Erst sagt er fast nichts, raucht Unmengen an Zigaretten und trinkt reichlich Kaffee, gibt nicht viel mehr als einsilbige Antworten, oft sagt er „weiß nicht" oder „schon möglich", platzt aber schließlich überraschend mit einem Satz heraus: „Ich glaub, mir fällt da noch was ein." Und dann: „Ich war's." Doch nun ist Honka anders als so mancher andere Gewaltverbrecher, aus dem es nur so heraussprudelt, wenn er erst einmal sein Schweigen gebrochen hat. Dieser Verdächtige bleibt kurz angebunden. „Ich hab sie halt gebumst", sagt er nur. Und später: „Dann hab ich sie gemacht."

Gemacht: So nennt er das Töten der Frauen, die vermutlich 1970, im August 1974, Dezember 1974 und Januar 1975 umkamen. Eine, so räumt Honka später ein und so heißt es auch in der Anklage vor dem Schwurgerichtsprozess, ist vom Alkohol so benebelt, dass sie ihm nicht zum Geschlechtsverkehr zur Verfügung stehen will. Eine andere hat, so formuliert er es, „beim Sex dagelegen wie ein Brett". Die Dritte habe versucht, ihm zusätzlich zu dem vereinbarten Liebeslohn weitere 200 Mark zu stehlen. Und die Vierte soll ihn mit Schimpfworten überzogen haben, sie habe ihn ausgelacht und behauptet, sie hätte ihn mit Syphilis angesteckt. Er schlägt ihr eine Kornflasche auf den Kopf und zieht schließlich einen Damenstrumpf um ihren Hals zu. Allerdings will er auf Anordnung gehandelt haben. Der Mann, den er als Einflüsterer bezeichnet, ist quasi die Kultfigur der Serienmörder: Jack the Ripper. „Er hat es mir befohlen." Der Auftrag des Londoner Massenkillers habe sexuelle Gefühle in ihm ausgelöst. Glaubt Honka, mit diesen wirren Erklärungen seine

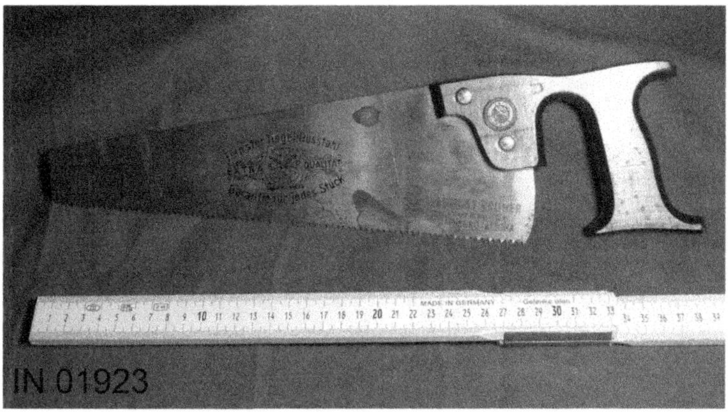

Die sogenannte Fuchsschwanz-Säge, mit der Honka seine Opfer zerteilt hat. Dieses Tatwerkzeug wird heute noch im Hamburger Polizeimuseum ausgestellt.

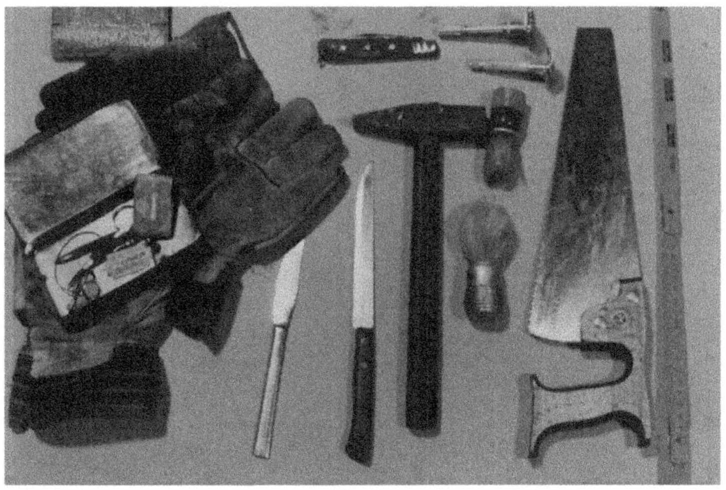

Diverse weitere Werkzeuge, die in Honkas Wohnung gefunden wurden

Schuld abmildern und mit einer günstigeren Strafe davonkommen zu können?

Auch der Alkohol ist demnach sein Verbündeter. Bei seiner ersten Tat 1970 hat er nach seiner Darstellung so viel Bier und Hochprozentiges intus, dass ein Sachverständiger später einen Blutalkoholwert von etwa vier Promille errechnet. Honkas Opfer hat ähnlich viel getrunken, doch sie ist solche Mengen nicht gewohnt. Deshalb ist sie nicht mehr in der Lage, seiner Aufforderung zu Sex zu folgen. Dann passiert laut seiner Schilderung Folgendes: Weil sie sich verweigert, reißt er eine Gardine vom Fenster, schlingt ihr den Stoff um den Hals und stranguliert sie. Später will er die Leiche verschwinden lassen. Doch der schlaffe Körper ist viel zu schwer; beim Versuch, ihn die Treppe herunter zu bugsieren, stürzt er. Schließlich beginnt er, den Leichnam zu zersägen und Stück für Stück auf ein nahe gelegenes Fabrikgelände zu verfrachten. Den Rest verbirgt er in seiner Wohnung auf dem Dachboden, so wie später die anderen Frauenkörper.

Für mich ist der Fall Honka charakteristisch für die Besonderheiten unserer Großstadt Hamburg und speziell für das St. Pauli-Milieu und die „Karriere" eines Verbrechers beziehungsweise Serienmörders. Auch die Opfer passen speziell in dieses Milieu mit Prostitution und den besonderen Lebensumständen alternder Prostituierter, die ins soziale Abseits gelangen. Gerade auch die Situation im „Goldenen Handschuh" zeigt das soziale Milieu von Menschen, die einfach auf der Schatten- und Verliererseite des menschlichen Lebens ihren Halt verlieren und dann zum Opfer und andererseits zum Täter werden. Opfer und Täter sind hier sozusagen in einer Schicksalsgemeinschaft miteinander verbunden. Womit ich natürlich keine Entschuldigung für das Täterverhalten verbinden möchte. Man muss auch fest-

stellen, dass dieser Mann in seiner Position letztlich doch noch ein geordnetes Leben geführt hat, zumindest hatte er Geld und eine Wohnung. Das Wenige, was er hatte, reichte aus, um den Frauen einen Unterschlupf zu gewähren. Das hat er brutal ausgenutzt, um sie zu töten. Der Fall Honka ist ein Hamburger Fall der besonderen Art, eine Milieu-Charakteristik.

Nachdem Honka die Morde eingeräumt hat, widerruft er jedoch Anfang Januar 1976 das Geständnis. Nun behauptet er, er habe „diese schrecklichen Dinge" nur erzählt, weil er nach fast 40 Stunden Vernehmung „fix und fertig war". Er habe bei der damaligen Vernehmung auch einen Weinkrampf gehabt. Tatsächlich aber sei es so gewesen, dass drei der Frauen jeweils Suizid begangen hätten und die vierte einen Blutsturz erlitten habe, also ein heftiges Bluten aus Lunge oder Magen.

Nach seiner Schilderung hat die 52-Jährige ihm gesagt, sie habe keine Lust mehr zu leben, dann habe sie viele Schlaftabletten geschluckt. Nach einem Streit habe die Frau aus seinem Küchenschrank seinen geladenen Trommelrevolver genommen, ihn an ihre linke Schläfe gehalten und abgedrückt. Allerdings glaube er, dass die 52-Jährige durch Tablettenvergiftung starb.

Ein zweites Opfer habe im Streit mit einem Kartoffelschälmesser nach ihm gestochen und ihn in den Unterleib getreten. Man habe sich zur Versöhnung Gläser mit Korn und gelber Brause gefüllt. Nachdem er das Getränk halb ausgetrunken habe, sei er in einen ohnmachtsähnlichen Schlaf gefallen. Als er am nächsten Abend wieder zu sich kam, sei die Frau bereits tot gewesen. Er sei davon überzeugt, dass sie sich mit Schlaftabletten oder Tropfen selbst vergiftet habe. Zudem betont Honka, habe er die Leiche dieser Frau „nicht zerschnitten". Auch das dritte

Opfer müsse ohne sein Zutun gestorben sein, behauptet er, vermutlich durch Tablettenmissbrauch. „Die Frau lag quer über meinem Bett und rührte sich nicht", sagt er. Möglich sei auch, dass sie durch exzessiven Alkoholgenuss gestorben sei.

„Es stimmt auch nicht, dass die Leiche etwa zerschnitten gewesen wäre, wie dies in den Zeitungen gestanden hat. Nur der Hals war aufgeschnitten. Wie dies zustande gekommen ist, weiß ich nicht." Auch in einem weiteren Fall wolle er „die Tatsache des Zerstückelns der Leiche nicht in Abrede nehmen", formuliert er etwas gestelzt. „Doch ich weiß wirklich nicht, wie das alles gekommen ist." Es gelte nach wie vor, „dass die Zerstückelungen von mir unter dem Zwang einer inneren Stimme sowie unter der Einwirkung von Alkohol vorgenommen waren. Ich wiederhole, dass die Frauen bereits tot waren, als ich die Zerstückelungen vornahm. Ich weiß heute wirklich nicht mehr, in welcher Weise die Frauen von mir zerstückelt wurden. Ich habe wirklich keine Erklärung dafür, warum ich die toten Frauen in meiner Wohnung versteckte."

Es sei ihm darüber hinaus „in nicht weniger als acht Fällen gelungen, Frauen vom Selbstmord abzuhalten". Sechs dieser Suizidversuche hätten sich in seiner Wohnung ereignet, behauptet er. Die Frauen hätten angedroht, sich umzubringen, falls er sie rausschmeißen würde. Dann habe er stets besonders gut auf seine Tabletten aufgepasst. Honka, der vielfache Lebensretter, der wahre Menschenfreund?

Bei den Taten muss man sagen, dass sie im Dunstkreis von Alkohol bei Täter und Opfer stattfanden. Die Art und Weise, wie Honka das Geständnis widerrufen hat, zeigt, dass er kein besonders intelligenter Mörder beziehungs-

weise Totschläger war. Es war sehr einfach zu widerlegen, dass die Frauen nicht etwa durch Alkohol, Tabletten-Selbstmord oder Unfall beziehungsweise „Blutsturz" gestorben sind, wie behauptet. Bei den toxikologischen Untersuchungen gab es jeweils keinen Hinweis auf die Einnahme von Schlafmitteln.

Bei meinen Besuchen im Hamburger Kriminalmuseum betrachte ich immer wieder mit Interesse Asservate von Fällen, die wir in der Rechtsmedizin untersucht haben. Dazu gehört die Säge, mit der der vierfache Mörder seinerzeit die Opfer aus dem „Goldenen Handschuh" zersägte. Es handelt sich um einen Fuchsschwanz, der mit seiner speziellen Zähnung besonders geeignet ist zum Zersägen von Knochen. Ob Honka zufällig zu diesem Werkzeug gegriffen hat oder ob er besonderes handwerkliches Wissen hatte, ergibt sich aus seiner Vorgeschichte nicht. Die Weise, wie er die Frauen zerstückelt hat, gibt auch keinerlei Hinweis auf besondere anatomische Kenntnisse.

Sein beruflicher Werdegang, bei dem er unterschiedliche Jobs ausgeführt hat, lässt jedenfalls keine einschlägigen Vorkenntnisse auf Handwerkszeug und speziell Sägen erkennen. Und auch seine strafrechtlichen Vorbelastungen sagen nichts darüber aus, dass er eine Affinität für Schnittwerkzeug hat. Tatsächlich sind es zunächst nur kleinere Diebstähle, wegen derer der Hamburger in Verdacht gerät. 1972 erstattet eine Frau Strafanzeige gegen ihn, die zuvor nackt und von Striemen gezeichnet aus seiner Wohnung geflohen war. Angeblich habe Honka sie zum Sex nötigen wollen. Die Polizei stellt bei dem Verdächtigen 2,4 Promille fest. Eine Anklage wegen Vergewaltigung wird später fallengelassen, es kommt lediglich zu einer Verurteilung wegen Körperverletzung und zu einer Geldstrafe.

Nun aber, 1976, beginnt der Prozess, in dem Honka vierfacher Mord vorgeworfen wird. Fast sein ganzes Leben lang hat ihn kaum jemand wahrgenommen. Er, der Kleingewachsene und Unscheinbare, der vermeintlich unauffällig durchs Leben ging, die meiste Zeit davon allein. Der stundenlang in seiner Stammkneipe herumstehen konnte, in einer Ecke an die Wand gelehnt und mit einem hochprozentigen Mixgetränk in der Hand, ohne dass ihm jemand Beachtung schenkte. Der wenig redete und von dem man fast nichts gewusst hat. Nun aber, nachdem das Grauen bekannt ist, wird er in die Öffentlichkeit katapultiert. Es gibt Menschen, die sich darum drängen, einen Platz im Gerichtssaal zu bekommen, um einen Blick auf ihn zu werfen, auf sein von seinem früheren Unfall gezeichnetes Gesicht mit den schielenden Augen und der breiten Nase. Und es gibt solche, die ihn „Monster“ nennen und behaupten, er habe „riesige Schaufelhände“.

Was sie dann tatsächlich sehen, ist ein Mann auf der Anklagebank, der nervös wirkt, der sich herausgeputzt hat, der sich bemüht, gleichzeitig höflich und bescheiden zu wirken. Jeden Verhandlungstag trägt Honka einen Anzug, kombiniert mit weißen Socken und – ein außergewöhnliches Accessoire – gelben Schuhen. Seine Haltung ist fast immer die gleiche: Eine Hand ruht auf dem Tisch vor ihm, die andere liegt auf seinem Knie. Den Kopf hält er meist gesenkt, doch wenn ihn jemand anspricht, hebt er den Blick und sieht den Fragenden an. Im Prozess sagt er, die Frauen hätten ihn Dreckschwein, Sau oder Penner tituliert, da sei er ausgerastet. Zudem hätten sie ihm, dem Peniblen, der so auf Ordnung bedacht war, die Wohnung verdreckt. Man schlug sich, er schlief irgendwann ein. Als er aufwachte, habe er gesehen, dass sie tot waren. Was dann genau passiert, bleibt im Vagen: „Ich muss die Leiche zerstückelt haben. Aber wie? Warum, weshalb? Weiß nicht."

Im Verfahren kommt es zu unterschiedlichen Einschätzungen von zwei Gutachtern, was Honka angetrieben habe: Ein psychiatrischer Sachverständiger stellt bei dem Angeklagten Verbrechen aus Mordlust fest, seine Persönlichkeit sei „hoch abnorm". Unter dem Einfluss größerer Mengen Alkohol habe sich seine Aggressivität so gesteigert, dass er sie nicht mehr unter Kontrolle hatte. Daraus ergeben sich Anhaltspunkte für eine verminderte Schuldfähigkeit. Sein labiles Selbstwertgefühl habe er durch Machtausübung kompensiert.

Doch Honkas Verteidiger, der Münchner Staranwalt Rolf Bossi, verfolgt eine andere Strategie. Er argumentiert, dass sein Mandant mitnichten ein Mörder allein aus Minderwertigkeitsgefühlen sei. Er will Honka als noch sehr viel gefährlicher verstanden wissen, als jemanden, der aufs Schwerste gestört sei. Die Verstümmelungen seien Ausdruck einer sadistischen Raserei und Folge einer sexuellen Perversion, so die Ausführungen des Anwalts. Nach dem Kalkül des Verteidigers soll das Gericht möglichst auf „völlige Schuldunfähigkeit" erkennen. Dann würde Honka nicht in den Knast kommen, sondern in die Psychiatrie.

Dazu beruft Bossi eine Braunschweiger Sexualpsychologin als Sachverständige. Sie definiert Honkas Verhältnis zu den Prostituierten als eine Art Machtkampf, bei dem es um die Erfüllung seiner Wünsche und um seinen Machtanspruch gegangen sei. Versagten die Frauen, war das ihr Todesurteil: Dann habe er seinen Zorn auf ihnen entladen und sie umgebracht.

Das Gericht folgt bei seinem Urteil vom 20. Dezember 1976 zumindest in wesentlichen Teilen der vom Verteidiger benannten Sachverständigen. Nur im Fall der Prostituierten, die angeblich da gelegen hatte „wie ein Brett“, kam die Kammer zu einer Verurteilung wegen Mordes. Hier könne nicht von einer Affekttat ausgegangen werden. In den anderen drei Fällen erkennt das Gericht auf Totschlag. Im Ergebnis soll Honka zunächst in der geschlossenen Psychiatrie untergebracht werden. Falls er nach Überzeugung der Ärzte irgendwann als geheilt gelte, müsse er eine Haftstrafe von 15 Jahren antreten. Doch dazu kommt es nie. 16 Jahre bleibt der Serienverbrecher in der geschlossenen Anstalt von Hamburg-Ochsenzoll.

Schließlich wird er unbemerkt von der Öffentlichkeit entlassen und verbringt unter anderem Namen die letzte Zeit seines Lebens in einem Altenheim an der Ostsee, in der finalen Phase mit Anzeichen von Demenz. Er stirbt 1998, im Alter von 63 Jahren. Der jahrzehntelange Alkoholmissbrauch hat letztlich seinen Tribut gefordert.

Ich habe Fritz Honka während seiner Zeit in der Psychiatrie als gleichermaßen unauffällige, zurückhaltende Hilfskraft erlebt, die sich vorbildlich einordnete. Das Bild, das man angesichts seiner Verbrechen von ihm haben musste, änderte sich: In dieser Zeit hinter Gittern in der geschlossenen Psychiatrie schien er bemüht, einen möglichst großen Abstand zwischen sich und seine Vergangenheit zu bringen.

Doch die Erinnerung an die schaurigen Taten, die er begangen hat, bleibt. Der Fall Honka ist in die Kriminalgeschichte Hamburgs eingegangen. Der legendäre Schlächter von St. Pauli, das Milieu von Prostitution, speziell alternden Prostituierten, schlimmen Kneipen, sozialem Abseits und Kindheitstraumen wird zu einer Art Negativ-Kult. Es ist eine bedrückende Vorstellung, dass die toten Frauen von niemandem vermisst wurden. Sie standen völ-

lig im Abseits, abgetrennt von dem Leben der anderen, verbraucht, einsam und allein. Und die Öffentlichkeit und die Verteidigung zeichnen von Honka das Bild eines grausamen Serienmörders, der selber in jeder Hinsicht gleichermaßen Verlierer und Außenseiter ist. Beides ist wahr.

Serienmörder

Die US-Bundespolizei hat den Serienmord folgendermaßen definiert: Die gesetzeswidrige Tötung von zwei oder mehr Opfern durch denselben (oder dieselben) Straftäter in separaten Ereignissen. Die Darstellung und wissenschaftliche Untersuchung von Serienmorden geht insbesondere auf die US-amerikanische Literatur und kriminalistische Untersuchungen durch das FBI zurück. Doch das Phänomen zieht sich durch die gesamte Menschheitsgeschichte. Auch in Deutschland gab es in der Vergangenheit und der Gegenwart einige Serienmörder.

Die Motivation ist bei Serienmördern (ganz überwiegend handelt es sich dabei um Männer) sehr unterschiedlich: Manche Täter gehen geradezu bestialisch vor, verstümmeln ihre Opfer und essen sogar Teile von ihnen. Es handelt sich also um Kannibalismus.

Andere Serienmörder hinterlassen Opfer, die rein äußerlich völlig unauffällig wirken, sie sehen aus wie friedlich eingeschlafen. Hier wird bei der ärztlichen Leichenschau vielleicht sogar ein natürlicher Tod attestiert. Einige dieser Fälle werden nur durch Kommissar Zufall entlarvt. Ihre Mordserien waren zunächst als Todesfälle aus innerer Ursache verkannt worden. Hingewiesen sei zum Beispiel auf „Dr. Tod“, einen Landarzt, der in England 300 bis 600 seiner betagten Patienten durch Injektionen tötete. Er wurde wegen 15-fachen Mordes verurteilt und hat sich im Gefängnis erhängt.

Lust am Töten, verbunden auch mit spezieller sexueller Perversion, ist bei Serienmördern eine besonders häufige Motivation. Dabei kann die sexuelle Perversion sehr unterschiedlich orientiert sein: heterosexuell, homophil, pädophil. In diesem Zusammenhang kommt es immer wieder zu Verdeckungstaten, um den einzigen Zeugen der Sexualstraftat zum Schweigen zu bringen.

Gelegentlich bestehen auch Hassgefühle auf bestimmte Personengruppen als Opfer (z.B. Prostituierte, Landstreicher, politisch Andersdenkende).

Sehr speziell war die Motivlage bei dem historischen Fall der sogenannten West-Port-Morde im schottischen Edinburgh. William Burke und William Hare begingen hier 1827/28 16 Morde, mit dem finanziellen Motiv, die Toten sodann als Anatomieleichen verkaufen zu können. Das letzte Tötungsdelikt wurde noch im Hörsaal der Anatomie in der Universität identifiziert. William Hare wurde 1829 öffentlich gehängt. Die von ihm praktizierte Methode der gewaltsamen spurenarmen Tötung durch Brustkorbkompression mit Sitzen auf dem Brustkorb und gleichzeitigem Verschluss der Atemöffnungen von Mund und Nase wird noch heute als sogenanntes Burking bezeichnet.

Bekannte Serienmörder in Deutschland waren zum Beispiel Karl Denke, der Kannibale von Münsterberg (62 Morde), Fritz Haarmann, der Schlächter von Hannover (24 Morde), Peter Kürten, der Vampir von Düsseldorf (neun Morde), Adolf Seefeldt, Onkel Tick-Tack (mindestens 19 Morde), Rudolf Pleil, der Totmacher (mindestens zehn Morde), Joachim Kroll, der Ruhr-Kannibale, Werner Pinzner, der St. Pauli-Killer (mindestens acht Morde), Niels H., der Todesengel von Delmenhorst (etwa 100 Tötungen im Krankenhaus).

Identifizierung durch rechtsmedizinische Untersuchungen

Die sichere Feststellung der Identität eines unbekannten Toten bzw. eines Leichenteils kann für die Kriminalpolizei einerseits den Abschluss einer Vermisstensache bedeuten, andererseits der entscheidende Ansatz für die Aufklärung eines Verbrechens sein. Für die Hinterbliebenen beinhaltet dies zum einen die traurige Gewissheit über einen Todesfall, zum anderen das Ende einer belastenden Unsicherheit. Identifizierungsmaßnahmen finden unter sehr unterschiedlichen äußeren Bedingungen statt: Fund eines einzelnen Leichenteils oder im Extremfall Massenkatastrophe mit zahlreichen hochgradig deformierten Toten, zum Beispiel nach einem Flugzeugabsturz, einer Explosion oder einem Feuer. Stets ist eine enge Kooperation von Kriminalisten und Rechtsmedizinern erforderlich. Dabei ist das Methodenspektrum variabel, es reicht von der genauen anatomischen bzw. anthropologischen Dokumentation über technische Untersuchungsmethoden (zum Beispiel Röntgen, Video mit Bildmischung bzw. Superprojektion), chemisch-toxikologische Nachweise bis zu modernen DNA-Untersuchungen, mit deren Hilfe selbst kleinste Spuren von Körperflüssigkeiten oder Geweben noch eindeutig identifiziert werden können.

Im Hinblick auf die Kategorien von Identitätsmerkmalen bei der rechtsmedizinischen Identifikation gilt Folgendes:

- orientierende Klassifizierung: z.B. Artzugehörigkeit (etwa „Mensch“, „Rind“), Geschlecht, Körpergröße, Alter, Rasse.
- Identitätshinweis: z.B. besondere Kennzeichen, Konstitution, Krankheiten, Missbildungen, Narben, Tätowierungen, Berufsmerkmale, Kleidung, Ausweispapiere.

• Identitätsbeweis: Daktyloskopie, Zahnstatus, Gebissbefund, Röntgenvergleich, Schädelidentifizierung (z.B. Superprojektion, Weichteilrekonstruktion), eindeutig zu identifizierende Implantate (mit Registriernummer; zum Beispiel Endoprothesen, Herzschrittmacher), DNA.

Soweit es sich um Skelettteile handelt, kann aus einzelnen Knochen mithilfe hierfür entwickelter Schätzformeln die Körperlänge rekonstruiert werden. Ebenso sind aus der Knochenstruktur Aussagen zum Geschlecht und zum Alter der betreffenden Person möglich. Dies gehört zum Spezialgebiet der forensischen Osteologie beziehungsweise Anthropologie. Isotopenanalysen an Knochen und Haaren können Ernährungsgewohnheiten sowie regionale Herkunftsanalysen vermitteln.

Von herausragender Bedeutung ist die Anwendung zahnmedizinischer Erkenntnisse zur Identifizierung, speziell in weiterentwickelten Ländern. Für Zahnärzte stellt das menschliche Gebiss eine Art „zweites Gesicht" dar. Hingewiesen sei darauf, dass etwa nach dem Tsunami in Thailand der ganz überwiegende Teil der Identifizierungen der deutschen Staatsangehörigen mithilfe des Zahnstatus/Gebissbefundes durch die forensische Odontostomatologie erfolgte.

Identifizierungsmaßnahmen am Kopf haben sich in den letzten Jahrzehnten zu einem eigenständigen Spezialgebiet entwickelt. Hierbei werden sehr unterschiedliche Maßnahmen eingesetzt. Die Wiederherstellung des zerstörten Gesichtsschädels durch eine postmortale Rekonstruktion ist beispielsweise mittels aufquellender Behandlung durch dreiprozentige Natriumsulfid-Lösung und anschließender kosmetischer Maßnahmen möglich. Die plastische Rekonstruktion der Gesichtsweichteile wird insbesondere für Rekonstruktionen zu historischen Persönlichkeiten genutzt. Wir haben dies beispielsweise bei dem Schädel des Piraten Klaus Störtebeker sowie bei der Moorleiche „Moora“ eingesetzt.

Die zeichnerische oder auch fotografische Superposition bzw. die moderne elektronische Superprojektion kann ebenfalls zur Herstellung geeigneter Phantombilder genutzt werden.

Der Goldstandard sind heutzutage DNA-Untersuchungen. Sie haben sich in den vergangenen zwei bis drei Jahrzehnten zu einem faszinierenden Instrumentarium in der forensischen Identitätsprüfung entwickelt. Mithilfe dieser Untersuchungstechniken gelingt es, aus kleinsten Materialmengen wie Blutstropfen, Gewebefetzen oder Haaren eine sichere Identifikation herbeizuführen. Mithilfe von speziellen DNA-Untersuchungsmethoden kann man auch bestimmte körperliche Merkmale bestimmen wie Haarfarbe, Augenfarbe, Hautfarbe und seltene Erkrankungen.

Tot – oder doch nicht?

Und er bewegt sich doch. Ganz dezent nur, kaum wahrnehmbar, nach Stunden, in denen kein Lebenszeichen auszumachen war. Wie tot hat der Körper bis eben noch dagelegen, kalt, blass, die Pupillen starr, ohne dass ein Puls zu tasten oder eine Atembewegung zu sehen gewesen wäre. Und nun also hat dieser vermeintlich Verstorbene sein Bewusstsein wiedererlangt, an diesem Ort, wo sonst nur die Toten ruhen: in einer Leichenhalle! Wohl dem, der jetzt mit den Zehen wackeln kann. An ihnen ist ein Seilzug mit einem Glöckchen befestigt, das läuten soll, wenn jemand von den Aufgebahrten ins Leben zurückkehrt. Bitte klingeln, und es wird ihnen aufgetan? Wenn es nur so einfach wäre … Scheintot – und lebendig begraben! Seit Jahrhunderten geht die Angst um vor der entsetzlichen Aussicht, bei lebendigem Leib im Sarg zu landen, in der Kühlkammer oder sogar in der Erde. Doch was tun, wenn es dunkel um einen ist, wenn die Hilferufe ungehört bleiben?

Um sicherzustellen, dass jeder, der fälschlich für verstorben erklärt wurde, von den vermeintlich Toten auferstehen kann, hat der spätere Charité-Direktor Christoph Wilhelm Hufeland anno 1791 Mittel und Wege für einen Weg zurück ins Leben ersonnen. Der Mediziner setzte auf beheizte Leichenhäuser, den Seilzug am Fuß und ein rettendes Glöckchen. Andere vertrauten darauf, dem Verblichenen eine Feder oder einen Spiegel vor Mund und Nase zu halten und zu beobachten, ob sich doch noch etwas regt. Wieder andere erprobten stark reizende Aromastoffe unter der Nase oder den Aderlass.

Auch an den Särgen wurde seinerzeit getüftelt; es gab Modelle mit Fenster, Luftlöchern, Klingelzug oder auch mit Klappspaten als Zubehör. Und mancher, der jeden Zweifel ausräumen wollte, verfügte im Testament den Pulsaderschnitt oder sogar den „Herzstich", bei dem ein spitzes Instrument zwischen die Rippen ins Herz gestoßen wird. Nach einer solchen Prozedur war niemand mehr am Leben, wenn er begraben wurde. Todsicher.

Von manchen berühmten Persönlichkeiten ist bekannt, wie intensiv sie sich mit dem Scheintod befassten. Der Schriftsteller Edgar Allen Poe etwa, selber prägend für die Genres der Kriminal- und Horrorliteratur, bezeichnete die Aussicht, womöglich lebendig begraben zu werden, als „die grässlichste unter den Qualen, die das Schicksal einem Sterbenden zuteilen kann". Mark Twain schilderte in seinen Reiseberichten Vorrichtungen aus einem Münchner Totenhaus, mit denen vermeintliche Leichname nach dem Erwachen um Hilfe klingeln konnten. Und unter anderem Alfred Nobel verfügte testamentarisch, dass aufs Genaueste geprüft werden müsse, ob er wirklich tot sei, bevor er bestattet werden könne. Der Scheintod hat auch Einzug gefunden in eines der berühmtesten Werke der Literatur: die Märchen der Brüder Grimm. Wer kennt nicht die Geschichte von Schneewitt-

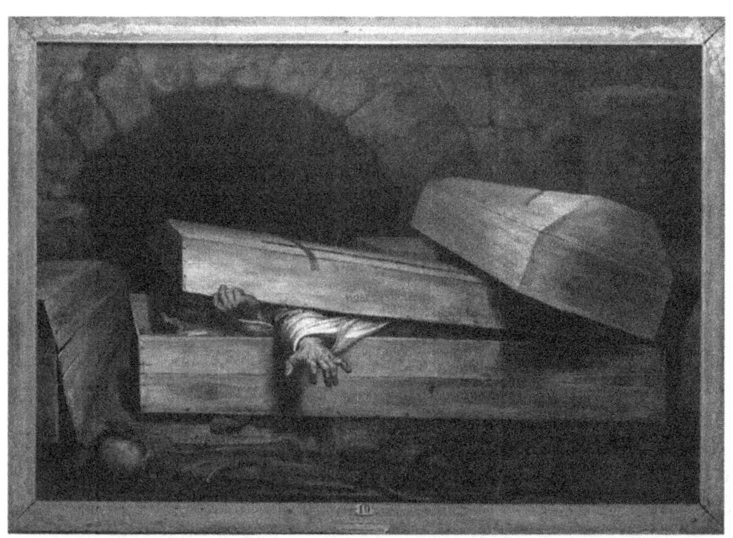

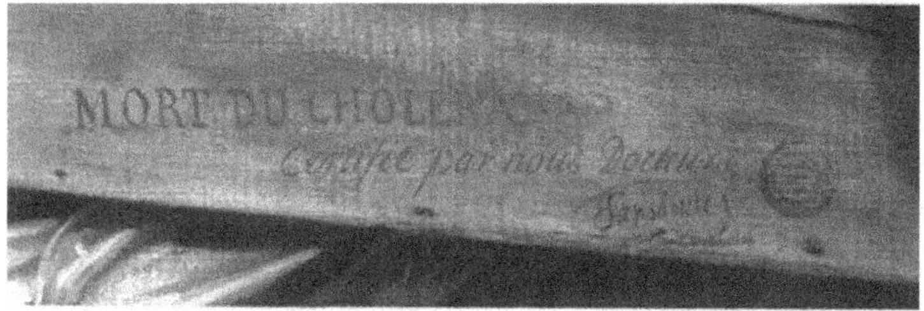

Scheintot im Sarg abgelegt.

Die Horrorversion eines Menschen: … lebendig begraben zu werden! Der belgische Maler Antoine Joseph Wiertz (1806–1865) hat diese grauenhafte Vorstellung in seinem Gemälde „Der lebendige Begrabene“ (auch: „Die voreilige Beerdigung“) 1854 am Beispiel eines vermeintlich Cholera-Toten umgesetzt. Bei genauer Betrachtung entdeckt man auf dem Sargoberteil die Inschrift „MORT DU CHOLERA“ und den Zusatz „Certifie par nous Docteurs“, daneben eine Unterschrift und einen Stempel. Vielleicht wollte Wiertz die unzureichende Prüfung der Todesfeststellungen und Todesursachen seiner Zeit anprangern. (© Royal Museum of Fine Arts of Belgium, Brussels/photo: J. Geleyns/ Ro scan)

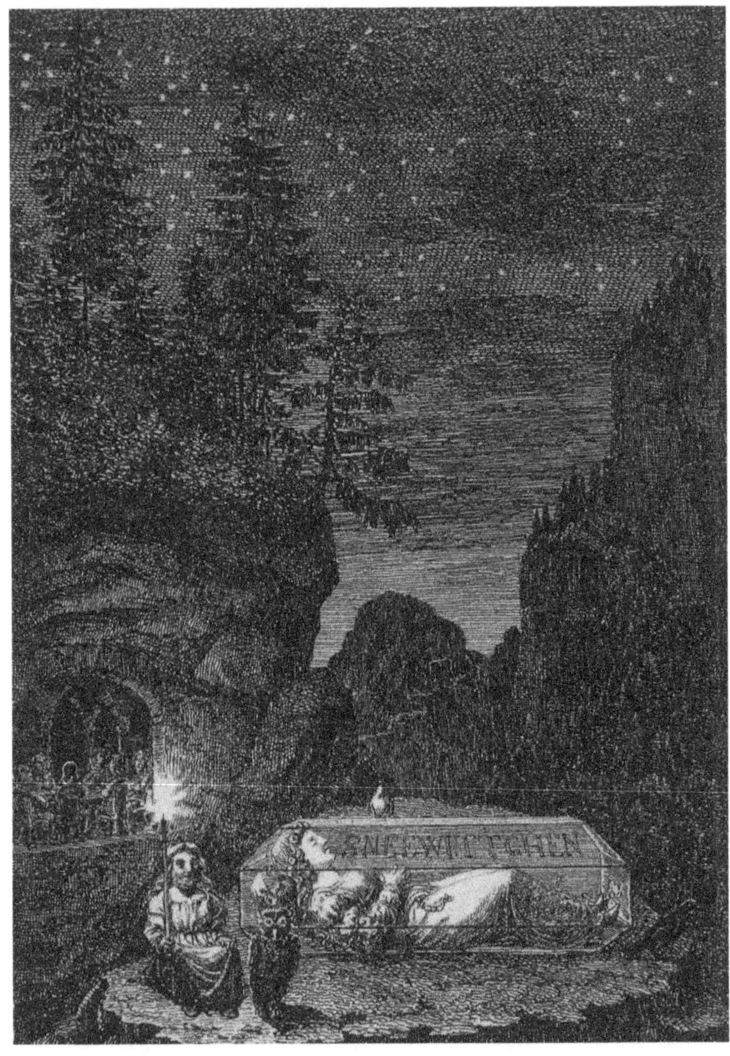

Ein sehr spezieller Fall von Scheintod. Das Thema aus Grimms Märchen: Schneewittchen im gläsernen Sarg, nachdem sie den vergifteten Apfel gegessen hat.

chen, die im gläsernen Sarg aufgebahrt wird, weil die Zwerge glaubten, sie sei gestorben!

Der Scheintod ist eine der Urängste des Menschen. Im Mittelalter und auch im 16. bis 19. Jahrhundert war die Furcht davor noch deutlich massiver als heute. Es kursierten Geschichten von Untoten und Zombies. Tatsächlich ist es in Zeiten, in denen zum Beispiel die Angst vor Epidemien und Ansteckung groß war, durchaus vorgekommen, dass ein vermeintlich Toter nicht mehr wirklich aus der Nähe angesehen oder gar untersucht wurde. Es ist sehr gut denkbar, dass damals Menschen verscharrt wurden, die noch lebten.

Heute handelt es sich bei dem Scheintod um ein höchst seltenes Phänomen. Bei 800.000 Toten in ganz Deutschland pro Jahr liegt die Anzahl der Fälle im einstelligen Bereich, bei denen solche tief bewusstlosen Personen wie Tote behandelt werden. Im Krankenhaus werden diese vermeintlich Verstorbenen manchmal ins Totenzimmer gebracht oder bereits in die Leichenhalle. An Unfallorten werden scheinbar Tote abgesondert und Bestattungsunternehmen übergeben. Sie werden nicht im Notarztwagen ins Rettungszentrum, sondern in die Leichenhalle transportiert. Es gibt auch Situationen, bei denen eine Feststellung des Todes stattfindet, manchmal durch den Rettungsarzt oder den Hausarzt, gelegentlich voreilig durch Rettungssanitäter. Später hinzukommende Personen bemerken dann aber doch geringe Lebenszeichen. Meist sterben die Personen allerdings kurze Zeit später tatsächlich. Es gibt nur extrem seltene Fälle, in denen sich diese Menschen so weit erholen, dass sie normal weiterleben. Mir ist aus aktueller Zeit kein Fall bekannt, bei dem ein Toter in der Kühlzelle, Leichenhalle oder im Krematorium wieder erwacht ist.

Beim sogenannten Scheintod handelt es sich um einen Zustand tiefer Bewusstlosigkeit, bei dem der Körper völlig leblos erscheint. Dieser Schwebezustand wird auch als Vita minima bezeichnet, also Leben auf niedrigstem Niveau – aber eben doch Leben. In dieser Situation finden Atmung und Herzschlag noch statt, aber so minimal, dass man es von außen nicht feststellen kann. Ein Puls ist nicht tastbar, Atembewegungen sind nahezu unmerklich, die Pupillen sind starr, die Haut blass. Die Person liegt völlig reglos da, ist nicht ansprechbar, ohne Reflexe. Der Körper ist möglicherweise schon abgekühlt und erscheint sogar etwas steif wie bei einer beginnenden Leichenstarre. Manchmal kann man Durchblutungsstörungen in der Haut feststellen, die zu einer rötlichen Fleckbildung führen. Derartige girlandenförmige Blutverteilungsstörungen in der Haut bezeichnet man als Kirchhof-Rosen. Diese sind aber für den erfahrenen Mediziner eindeutig abzugrenzen von richtigen Leichenflecken. Würde man in einer solchen Situation der tiefen Bewusstlosigkeit technische Untersuchungsmethoden einsetzen, könnte man ohne weiteres ein EKG registrieren sowie eine Atmung mit langsamer Frequenz.

Fälle von Scheintod sind extrem selten und im Gegensatz zu früheren Zeiten mitnichten ein prinzipielles Problem ärztlicher Diagnostik bei der Todesfeststellung. Es handelt sich eindeutig um eine grobe Nachlässigkeit einzelner Ärzte oder Rettungskräfte, die meist unerfahren sind und sehr oberflächlich agieren. Tatsächlich sind Rettungsassistenten nicht dazu befugt, den Tod eines Menschen festzustellen. Dies ist eindeutig eine ärztliche Aufgabe.

Spektakulär ist ein Fall aus den 1930er-Jahren, der in Frankreich erzählt wird. Demnach erleidet ein junger

Mann einen schweren Motorradunfall, bei dem er mit dem Kopf voran gegen eine Ziegelmauer katapultiert wird. Die Ärzte können keinen Puls finden, der 19-Jährige wird für tot erklärt. Drei Tage später wird er in seinem Heimatort beerdigt. Zwei Tage danach, so wird überliefert, lässt eine Versicherung, die genaue Erkenntnisse über Todesursache und -umstände erlangen will, seinen Körper exhumieren. Dabei stellen Gerichtsmediziner fest, dass der Körper noch nicht ausgekühlt ist. Der Mann habe wegen seiner schweren Kopfverletzung in einem so tiefen Koma gelegen, dass sein Sauerstoffbedarf und andere Körperfunktionen erheblich reduziert waren. Die Vita minima hat ihm erlaubt, zwei Tage unter der Erde weiterzuleben.

Mehrere Operationen können das Leben des jungen Mannes retten. Sein schauriges Erlebnis verarbeitet der Franzose in einer Erfindung. Niemand soll das gleiche Schicksal erleiden müssen. Er konstruiert einen Sicherheitssarg mit einer Beatmungsvorrichtung und einem Signal, das nach außen schallt. Außerdem ist das Behältnis mit dicken Polstern ausgelegt. Es enthält einen Lebensmittelschrank, eine chemische Toilette, Licht – und Bücher. Als wenn ein Zeitvertreib mit Lektüre das vordringlichste Problem wäre, würde man lebendig begraben werden.

Ich beurteile derartige Fallberichte kritisch. Ein Leben, auch eine Vita minima, ohne Sauerstoff beziehungsweise ohne Frischluftzufuhr ist undenkbar. Der dargestellte Fall entstammt nicht der wissenschaftlichen Literatur, sondern es handelt sich um eine Schilderung medizinischer Laien. Prinzipiell gehört ein schweres Schädel-Hirn-Trauma durchaus zu den Voraussetzungen, die die Diagnose eines Scheintodes begünstigen, weil man davon ausgeht, dass ein Trauma mit derartigen Kopfverletzungen nicht zu überle-

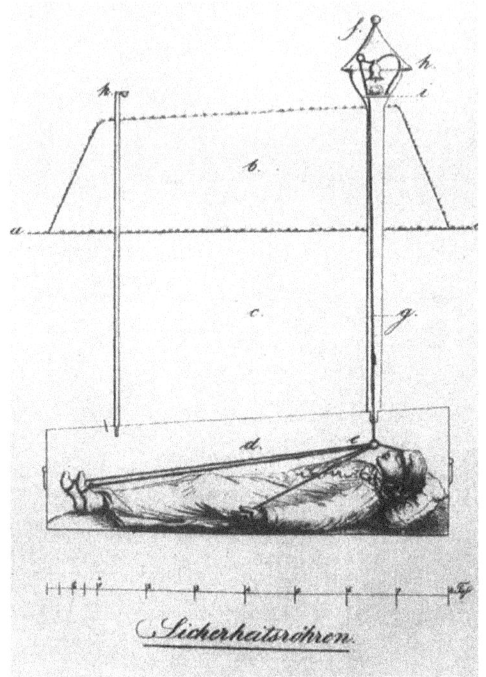

Historische Darstellung von Sicherheitssarg und Alarmanlage im Friedhofsgrab

Titelkupfer aus dem Buch von Tabeger.
Ein fast identischer Apparat wurde von W.F. Bosselmann in Hamburg 1881 zum Patent angemeldet. Im Reichspatentamt befindet sich ferner noch die Patenschrift Nr. 29357 vom 5. Dezember 1884 des Theodor Scheld in Wehlheiden bei Cassel über einen Sicherheitssarg.

ben ist. Dann erfolgt eine Untersuchung womöglich oberflächlich und inkonsequent im Hinblick auf die sicheren Todeszeichen.

Wir Rechtsmediziner in Hamburg, die wir jedes Jahr etwa 30.000 Tote sehen, erleben es nur alle paar Jahre einmal, dass die Todesfeststellung vorschnell erfolgt ist. Ich habe früher in Vorlesungen zuweilen von einem Fall aus den 1960er-Jahren erzählt, als ein Sektionsgehilfe im Vorraum der Leichenhalle noch Lebenszeichen bei einem eingelieferten Scheintoten bemerkte. Damals folgte ein Rettungseinsatz der Anästhesisten des Universitätsklinikums in die Rechtsmedizin, bei dem es allerdings nicht gelang, Kreislauf und Atmung wiederherzustellen. Der Patient verstarb nunmehr „richtig" unter den laufenden Reanimationsbemühungen. Dies hielt ich jahrzehntelang für ein weitgehend einmaliges Geschehen und habe eigentlich nicht geglaubt, dass Scheintod-Situationen für einen Rechtsmediziner real sind. Bis ich selber mit einem solchen Fall befasst war.

Es ist das Jahr 2002. Eine 83 Jahre alte Dame bricht in Hamburg-Lokstedt an einer Bushaltestelle zusammen. Der Rettungswagen aus dem Universitätsklinikum Eppendorf ist sehr schnell vor Ort. Die Rettungsmaßnahmen laufen hoch professionell ab und nach allen Regeln der Kunst mit Herzdruckmassage, Beatmung und Defibrillation. Das Ganze wird 17 Minuten lang durchgeführt. Dabei registriert der Notarzt im mitlaufenden EKG schließlich über längere Zeit eine Nulllinie. Er bricht seine Rettungsmaßnahmen ab und erklärt die Seniorin für tot. Sie wird mit dem Rettungswagen ins nahe gelegene Institut für Rechtsmedizin transportiert. Die Frau wird per Fahrstuhl in die Leichenhalle verbracht. Seit der Todesfeststellung sind 33 Minuten vergangen. Bei der Übergabe an Mitarbeiter des Instituts bemerken die Rettungssanitäter und die Sektionsassistenten, dass sich der Brustkorb der scheinbar Toten ganz leicht hebt und senkt. Man kann jetzt beim gezielten Abhorchen einen langsamen Herzschlag feststellen. Daraufhin wird sofort die Rettungskette alarmiert: Es werden Anästhesisten und Rettungsmediziner des UKE verständigt, im Institut wird der diensthabende Arzt gesucht.

Man findet mich, den Direktor, ganz in der Nähe, als ich zufällig im Bereich der Rezeption des Instituts die Sektionen des folgenden Tages einteile. Ich eile nach unten in den Keller und sehe, dass bei der Patientin noch der Beatmungstubus liegt. Über dieses Gerät findet jetzt eine Beatmung mit dem Beatmungsbeutel statt, und die Rettungssanitäter führen eine Herzdruckmassage durch. Diese wird auch zeitweise von mir übernommen. Zugleich wird von mir die noch liegende Infusion aktiviert. Die Rettungsmannschaft des UKE trifft innerhalb von sechs oder sieben Minuten ein und übernimmt die Patientin. Die 83-Jährige wird in die Notaufnahme und dann auf die Intensivstation gebracht. Hier erfolgen die weitergehenden Rettungsmaßnahmen, also Beatmung, herz- und kreislaufstützende Medikamente und Infusionen. Man stellt fest, dass die Frau einen schweren Herzinfarkt erlitten hat. Die Herzfunktion erlahmt nun aber zunehmend. Schließlich verstirbt die Seniorin sechs Stunden später nach einem jetzt irreversiblen Herz-Kreislauf-Versagen.

Für einen Rechtsmediziner ist das eine sehr ungewöhnliche Situation. In der Leichenhalle und im Sektionsraum habe ich Tausende von Toten untersucht. Eine erfolgreiche Reanimation an einem Scheintoten in den Räumen unseres Instituts habe ich allerdings nur dieses eine Mal praktiziert. Im ersten Moment denkt man nicht weiter darüber nach.

Es geht nur darum zu reanimieren. Eine professionelle Routine läuft ab. Im Nachhinein ist es eine schaurige Vorstellung, dass wir im Vorraum der Kühlzelle, in der ausschließlich Tote liegen, eine Person erfolgreich reanimieren konnten. Später habe ich die Frau obduziert. Sie hatte einen sehr ausgedehnten Herzhinterwand-Infarkt, und zwar infolge einer Blutgerinnselabscheidung in der rechten Herzkranzarterie. Das Herz war deutlich vergrößert und vorgeschädigt durch vorangegangene Infarkte.

Was hatte nun für ihr plötzliches Erwachen aus dem Scheintod gesorgt? Ärzte sprechen von einem sogenannten Lazarusphänomen. In der Medizin bedeutet dies, dass bei einem Herz, das stehen geblieben ist, der Herzschlag neu einsetzt, wenn sauerstoffreiches Blut an den sogenannten Sinusknoten gelangt. Dieser liegt im rechten Herzvorhof im Einmündungsbereich der oberen Hohlvene. Wenn beim Abtransport der scheintoten Person durch die Bewegung des Körpers im rechten Herzvorhof noch einmal vergleichsweise sauerstoffreiches Blut in den Bereich des Sinusknotens schwappt, kann das Herz neu anfangen zu schlagen. Dies ist bis zu zehn Minuten nach Einsetzen des Herzstillstands noch möglich.

In einem weiteren Fall machte ein Hamburger Kassenarzt im Notarztdienst beim Anlegen eines EKG den für mich völlig unverständlichen Fehler, dass er deformierte Ausschläge in der EKG-Aufzeichnung für Impulse eines weiterlaufenden Herzschrittmachers hielt. Auf ausdrückliche Nachfrage der eingesetzten Rettungsassistenten beharrte er auf seiner Einschätzung und füllte bereits die Todesbescheinigung aus. Es handelte sich nach seiner Diagnose um einen natürlichen Tod aus innerer Ursache. Der Leichnam wurde dann von den Rettungskräften aus der Wohnung getragen, um ihn aus dem Blickkreis der An-

gehörigen zu bringen. Im Rettungswagen haben die Sanitäter vor dem Abtransport ein eigenes EKG angelegt und hierbei reguläre Herzaktionen festgestellt. Der Mann hatte einen schweren Herzinfarkt. Er ist nach der Einlieferung ins Krankenhaus gestorben.

In einem anderen Fall von Scheintod in Hamburg kann eine 52-Jährige im letzten Moment gerettet werden. Im Jahr 1997 wird ein Rettungswagen zu einem Einsatz geschickt unter dem Stichwort: „Notfall, Tür verschlossen." Als Feuerwehr, Polizei und die Besatzung eines Rettungswagens die Tür zur Einzimmerwohnung der Frau öffnen, finden sie die Mieterin neben dem Bett auf dem Fußboden vor, nur mit einem Nachthemd bekleidet. Die Patientin liegt auf dem Rücken, ihr Kopf ist überstreckt. Die Haut an Armen und Beinen ist weiß-bläulich marmoriert, der Körper kalt und starr. „Wie bei einer älteren Leiche", notiert einer der Rettungskräfte. Die Pupillen sind weit und reagieren nicht auf Licht. Atemgeräusche oder Atembewegungen sind nicht wahrzunehmen. Der Puls am Hals ist nicht tastbar.

Beide Rettungssanitäter gehen von sicheren Todeszeichen aus. Auf einen Versuch, die Frau zu reanimieren, wird demzufolge verzichtet. Diverse leere Tablettenpackungen neben der Hamburgerin legen einen Suizid durch Intoxikation nahe. Auf einem Tisch liegt ein Abschiedsbrief. „Ich weiß nicht mehr, wie es weitergehen soll", heißt es in dem Schreiben. „Ich glaube, es ist besser, wenn ich dann niemandem mehr zur Last falle. Ich habe keine Kraft mehr – bitte nicht reanimieren!" Außerdem hat die Frau verfügt, dass sie alle ihre Besitztümer ihrem Lebensgefährten hinterlassen möchte. Einer der anwesenden Polizeibeamten sagt später: „Ihr äußeres Erscheinungsbild entsprach für mich dem einer Toten."

Wie man sich irren kann! Als sich wenig später zwei Mitarbeiter eines Bestattungsunternehmens um die Frau kümmern, bemerken sie plötzlich deutliche Bewegungen im Bereich des Kehlkopfes, als wollte die vermeintlich Tote etwas herunterschlucken. Man spricht hier auch von einer sogenannten Schnappatmung. Umgehend bringen die Männer die Patientin in die stabile Seitenlage; ein Notarzt wird benachrichtigt, der weitere Rettungsmaßnahmen einleitet, die Frau intubiert und beatmet. Nach ihrer Einlieferung ins Krankenhaus erholt sie sich rasch. Ein Ermittlungsverfahren gegen die Rettungsassistenten, um das diese selber explizit gebeten haben, wird wenig später eingestellt. In dem Beschluss der Staatsanwaltschaft heißt es, es sei „nicht objektiv feststellbar, dass die Beschuldigten nach ihren persönlichen Kenntnissen und Fähigkeiten ihren Irrtum bei der ‚Todesdiagnose' hätten vermeiden können."

Fünf Jahre nach der Rettung der Frau rufen besorgte Nachbarn erneut Rettungsmediziner in die Wohnung der nun 57-Jährigen. Wieder liegt sie in Rückenlage. Doch diesmal ist der Fall eindeutig: Der Körper weist bereits erste Anzeichen von Fäulnis auf. Es gibt keine Anhaltspunkte, die gegen einen natürlichen Tod sprechen. Es erfolgt keine Sektion.

Fäulnisveränderungen gehören zu den sicheren Todeszeichen. Weitere solche sicheren Todeszeichen sind Leichenstarre und Leichenflecken sowie Verletzungen, die mit dem Leben nicht zu vereinbaren sind – also wenn beispielsweise, im Extremfall, bei einem Verkehrsunfall einem Menschen der Kopf abgetrennt wurde. Unsichere Todeszeichen sind dagegen unter anderem lichtstarre Pupillen, Auskühlung und ein nicht messbarer Puls. Auf solche Signale darf man sich, wie die Beispiele zeigen, unter keinen Umständen ver-

lassen. Die Ausbildung der ersten sicheren Todeszeiten, der Leichenflecke, beginnt etwa zwanzig bis dreißig Minuten nach Eintritt des Todes. Die Leichenstarre ist als erstes im Kiefergelenk und dort ungefähr nach zwei bis drei Stunden zu ertasten.

Rettungsmannschaften haben aber in der Regel nicht die Zeit, eine Stunde oder sogar länger zu warten, bis sichere Todeszeichen vorliegen. Oft müssen sie dringend zum nächsten Einsatzort, um dort möglichst noch Leben zu retten. Deshalb gilt unter anderem in Hamburg mittlerweile die Regel, dass ein EKG geschrieben und dieses über zehn Minuten eine Nulllinie zeigen muss, bevor von einem sicheren Tod ausgegangen werden kann. Das gilt selbstverständlich nicht notwendigerweise dann, wenn die sicheren Todeszeichen bereits eindeutig sind.

Selbst dann, wenn das Ableben eines Menschen sicher, professionell und vor allem zutreffend festgestellt wird, kann es zu Ereignissen kommen, die einen Beobachter erschaudern und gruseln lassen. Wenn etwa bei einem viele Jahre späteren Öffnen des Sarges, zum Beispiel bei einer Exhumierung, Unregelmäßigkeiten im Holz des Sargdeckels festgestellt werden. Sind dies etwa Kratzspuren eines noch Lebenden gewesen, der um Luft ringend verzweifelt versucht hat, seinem engen Gefängnis zu entkommen, bis seine Kräfte erlahmten und er jämmerlich erstickte? Aber sehr wahrscheinlich war das Holz von vornherein nicht makellos. Eine verkrümmte Körperhaltung im Sarg, die an einen schmerzhaften Todeskampf denken lässt, hat eine natürliche Erklärung. Sie lässt sich auf Fäulnisprozesse mit Gasbildung und dadurch bedingte Verschiebungen der Körperposition zurückführen. Ebenso ist das scheinbare Wachsen von Fingernägeln noch im Sarg keine Veränderung, die auf

Lebensäußerungen hinweist. Vielmehr sind die Fingerkuppen zunehmend ausgetrocknet, sodass die Nägel weiter vorzustehen scheinen.

Bekannt ist auch das Phänomen der sogenannten Sarggeburt: Der Sarg einer vormals schwangeren Frau wird geöffnet, und nun liegt zwischen ihren Beinen ein Kind. Dadurch entsteht das Schauermärchen, sie habe das Baby im Sarg bekommen. Allerdings handelt es sich dabei um ein natürliches Phänomen. Im Zusammenhang mit Fäulnis kommt es zu Gasbildung. Diese erfolgt insbesondere im Darm, und im gesamten Bauchraum wird der Leib ballonförmig aufgebläht. Dabei kann ein totes Kind schließlich durch den Gasdruck über den normalen Geburtsweg aus der Scheide herausgepresst werden. Wenn man genau hinsieht, kann man auch die Gebärmutter zwischen den Beinen der Frau sehen.

Einerseits weiß ich um diese natürlichen Prozesse, die zu der Vergänglichkeit unseres Körpers dazugehören. Gleichwohl habe ich Verständnis dafür, wenn es immer noch Menschen gibt, die sich davor fürchten, sie könnten lebendig begraben werden. Während meiner mehr als 40 Jahre in der Rechtsmedizin bin ich einige Male gebeten worden, persönlich sicherzustellen, dass die Menschen wirklich ganz eindeutig verstorben waren. Dafür wurden teilweise technische Untersuchungsverfahren gewünscht, in Einzelfällen aber auch eine früher gebräuchliche Methode. Ich erinnere mich an einige Fälle, bei denen ich bei alten Menschen einen sogenannten Pulsaderschnitt durchgeführt habe. Ich habe mit dem Skalpell die große Schlagader auf der Speichenseite am Handgelenk geöffnet und damit dokumentiert, dass sie sicher nicht mehr pulsierte. Die betreffenden Menschen hatten diese aus dem Altertum bekannte Form der Todesfeststellung ausdrücklich als letzten Willen schriftlich niedergelegt. Die Verstorbenen wurden hierfür vom Bestattungsunternehmen extra dem Institut für Rechtsmedizin zugeführt. In einem Fall habe ich für den Pulsaderschnitt die Leichenhalle eines Bestatters aufgesucht.

Obwohl ich als naturwissenschaftlich denkender Mediziner die Todesfeststellung normalerweise mit anderen technischen Untersuchungsmethoden sicherstellen würde, respektiere ich diesen letzten Wunsch. Er rührt mich auch. Es gibt Situationen, in denen ich gegen die eigene Vernunft dem letzten Willen nachgebe, weil ich glaube, dass dieser Mensch damit seinen Frieden findet.

Immer noch treibt viele Menschen die Angst um: Bin ich wirklich tot, und wie kann man das eindeutig feststellen? Ein besonderer Aspekt ist die Hirntod-Diagnostik. Hierbei geht es um zwei wesentliche Fragen: Ist das Gehirn wirklich tot? Und ist damit auch wirklich die Person tot? Viele Menschen können sich das schlecht vorstellen, weil der Körper noch warm ist und das Herz noch schlägt. Sie verbinden mit dem Herzschlag die Vorstellung von Leben. Wenn von Vitalität die Rede ist, meint man oft ein gutes, stark schlagendes Herz. Das Absterben des Gehirns kann man äußerlich nicht ohne weiteres als Laie erkennen. Offensichtlich ist nur, dass die Person nicht ansprechbar ist und bewusstlos erscheint. Will man den Hirntod wirklich prüfen, braucht man dafür spezielles medizinisches Verständnis. Vorgesehen sind hierfür Neurologen oder Anästhesisten.

Die Hirntod-Diagnose ist keineswegs unsicher. Sie gehört zu den in jeder Hinsicht unzweifelhaften, in meinem naturwissenschaftlichen Verständnis vollkommen sicheren Methoden, was man von vielen anderen medizinischen Prozeduren nicht sagen kann. Ich habe schon in sehr vielen

Fällen nach einer Hirntod-Diagnose anschließend bei der Sektion das Gehirn aus der Schädelhöhle herauspräpariert, in Augenschein genommen und mikroskopisch untersucht. Und ich war in allen Fällen völlig sicher, dass die Diagnose richtig war. Man muss in diesem Zusammenhang noch einmal feststellen, dass Bewusstlosigkeit oder das apallische Syndrom rein gar nichts zu tun haben mit einer regulären Hirntod-Diagnose. Beim Hirntod ist es ausgeschlossen, dass jemand wieder aufwacht. Durch Hirnschwellung ist das Gehirn nicht mehr durchblutet. Die Hirnnervenzellen sind abgestorben. Damit sind alle Hirnfunktionen für immer erloschen. Dies bedeutet für mich auch das Ende der Existenz einer Persönlichkeit. Anders ist das bei einem Bewusstlosen oder tief Bewusstlosen oder Scheintoten oder beim Apalliker. In solchen Situationen ist es möglich, dass sich in einzelnen Fällen Hirnfunktionen erholen und die Bewusstseinslage sich wieder gebessert hat.

Um es noch einmal ganz klar zu sagen: Die Angst vor dem Scheintod und dem lebendig Begrabenwerden gehört in die Zeiten früherer Jahrhunderte. Heutzutage erfolgen in allen zivilisierten Ländern die Untersuchungen im Hinblick auf Sterben und Tod so sorgfältig, dass Fehler eine extreme Rarität darstellen. Wir können wirklich in Frieden ruhen, jedenfalls in diesem Sinne.

Thanatologie, Phasen des Sterbens

Die Lehre vom Sterben und vom Tod ist die Thanatologie (von altgriechisch „Thanos", Gott des Todes). Die Thanatologie befasst sich mit den verschiedenen Phänomenen am Ende des Lebens (Scheintod, Vita minima, klinischer Tod, „Hirntod", biologischer Tod), mit den Vorgängen im Organismus vor dem Tod bzw. beim Sterben (Agonie), mit den Kriterien zur Todesfeststellung (sichere und unsichere Todeszeichen) sowie mit frühen und späten Leichenveränderungen.

Ethische Aspekte verdienen beim Sterbeprozess besondere Beachtung; im Rettungsdienst gibt es für diesbezügliche Abwägungen oft allerdings nicht ausreichend Zeit.

Das Sterben ist ein phasenhaftes Geschehen, welches je nach Todesmechanismus sehr unterschiedlich ablaufen kann. So findet man zum einen bei einem chronisch kranken Patienten, zum Beispiel mit einer Krebserkrankung, einen sehr langsamen Sterbeprozess, dem eine sehr kurze Agonie z.B. nach einer Explosion, bei einem Sturz aus großer Höhe oder beim Überfahrenwerden des Körpers durch ein Schienenfahrzeug gegenübersteht.

Der Stillstand von Atmung und Kreislauf wird als klinischer Tod bezeichnet. Beim klinischen Tod zeigen sich die Pupillen meist weit und lichtstarr, die Muskeln sind schlaff, Reflexe fehlen, der Patient ist pulslos, Spontanatmung und Kreislauf stehen still. Dieser Zustand kann durch Reanimationsmaßnahmen umkehrbar sein, sofern nicht mindestens eines der drei sicheren Todeszeichen (Leichenflecke, Leichenstarre, Fäulnis) vorliegt. Eine Wiederbelebung kann unter Umständen noch innerhalb eines kurzen Zeitraums primär (der Patient überlebt den Herz-Kreislauf-Stillstand, behält aber neurologische Schäden) oder sekundär (der Patient überlebt den Herz-Kreislauf-Stillstand ohne neurologische Schäden) erfolgreich sein. Das Gehirn ist das Organ des Menschen, welches den primären oder sekundären Erfolg einer Reanimation letztlich bestimmt, da es auf stetige Sauerstoffzufuhr durch arteriellen Blutstrom angewiesen ist. Das Gehirn toleriert Sauerstoffmangel nur sehr kurze Zeit, danach ist es unwiederbringlich geschädigt. Die sogenannte Wiederbelebungszeit des Gehirns nach einem Durchblutungsstopp beträgt lediglich etwa drei bis fünf Minuten, unter besonderen Bedingungen (zum Beispiel starke Unterkühlung) möglicherweise etwas länger. Im Grunde genommen ist dies der Grund, warum es überhaupt einen ärztlichen Rettungsdienst gibt. Wege- und Sonderrechte im Straßenverkehr existieren, damit im Reanimationsfall der Rettungsdienst möglichst innerhalb von drei bis fünf Minuten im Einsatz ist. Andere Organe und Gewebe des Körpers sterben unterschiedlich schnell innerhalb von Stunden (innere Organe) bis Tagen (Bindegewebe) ab.

Bestehen nur geringste Zweifel, ob der Tod endgültig eingetreten ist, ist die sofortige Einleitung von Wiederbelebungsmaßnahmen unbedingt erforderlich. Vom endgültigen Tod kann erst dann ausgegangen werden, wenn durch einen diesbezüglich erfahrenen Arzt festgestellt wird, dass Reanimationsmaßnahmen aussichtslos sind beziehungsweise mindestens eines der drei sicheren Todeszeichen vorliegt.

Im Zusammenhang mit Fragen der Organtransplantation ist als weiterer Todesbegriff der irreversible Hirnfunktionsausfall (der sogenannte Hirntod) definiert. Unter „Hirntod“ versteht man den unwiederbringlichen Verlust aller Gehirnfunktionen, in der Regel nach längerem Sauerstoffmangel oder auch nach schwersten Gehirnverletzungen. Der Hirntod ist nach allgemeinem Verständnis und im Hinblick auf die Gesetzeslage mit dem Tod des Individuums gleichzusetzen, selbst wenn noch eine Kreislauftätigkeit besteht und der Körper sich noch warm wie bei einem Lebenden anfühlt. Die Feststellung des Hirntods erfolgt auf der Intensivstation beim beatmeten Patienten nach einem vom wissenschaftlichen Beirat der Bundesärztekammer festgelegten Protokoll.

Todesfeststellung

Der Stillstand von Atmung und Kreislauf wird als klinischer Tod bezeichnet. Hierbei sind die Pupillen meist weit und lichtstarr. Die Muskeln sind schlaff, Reflexe, insbesondere auch Schmerzreflexe, fehlen. Der Patient ist pulslos, hat keinen messbaren Blutdruck und die Atmung steht still. Innerhalb der Wiederbelebungszeit des Gehirns kann eine Reanimation unter Umständen noch gelingen. Als sogenanntes intermediäres Leben (auch: Supravitalphase) bezeichnet man den Zeitraum zwischen dem Individualtod (Hirntod) und dem Absterben der letzten Zelle. Endtod ist der biologische Tod.

Sehr kritisch ist zu unterscheiden zwischen den sicheren und unsicheren Zeichen des Todes. Völlig eindeutig sind Leichenflecke, Leichenstarre und Fäulnis sowie das Vorliegen schwerster, nicht mit dem Leben vereinbarer Verletzungen. Unproblematisch ist auch die Todesfeststellung beim Vorliegen von Fäulnisveränderungen. Man spricht hier von den sicheren Todeszeichen.

Schwierig kann die Feststellung von Totenflecken und Totenstarre unter den Bedingungen sein, die im Rettungsdienst normalerweise herrschen. Da bis zur Entstehung der ersten Leichenflecke eine bestimmte Zeit verstreicht (zumeist 20 bis 30 Minuten), ist man im Rettungsdienst zumeist zu frühzeitig vor Ort, sodass keine sicheren Todeszeichen ausgebildet sein können. Ebenso wenig sind Leichenflecke feststellbar, wenn der Tod nach erfolglosen Reanimationsmaßnahmen festgestellt werden muss. Die Leichenflecke sind erfahrungsgemäß zuerst im seitlichen hinteren Nackenbereich erkennbar, wenn man dazu den Kopf und die Schulterpartie leicht zur Seite dreht. Die Beurteilung kann durch die äußeren Umstände erschwert sein. So treten z.B. beim Verblutungstod besonders spärliche Leichenflecke auf. Bei Kohlenmonoxidvergiftungen sind die Leichenflecke wegen ihrer rosigen Farbe zunächst schwer erkennbar. Insbesondere spielt die Beleuchtung bei der Beurteilung eine erhebliche Rolle. Bei schwarzer Haut kann man die Leichenflecke nicht richtig beurteilen. Da die Leichenstarre zumeist erst zwei bis drei Stunden nach dem Tod eintritt, kann man sie im Rettungseinsatz häufig nicht als sicheres Todeszeichen heranziehen.

Unverzichtbar ist es, beim leisesten Zweifel über den Tod eines Patienten noch Rettungsmaßnahmen zu versuchen. Auf keinen Fall darf man sich bei der Todesfeststellung bzw. beim Verzicht auf Wiederbelebungsmaßnahmen von den sogenannten unsicheren Todeszeichen leiten lassen. Der Scheintod ist zwar ein ausgesprochen seltenes Phänomen, wäre andererseits aber eine sehr verhängnisvolle Fehldiagnose.

Unsichere Todeszeichen nennt man solche, die weder insgesamt, geschweige denn einzeln für sich die Todesfeststellung erlauben, weil sie vor dem endgültigen Herzstillstand in Erscheinung treten können. Zu nennen sind insbesondere Hautblässe, Abkühlung, Reflexlosigkeit, keine erkennbare Atmung, kein tastbarer Puls.

Mögliche Ursachen für Scheintodesfälle sind Vergiftungen (z.B. Schlafmittelvergiftungen) mit tiefem Koma sowie schwere Stoffwechselentgleisungen (z.B. Nierenversagen, diabetisches Koma), insbesondere dann, wenn eine Unterkühlung hinzukommt. Der Körper fühlt sich unter Umständen kalt und steif an. Atmung und Puls können sehr flach und dadurch nicht oder kaum wahrnehmbar sein.

Es gibt eine A-E-I-O-U-Merkregel, um mögliche Scheintodproblemfälle zu vermeiden:
A = Anämie, Anoxie, Alkohol
E = Epilepsie, Elektrizität
I = Injury (insbesondere Schädelhirntrauma)
O = Opium, Betäubungsmittel, Schlafmittel
U = Unterkühlung, Urämie

Nasser Tod

Entsetzt starrt der Mann auf seine Hände. Langsam dämmert ihm, dass sie für ihn zu Mordwerkzeugen geworden sind. Wie von Sinnen hat er eine Frau gewürgt, bis sie in seinen Armen schlaff wurde und das Leben aus ihr entwich. Jetzt, da er wieder klar denken kann, wandern seine Blicke nervös über den leblosen Körper. Fieberhaft überlegt er, wie er sich der Toten entledigen kann. Vergraben? Verstecken? Oder versenken? In der Tiefe eines Sees oder in einem Fluss ist ein Leichnam doch wohl zuverlässig entsorgt? Doch Gewässer sind launische Verbündete. Mitunter bewahren sie ein Geheimnis, vielleicht sogar für immer. Aber oft genug geben sie es preis, manchmal früher, manchmal später.

Und dann taucht ein Toter wieder auf, im wahrsten Sinne des Wortes, angetrieben an einem Ponton oder einer Uferböschung, verkeilt zwischen Booten oder auch wie bizarres Treibgut mitten auf dem Wasser; er wird von einem Angler entdeckt, einem Spaziergänger oder spielenden Kindern. Nicht einmal Betonblöcke an den Füßen nach Mafia-Art oder ein mit Steinen gefüllter Rucksack kann sicher verhindern, dass ein Körper eines Tages wieder an die Oberfläche driftet. Und so klärt sich irgendwann womöglich das Schicksal eines Vermissten, der vielleicht einem Mord zum Opfer gefallen ist, der eventuell auch freiwillig ins Wasser ging, um Suizid zu begehen. Oder der schlicht verunglückte und ertrank.

Für Hamburger Rechtsmediziner spielen Tote im Wasser eine ganz herausragende Rolle. Das gilt in Bezug auf die Anzahl und auch bezogen auf die speziellen Fallkonstellationen. Insbesondere die Elbe bringt viele Wasserleichen hervor. Diese stammen ganz überwiegend aus dem Bereich des Hamburger Hafens. Einzelne Tote werden auch elbabwärts aus Niedersachsen angeschwemmt. Die Todesfälle ereignen sich in sehr unterschiedlichen Zusammenhängen. Überwiegend sind es Unglücksfälle, bei denen Menschen in ihrer Freizeit oder auch bei der Arbeit ins Wasser stürzen, vom Ufer aus oder von Schiffen. Manchmal geht es um Mord, so wie im Fall einer Prostituierten, die zuletzt am Hansaplatz in St. Georg gearbeitet hat und von der nach und nach immer wieder Leichenteile in unterschiedlichen Hamburger Gewässern gefunden wurden. Bei einigen Toten, die aus dem Wasser geborgen werden, handelt es sich um Suizide. Bekannt sind hierfür Brücken über die Elbe, insbesondere die Köhlbrandbrücke. Manche der Todesfälle ereignen sich direkt am Ufer des Flusses; so hat auch jemand im Bereich der Elbphilharmonie Suizid begangen.

Häufig entsteht die Frage nach einer Alkoholisierung der aus der Elbe geborgenen Leichname, speziell wenn von Abläufen im Sinne eines Unfalls die Rede ist. Bei der Frage, ob es sich um einen natürlichen Tod oder ein Tötungsdelikt handelt, wird vor allem nach Verletzungen gesucht und festgestellt, ob sie noch zu Lebzeiten oder erst nach dem Tod zugefügt wurden. Doch es gibt immer wieder Fälle, bei denen nicht eindeutig abgegrenzt werden kann, ob es ein Unfall oder ein Tötungsdelikt war, zum Beispiel durch Hineinstoßen oder Verbringen eines Leichnams ins Wasser, um diesen verschwinden zu lassen. Gelegentlich kommt es auch vor, dass schwerste Verletzungen oder sogar Amputationen von Gliedmaßen keineswegs auf ein Verbrechen zurückzuführen sind, sondern beispielsweise durch Schiffsschrauben verursacht wurden.

Bekannt sind zudem Stellen am Elbufer, an denen immer mal wieder einzelne Knochen angeschwemmt werden, ohne dass ein konkreter Bezug zu Vermissten hergestellt werden kann. Dabei könnte es sich um länger zurückliegende Todesfälle handeln, bei denen einzelne Teile der Körper im Rahmen von Wasser- und Schlammbewegungen freigesetzt wurden. Manchmal sind es auch wirklich historische Knochen, also älter als hundert Jahre. Damit befassen sich dann die Archäologen.

2017 und 2018 haben sich jeweils zum Jahresbeginn Todesfälle jüngerer Männer ereignet, deren Leichname erst geraume Zeit später, nämlich nach etwa drei Monaten, von der Elbe freigegeben wurden. Mich wundert das gar nicht, weil Verstorbene, die im Winter ins Wasser gelangen, meistens auf den Boden der Elbe sinken und hier bei Kühlschranktemperaturen wochenlang verbleiben. Sie tauchen erst dann wieder auf, wenn mit steigenden Temperaturen im Frühjahr Verwesungsprozesse einsetzen, die zu einer Gasbildung führen und den Körper nach oben treiben. Es handelt sich hierbei um sogenannte anaerobe Bakterien, die unter Sauerstoffabschluss besonderes gut gedeihen, wenn es nur warm genug ist. Bevor der Leichnam an der Wasseroberfläche gesichtet und geborgen wird, kann er im Bereich des Hafens durchaus größere Strecken unter Wasser treiben, einerseits fortbewegt durch die Strömung in der

Elbe, andererseits durch Gezeiten oder letztlich auch durch Schiffsbewegungen.

Zu Beginn des Jahres 2018 ist es der Schotte Liam, der plötzlich wie vom Erdboden verschluckt scheint. Der 29-Jährige hat seinen vier Jahre älteren Bruder nach Hamburg begleitet, wo sie zusammen mit Freunden den Junggesellenabschied des Bruders feiern wollen. Gemeinsam ziehen die jungen Männer am 9. Februar durch mehrere Kneipen auf dem Kiez, es fließt reichlich Alkohol. Zuletzt besuchen sie den Hamborger Veermaster. Schließlich wollen sie die Kneipe verlassen. Liam trägt einen Strohhut und eine braune Lederjacke, er geht als Erster vor die Tür. Als wenige Momente später die anderen folgen, ist von dem Schotten nichts mehr zu sehen. Der 29-Jährige muss bei Temperaturen deutlich unter dem Gefrierpunkt Richtung Innenstadt gelaufen sein. Eine Kamera am Verlagsgebäude von Gruner + Jahr macht die letzten Fotos von dem jungen Mann, als dieser in Richtung der Michelwiesen läuft. Ein Zeuge gibt später an, der Schotte sei mehrfach hingefallen.

Einige Stunden später wird der Verschwundene von seinem Bruder als vermisst gemeldet. Der Bruder fliegt nach erfolgloser Suche zunächst nach Schottland, kommt aber bereits wenige Tage später nach Hamburg zurück, gemeinsam mit seiner Verlobten sowie Freunden. Sie wollen bei der Suche nach dem verschwundenen Mann helfen. Sie kleben in Teilen der Stadt Plakate, die einen freundlich lächelnden jungen Mann zeigen, dazu die Worte: Missing/Vermisst. Auf Deutsch und Englisch sind weitere Informationen über ihn abgedruckt. Viele Hamburger beteiligen sich an der Suche, auch auf Facebook gibt es eine Gruppe mit schließlich 24.000 Mitgliedern, die mithelfen. Man wendet sich auch an die Post, weil

Liam in seiner Heimat als Postbeamter arbeitet. Kurz darauf werden 300.000 Flugblätter mit der Tagespost in großen Teilen Hamburgs verteilt. Es ist eine beispiellose Suchaktion.

Als Rechtsmediziner habe ich unter Berücksichtigung des letzten Lebenszeichens von Anfang an einen Sturz in den Fluss für den wahrscheinlichsten Geschehensablauf gehalten und Vermutungen angestellt, dass der Leichnam dann spätestens im April oder Mai wieder an die Oberfläche kommt. Andererseits gab es eine Reihe von Zeugenaussagen von Personen, die den Vermissten noch in den Folgetagen gesehen haben wollen. Unter anderem führte eine scheinbar heiße Spur nach Buxtehude, wo ein junger, desorientierter und Englisch sprechender Mann angeblich in einer Bäckerei gesichtet wurde. Man hat dann mit Spürhunden gesucht, die Witterung von der Kleidung des Vermissten vor der Bäckerei aufgenommen haben. Die Hunde leiteten ihre Führer Richtung Hauptbahnhof Buxtehude. Hieraus schloss man, der junge Mann könnte den Weg zum Bahnhof genommen haben.

Ich bin ein großer Fan der Spürhunde, die beste Leistungen vollbringen, beispielsweise beim Aufspüren von Rauschgift, Sprengstoff und Lebensmitteln. Bei mir hat in Kapstadt auf dem Flugplatz ein Beagle einmal meine mehrfach verpackten Honiggläser von meinen eigenen Bienen, die ich für Freunde mitgebracht hatte, im Koffer aufgespürt. Es gibt ja auch Hunde, die bei Nieren- und Zuckerkranken anzeigen, und solche, die angeblich sich anbahnende Krebserkrankungen riechen können. Ich habe insgesamt keinen Zweifel daran, dass die Riechzellen der Hundenase geradezu Wunderwerke darstellen, die kleinste Substanzmengen wahrnehmen können. Andererseits verstehen wir die Leistungen der Hundenase viel zu unzureichend, um uns als Beweismittel zu hundert Prozent darauf zu verlassen. Der Fall von Liam ist für mich so ein Beispiel, weil der Mann tatsächlich nie in Buxtehude gewesen ist.

Was wirklich mit dem jungen Schotten geschah, wird zweieinhalb Monate nach seinem Verschwinden klar. An diesem Tag findet die aufwendige und überaus engagierte Suche nach dem Vermissten ein jähes Ende: Eine Frau benachrichtigt am 23. April morgens um 6.30 Uhr die Feuerwehr, nachdem sie einen Toten mitten in der HafenCity in der Elbe entdeckt hat, in der Nähe der Universität. Die Feuerwehr rückt sofort aus und bringt den Leichnam unmittelbar nach der Bergung ins Institut für Rechtsmedizin. Es bestätigt sich schnell, dass es der vermisste Liam ist.

Ich war gerade im Keller des Instituts mit der Untersuchung eines anderen Toten beschäftigt, als die Wasserleiche in einem weißen Plastiksack, dem sogenannten Bergungssack, eingeliefert wurde. Es war in den Tagen zuvor sehr warm geworden. Insofern bestand eine gewisse Wahrscheinlichkeit, dass der Leichnam von Liam von der Elbe freigegeben werden könnte. Mit wissenschaftlicher Neugier habe ich die Wasserleiche sofort inspiziert. Die Gesichtszüge waren schwer zu erkennen. Der Tote hatte sehr kurze Haare. Die Kleidungsstücke sprachen für einen jüngeren Mann. Die Kleidung saß regelrecht und wies keine Beschädigungen auf. Man konnte sofort erkennen, dass der Tote in den Taschen seiner Hose und seiner Jacke persönliche Gegenstände mit sich trug. Mein erster Griff förderte ein Portemonnaie zutage, in dem sich mehrere Plastikkarten befanden. Unter anderem bemerkte ich sofort einen Führerschein mit den Personalien des Vermissten. Dies habe ich unverzüglich an die zuständige Dienststelle beim LKA Hamburg weitergemeldet.

Ansonsten haben wir den Bergungssack umgehend wieder verschlossen. Die detaillierte Untersuchung des Leichnams erfolgte im Rahmen einer äußeren Leichenschau zusammen mit der Kripo wenige Stunden später und am folgenden Tag im Rahmen einer Sektion. Dazu haben wir auch eine Computertomografie angefertigt. Wo genau und warum Liam ins Wasser gelangt ist, blieb letztlich offen.

Seine Jeanshose war geschlossen; es gab also keinen Anhaltspunkt, dass er beispielsweise beim Urinieren ins Wasser gefallen ist. Im Rahmen der Sektion wurden keine Verletzungen festgestellt, die etwa auf ein Kampfgeschehen oder einen Überfall hindeuten. Einräumen muss man allerdings, dass man niemals sicher ausschließen kann, ob die Person nicht ins Wasser geschubst wurde, ohne dass irgendwelche Spuren von stumpfer Gewalteinwirkung festzustellen sind.

Die Alkoholisierung des jungen Mannes war keineswegs exorbitant hoch, eher in einem mittleren Bereich, bei dem man nicht mit sehr starken Ausfallerscheinungen rechnen würde. Auch Drogen oder Medikamente wurden nicht nachgewiesen. Nicht eindeutig abzugrenzen war, ob es zu einem typischen Ertrinkungsvorgang gekommen ist, der dann mit einer starken Lungenüberblähung und Schaum in den Atemwegen einhergeht, oder ob es sich um einen Schocktod beim Sturz ins kalte Elbwasser handelte. Man spricht in diesem Zusammenhang auch von einem sogenannten Badetod, also dem plötzlichen reflexartigen Untersinken eines ansonsten gesunden Menschen.

Beim Ertrinken laufen im Organismus eines Menschen fünf Stadien nacheinander ab, mit tödlicher Konsequenz. Zunächst kommt es durch den Schreck des Eintauchens über einen Reflex zu einer maximalen Einatmung von Luft. Geraten Nase und Mund dann unter die Wasseroberfläche, halten Menschen automatisch die Luft an. Dadurch steigt der Anteil von Kohlendioxid im Blut, was wiederum das im Gehirn liegende Atemzentrum stimuliert. Bei einer bestimmten Kohlendioxidkonzentration kommt es nun zu einer nicht kontrollierbaren, zwanghaften Einatmung. Dabei gerät Wasser, das oft noch mit Luft vermischt ist, in die Bronchien. Durch krampfhafte Bewegungen des Zwerchfells werden nun eingeatmetes Wasser, Sekret aus den Bronchien und Luft miteinander vermengt. Diese Mischung steigt bis in den Mund und die Nase hoch. Gleichzeitig sinkt die Sauerstoffkonzentration im Gehirn immer weiter. Dadurch kommt es zu Krämpfen. Davon spürt der Ertrinkende nichts mehr; er ist zu dieser Zeit bereits bewusstlos. Der Ertrinkungsvorgang endet mit einem vollständigen Aussetzen der Atmung. Außerdem hört das Herz auf zu schlagen. Im Meerwasser sind die Phasen wegen des erhöhten Kalzium- und Magnesiumgehalts kürzer. Der Salzgehalt beschleunigt das Einsetzen des Herzstillstandes.

Wie lange ein Mensch im Wasser überleben kann, hängt von vielen Bedingungen ab. Ein Faktor ist natürlich, ob der Mensch schwimmen und sich an der Oberfläche halten kann. Aber auch gute Schwimmer begeben sich in Gefahr von Strömungen, Untiefen und Selbstüberschätzung. In Seen können vor allem die Temperaturunterschiede des Wassers zwischen einer eher wärmeren Oberfläche und den tiefen Lagen erheblich sein. Die dort herrschende Kälte ist mitunter so heftig für den Körper, dass er in eine Art Schockstarre verfällt. Das kann bis zur Bewusstlosigkeit führen — lebensgefährlich im Wasser. Ein plötzlicher Temperaturabfall kann auch zu fatalen Herz-Rhythmus-Störungen führen.

Häufig hat Ertrinken aber vor allem mit körperlicher Erschöpfung zu tun. Die Kraft ist aufgebraucht, die Bewegungen fallen immer schwerer, bis gar nichts mehr geht: Plötzlich geht der Mensch unter, ohne Schreien oder Winken, denn dazu fehlt die Energie. Er sinkt einfach weg, ganz still.

Wesentlich ist außerdem die Temperatur des Wassers. Im Eiswasser besteht lediglich eine Überlebenschance im Bereich weniger Minuten, in tropischen Gewässern können daraus viele Stunden werden. In Einzelfällen muss man auch mit Tier- oder Schiffseinwirkungen rechnen, beispielsweise Haiangriffen oder einem Kontakt mit einer Schiffsschraube.

Im Eiswasser gibt es die Besonderheit, dass die Überlebenschancen besser sind, wenn der Untergesunkene schnell geborgen wird. Man hat hier über Fälle berichtet, bei denen Menschen erfolgreich wiederbelebt wurden, nachdem sie schon 15 bis 20 Minuten unterhalb der Wasseroberfläche waren. Relevant für die Überlebenszeit sind auch Vorerkrankungen. Erkrankungen zum Beispiel von Herz und Lunge können dazu führen, dass die Person nicht so lange schwimmen kann beziehungsweise schneller untergeht.

Bei dem jungen Liam gab es keinerlei Anzeichen für eine Vorerkrankung. Von den inneren Organen her war er kerngesund. Von daher gab es auch keinen Hinweis auf einen Schwächeanfall und einen dadurch bedingten Sturz ins Wasser. Nachdem sein Leichnam aus der Elbe geborgen wurde, haben mich der Bruder und die Eltern im Institut für Rechtsmedizin aufgesucht. Dies war eine sehr eindringliche Erfahrung. Tiefe Trauer und Verzweiflung auf der einen Seite, auf der anderen Seite hatten sie viele Fragen: Was ist passiert, wie, warum, was war die Todesursache? Zumindest im Hinblick auf die äußeren Abläufe konnte ich die Fragen der Angehörigen insofern beantworten, dass es keinen Hinweis auf Fremdeinwirkung gab. Und dass der junge

Mann sehr schnell im kalten Wasser untergegangen und verstorben ist. Ich denke, dass dies für jede Trauerarbeit relevante Fakten sind.

Die Geschichte des Schotten weist einige Parallelen zu einem weiteren Fall aus Hamburg auf. Zu Beginn des Jahres 2017, bei nasser und kalter Witterung, verschwindet ein Mann zu nächtlicher Stunde. Eisregen hat Straßen und Gehwege in gefährliche rutschige Eisbahnen verwandelt. Der Geschäftsmann fährt zu einer Feier in ein Lokal an den Landungsbrücken. Gegen 23.30 Uhr brechen die Kollegen auf, auch der Hamburger verlässt das Lokal. An den Taxiständen findet er kein Fahrzeug, er hält ein Taxi auf der Straße an. Hier sehen ihn die Kollegen zum letzten Mal. Doch offenbar bewegt sich der Geschäftsmann bereits zu Fuß wieder zurück. Die letzte Spur führt zum Hafenrand und verliert sich schließlich am Museumsschiff Rickmer Rickmers. Bis dahin kann man seinen Bewegungsradius per Handy verfolgen. Danach verstummt das Gerät. Es gibt kein Lebenszeichen mehr von dem Mann. Was ist geschehen?

Elf Wochen später wird der Vermisste in der Elbe entdeckt. Feuerwehrleute ziehen den Leichnam aus dem Hamburger Hafenbecken nahe dem Museumsschiff Cap San Diego. Der Schiffsführer einer Fähre hatte den Körper im Wasser treiben sehen. Die Polizei gibt wenige Tage später das Ergebnis der Ermittlungen sowie der Sektion bekannt: Der Verunglückte ist ertrunken.

Die Konstellation dieses Falles war ganz ähnlich wie bei Liam: Nach unseren rechtsmedizinischen Feststellungen war die Kleidung des Geschäftsmannes intakt, es gab keine verschwundenen Wertsachen, keinen Hinweis auf eine körperliche Auseinandersetzung, keine besonders hohe Alkoholkonzentration, keine Drogen, keine Medikamente. Wa-

rum der Mann in die Elbe stürzte, kann nicht ermittelt werden. Für Fremdeinwirkung gab es keine Anhaltspunkte. Zu bedenken ist, dass es in dieser Nacht durch den Eisregen extrem glatt war. Deswegen wurde auch die Vermutung geäußert, der Geschäftsmann könne im Bereich der Landungsbrücken ausgeglitten und ins Wasser gestürzt sein.

Generell gibt es bei einer abschließenden Beurteilung von Wasserleichen immer wiederkehrende Probleme, da es meist längere Zeit dauert, bis sie zurück an die Oberfläche kommen. Zudem gibt es in der Regel erhebliche Fäulnisveränderungen, die die Befundlage erschweren. Man kann zum Beispiel den Grad der Alkoholisierung nur grob einschätzen, da es durch die Fäulnisbakterien sowohl zu einem Alkoholabbau als auch zu einer Alkoholneubildung kommen kann.

Wenn es keine Zeugen gibt, steht immer die Frage im Raum, wie der Mensch ins Wasser gelangt ist, ob er gestürzt ist, gesprungen ist oder gestoßen wurde. Eindeutige Zeichen von stumpfer Gewalteinwirkung sind jedenfalls nicht zu erwarten, wenn ein Mensch ins Wasser gestoßen wird, insbesondere wenn er noch dicke Kleidung trägt. Die Befunde eines typischen Ertrinkungsvorganges in Abgrenzung von einem weitgehend reaktionslosen Untersinken im Wasser sind ebenfalls durch die Fäulnis speziell des Lungengewebes beeinträchtigt. Häufig bleibt es bei einer sogenannten Ausschlussdiagnose im Hinblick sowohl auf das Ertrinken als auch auf eine vorangegangene Gewalteinwirkung. Dies gibt Nahrung für Spekulationen, was im Einzelnen passiert ist. Hier liegen die Grenzen unserer Diagnostik. Die Rechtsmedizin kann nicht alle Fragen beantworten.

Rätselhaft ist bis heute auch das Schicksal einer Familie aus dem Landkreis Harburg, die im Juli 2015 verschwand. Von der Mutter und der Tochter fehlt nach wie vor jede

Spur, die Polizei hat die Ermittlungen zum Verbleib der 41-Jährigen und der Zwölfjährigen mittlerweile eingestellt. Der 41-jährige Vater war kurz nach seinem Verschwinden bei Lauenburg tot in der Elbe gefunden worden. Die Polizei geht von einem erweiterten Suizid aus.

Der Theorie der Ermittler zufolge tötete der Vater seine Frau und seine Tochter und versteckte deren Leichen – so gut, dass die Körper auch Jahre später noch nicht entdeckt sind. Nach dem Verbergen der Leichname stürzt sich der Vater in die Elbe und ertrinkt. Sein Plan ist offenbar gewesen, nie wieder aufzutauchen: Mit Gurten hat er einen 25 Kilogramm schweren Betonklotz an seinem Körper befestigt. Doch er hat nicht einkalkuliert, wie unberechenbar die Launen der Elbe sind — und dass sie den Toten schon wenige Tage später wieder freigeben würde.

Problemfall Ertrinken

Wird ein Leichnam aus dem Wasser geborgen, dann neigt der kriminalistisch und rechtsmedizinisch unerfahrene Laie dazu, fast automatisch von einem Ertrinkungsmechanismus auszugehen. Die Konstellation umfasst jedoch alle Facetten zwischen Unfall, Suizid und Tötung bis hin zum natürlichen Tod. Nahezu jede Todesart kann im Wasser realisiert werden. Und ein Leichnam kann nach jeglicher Todesart aus unterschiedlicher Motivation nachträglich ins Wasser verbracht werden.

Bei einer Wasserleiche kann als Sektionsergebnis zum Beispiel auch ein Herzinfarkt, Drogentod, Unfalltod mit Gewalteinwirkung oder Mord zugrunde liegen. Entsprechend wichtig und schwierig ist die Sektion. In Zusammenarbeit mit der Gerichtsmedizin ist hier die kriminalpolizeiliche Sachbearbeitung besonders gefordert, um die Feststellung der Todesursache zu unterstützen. So sind alle äußeren Befunde zu erheben, auch zur Eingrenzung der „Wasserzeit" sind die Messung der Wassertemperatur und alle erforderlichen Maßnahmen für eine sichere Identifizierung durchzuführen und spezielle Asservierungen vorzunehmen, z.B. auch eine Vergleichswasserprobe zu ziehen.

Sehr variable Rahmenbedingungen sind für die an einer Wasserleiche festzustellenden Veränderungen von erheblicher Bedeutung, zum Beispiel Schwimmer/Nichtschwimmer, Tiefe des Gewässers, Temperatur/Jahreszeit, Verschmutzung des Gewässers, sehr warmes oder heißes Wasser, Überhitzung, Sprung in flaches Wasser, Sturz/Sprung in die Tiefe, Erschöpfung, Panik, Krampf, Magenfüllung, Alkohol und Drogen, Schiffbruch, Verkehrsunfall. Zu beachten sind Wasserliegezeit, Ausmaß der Fäulnis, Leichenzersetzung, Tiereinwirkung (z.B. bestimmte Fischarten, Wasservögel, Schnecken, Blutegel, Krabben, ggf. in entsprechenden Gewässern Haie, andere Großfische, Schildkröten), Algenbewuchs, Fettwachsbildung. Hinzu kommen Einwirkungen von Strömungen, Brandung, Untiefe, Flut („Tsunami"), Treibverletzungen, Hindernisse, Uferböschung, Bergungs- oder Maschinenverletzungen (z.B. Schiffsschrauben).

Die Position der Wasserleiche, abgesunken auf den Grund, schwebend im Wasser, treibend mit der Strömung, an der Oberfläche oder angetrieben am Ufer, ist von diversen Faktoren abhängig wie der Gasfüllung des Magens oder Darmtrakts, spezieller Kleidung, Fäulnis. Wäschestücke werden unter Umständen in der Strömung oder an Hindernissen abgestreift, sodass aus dem Zustand der Bekleidung nicht unbedingt Rückschlüsse gezogen werden können. Ein Suizident in der Badewanne zieht sich möglicherweise noch Kleidung an, um nicht nackt vorgefunden zu werden, andererseits legen Suizidenten in freien Gewässern gelegentlich auch die Kleidung noch am Ufer ab. Verstorbene weisen gerade als Wasserleiche manchmal fortgeschrittene späte Leichenveränderungen auf. Andererseits können Wasserleichen aus dem Ausland recht unorthodox vorseziert sein, nicht selten werden sie auch einbalsamiert.

„Klassische" Zeichen des Ertrinkungstodes wie stark überblähte sogenannte Ertrinkungslunge, Schaum in den Atemwegen, wässriger Inhalt in den Nasennebenhöhlen und im Magen sind bei Wasserleichen nur dann typischerweise ausgeprägt, wenn eine ertrunkene Person frühzeitig aus nicht allzu tiefem Wasser geborgen und unverzüglich untersucht (seziert) wird. Wenn auch Reanimationsmaßnahmen durchgeführt wurden oder beim

Beinahe-Ertrinken eine gewisse Überlebenszeit hinzukommt, ist das Befundspektrum verändert und die Diagnosestellung bezüglich Ertrinken morphologisch weitgehend unmöglich. Dasselbe gilt bei längerer Wasserliegezeit mit entsprechenden Fäulnisveränderungen. Vitale Blutungen sind dann ausgewässert bzw. ausgelaugt. Postmortale Läsionen wie Tiereinwirkung oder Schiffsschraubenverletzungen sind schwer von intravitalen Verletzungen abgrenzbar.

Insgesamt kann man feststellen, dass die Untersuchung von Wasserleichen wegen der komplizierten Verflechtung von (möglicherweise) innerer Erkrankung oder äußerer Gewalt, dem Sterbemechanismus des Ertrinkens (sofern es sich darum handelt) sowie Einflüssen des Milieus Wasser sehr problematisch ist. Die Untersuchung von Wasserleichen gehört zu den schwierigsten Aufgaben für den gerichtsmedizinischen Sachverständigen.

Erste Anlaufstelle für Menschen in Krisensituationen ist die Telefonseelsorge. Unter der kostenlosen Hotline 0800 1110111 erhalten Betroffene anonym und rund um die Uhr Hilfe von Beratern, die Auswege aus schwierigen Situationen aufzeigen können.

Um ein halbes Leben betrogen

Es ist einer dieser eher trüben Februartage, an denen es nicht wirklich hell wird. Und der Wind weht kräftig. Kein Tag, an dem es die Menschen aus ihren warmen Häusern vor die Tür lockt. Doch Dirk K. geht liebend gern ins Freie, gierig saugt er die frische Luft ein. Er sieht Bäume, Gärten und Wolken, spürt den Wind auf seiner Haut – alles unverstellt, ohne dass Gitterstäbe im Weg wären oder eine hohe Mauer. Es ist sein erster Tag draußen seit sehr, sehr langer Zeit. Fast 31 Jahre lang hatte der 52-Jährige dies so nicht mehr erleben können, weil er weggeschlossen war. Für den Mord an einem sieben Jahre alten Jungen war er etwa 11.000 Tage lang der Freiheit beraubt, ein Mord, für den er wohl nicht hätte verurteilt werden dürfen. In einem spektakulären zweiten Verfahren erfolgt schließlich der Freispruch.

Jahrzehntelang unschuldig hinter Gittern: Solche Nachrichten kennt man sonst eher aus den USA, wenn nach Dutzenden von Jahren jemand aus der Haft oder sogar aus der Todeszelle freikommt, nachdem nachgewiesen wurde, dass eine Verurteilung beispielsweise auf einer falschen Zeugenaussage beruhte. In Deutschland sorgte der Fall Gustl Mollath aus Bayern für einen Skandal. Der Mann war ein Opfer der Justiz geworden und hatte zu Unrecht in der Psychiatrie eingesessen, sieben Jahre lang.

Und nun ist da also dieser Mann, der mehr als drei Jahrzehnte auf seinen Freispruch warten musste. Das ist wohl ein trauriger Rekord in Deutschland. Als der damals 21-Jährige verurteilt wurde, war Helmut Kohl erst wenige Jahre Kanzler, in den USA regierte noch Ronald Reagan. Es war das Jahr, in dem Boris Becker zum ersten Mal Wimbledon gewann, die Mauer zwischen den beiden Deutschlands unüberwindlich schien und noch kein Handy zum Straßenbild gehörte. Eine kleine Ewigkeit also. Dirk K. könnte Groll empfinden angesichts dieser unvorstellbar langen Zeit, die er zu Unrecht hinter Gittern gesessen hat. Er könnte verbittert sein, Vorwürfe erheben. Der Mann tut nichts davon. Er sagt nur, was für ihn offensichtlich ist, eine bittere, schmerzliche Erkenntnis über ein grausames Verbrechen an einem kleinen Jungen: „Der Mörder läuft frei herum."

Wer also hat den Siebenjährigen aus Essen getötet? Wird die Wahrheit jemals ans Licht kommen?

Es ist der 23. April 1985. Die ganze Nacht lang haben die Eltern des kleinen Michael kein Auge zugetan. Sie bangen um das Leben ihres Sohnes. Der Junge ist am Nachmittag des Vortages nicht vom Spielen nach Hause gekommen. Erst haben die Eltern allein versucht, ihn zu finden. Am Abend haben sie dann die Polizei eingeschaltet, die für die Suche unter anderem auch einen Hubschrauber einsetzt. Dutzende Beamte durchkämmen ein Waldgebiet in der Nähe des Wohnhauses der Eltern. Am frühen Morgen gibt es die traurige Gewissheit: Der Junge ist tot. Seine Leiche wird in einem Ilexgebüsch abseits eines Waldwegs gefunden, nur etwa 300 Meter von seinem

Zuhause entfernt. Der Körper des Siebenjährigen ist teilweise entkleidet, Hose und Unterhose sind bis zu den Knien heruntergezogen. Deshalb wird ein Sexualdelikt angenommen.

Wenn ein Mensch stirbt, bedeutet das unendlich viel Leid. Es breitet sich aus, zieht Kreise, ähnlich wie bei einem Stein, den man in einen Teich wirft und der dann Wellen schlägt. Ein Verstorbener hinterlässt Menschen, die trauern, vermissen, den Schmerz des Verlustes kaum ertragen können. Besonders schlimm ist es für Eltern, die ein Kind verlieren. Es ist wider die Natur, dass Sohn oder Tochter vor Mutter und Vater gehen. Manche Angehörige kommen nie darüber hinweg.

Für alle Hinterbliebenen ist es überaus wichtig zu erfahren, was passiert ist. Sie wollen hören, wie ihr Großvater, Neffe, die Tante oder das Kind zu Tode gekommen ist. Ein rechtsmedizinisches Gutachten, das Klarheit schafft, kann tatsächlich so etwas wie Medizin sein, mit einer heilsamen Wirkung. Vor allem beschäftigt die meisten Angehörigen die Frage, ob der Verstorbene gelitten hat. Ist er friedlich gegangen? Oder hatte er Schmerzen, musste er Ängste durchleiden? Ist er gequält worden? In einem Obduktionsbericht stehen nüchterne Fakten. Es werden zum Beispiel die Körpermaße aufgelistet, Narben und Tätowierungen genannt, Organe gewogen und Auffälligkeiten notiert, jede Verletzung wird dokumentiert. In den meisten Fällen kann eine Todesursache sicher festgestellt werden, sie findet sich dann in der Zusammenfassung des Sektionsberichts. Als Rechtsmediziner muss man das ganz professionell betrachten, Emotionen während der Arbeit verbieten sich. Aber hinter all diesen Zahlen und Fakten steht ein Schicksal, die Geschichte eines Menschen. Und manchmal, wenn man zu Hause ist, kommt man ins Grübeln. Bedrückend sind im-

mer wieder die Fälle mit getöteten Kindern. Und die Frage: Wer tut so etwas?

Im Fall des ermordeten Siebenjährigen aus Essen kommen nach der Tat mehr als hundert Hinweise aus der Bevölkerung. Spur Nummer 81 führt zu Dirk K. Der damals 21-Jährige, der in der Nachbarschaft lebt, gerät auch deshalb in Verdacht, weil er schon früher sexuelle Kontakte zu Jungen gesucht haben soll. Es hat aber noch nie eine Anzeige gegen ihn gegeben, er soll nie Gewalt angewendet haben. Ob er tatsächlich pädophil ist, bleibt offen.

Eine Woche nach dem Gewaltverbrechen nimmt die Polizei den Aushilfsgärtner fest. Der junge Mann, der als geistig behindert gilt, wird intensiv vernommen. Später heißt es, er habe die Tat gestanden. Demnach verlief das Verbrechen so: Er habe den Jungen am Spielplatz in der Nähe seines Elternhauses angesprochen. Der Siebenjährige bekommt Angst und läuft weg. Dirk K. will ihn verfolgt und eingeholt haben. Weil das Kind nicht aufgehört habe zu schreien, habe er ihn erwürgt. Im Schwurgerichtsprozess um den Mord an dem Jungen widerruft der Angeklagte sein Geständnis. Gleichwohl reicht der Kammer die Beweislage aus, um von seiner Täterschaft überzeugt zu sein. Wegen seiner intellektuellen Einschränkung – sein Intelligenzquotient wird auf 74 eingestuft – gilt er als schuldunfähig. Von „mittelgradigem Schwachsinn" ist die Rede. Deshalb wird er, so will es das Gesetz in solchen Fällen, vom Vorwurf des Mordes freigesprochen. Die Entscheidung bedeutet aber mitnichten, dass derjenige, von dessen Täterschaft das Gericht überzeugt ist, auf freien Fuß kommt. Als schuldunfähige Personen, die als gefährlich eingestuft wird, wird Dirk K. in die geschlossene Psychiatrie eingewiesen.

Ein IQ von knapp über 70: Das heißt schwachsinnig im forensischen Sinne. Wenn jemand nicht ins Gefängnis kommt, sondern in die geschlossene Psychiatrie, klingt das vielleicht nach einer milderen Sanktion. Aber auch das bedeutet hohe Mauern, verschlossene Türen und Gitterstäbe. Und das Problem bei der Einweisung in die Psychiatrie ist: Sie ist nicht zeitlich begrenzt. Bei einer lebenslangen Freiheitsstrafe kann der Verurteilte, wenn er sich in der Haft gut führt, nach 15 Jahren auf Bewährung entlassen werden, vielleicht auch nach 17, 20 oder 25 Jahren. Irgendwann hat er seine Strafe abgesessen. Nur bei den Wenigsten bedeutet lebenslänglich wirklich lebenslänglich. Das sind die ganz harten Fälle, bei denen beispielsweise zusätzlich die Sicherungsverwahrung verhängt oder eine besondere Schwere der Schuld festgestellt wurde. Doch in der Psychiatrie ist das Ende der Maßnahme grundsätzlich offen. Der Insasse wird regelmäßig begutachtet und kommt erst frei, wenn er als nicht mehr gefährlich gilt. Und ein wichtiges Kriterium bei dieser Einschätzung ist die Frage, ob der Mann oder die Frau das Verbrechen einräumt und bereut. Das hat Dirk K. nie gemacht. Er hat immer wieder seine Unschuld beteuert, wurde deshalb durch Psychiater als uneinsichtig sowie nicht therapierbar eingestuft und blieb immer noch länger hinter Gittern, 31 Jahre lang.

Dabei hat es elf Jahre nach der Einweisung des Aushilfsgärtners ein Ereignis gegeben, das dem Fall eine neue Wendung hätte geben können. Ein Anwalt meldet sich 1997 bei den Ermittlern und erzählt, einer seiner Mandanten, der sich ambulant therapieren ließ, habe sich zu dem Mord an dem Siebenjährigen bekannt. Es ist ein junger Mann, der zur Tatzeit 15 Jahre alt war und ebenfalls in der Nachbarschaft des Opfers wohnte. Die Staatsanwaltschaft prüft das Geständnis und stuft es als bedeutungslos ein. Angeblich passt es nicht zu den objektiven Beweismitteln, insbesondere nicht zu dem, was im damaligen Urteil als Todesursache des Jungen benannt wird. Hier heißt es, dass das Kind erwürgt worden sei. Der junge Mann, der jetzt die Tat eingeräumt hat, spricht aber auch von Messerstichen in den Hals. Unglaubwürdig, so meint man, zumal dieser Mann später im Wiederaufnahmeprozess von seinem Aussageverweigerungsrecht Gebrauch macht. Dirk K. bleibt eingesperrt.

Drei Jahrzehnte gehen ins Land. Zuletzt wird dem mittlerweile 51-Jährigen am 26. März 2015 im Rahmen einer rechtlichen Anhörung gesagt, dass die Justiz es weiterhin nicht verantworten will, ihn in die Freiheit zu entlassen. Doch inzwischen hat sich der Hamburger Rechtsanwalt Dr. Achim Lüdeke des Falles angenommen. Der Strafverteidiger, der bundesweit als spezialisierter Anwalt für Unterbringungsrecht tätig ist, entdeckt das Geständnis des zweiten Mannes, recherchiert, forscht nach. Und er stößt auf Ungereimtheiten, wegen derer er schließlich die Wiederaufnahme des Falles beantragt. Das nun zuständige Dortmunder Schwurgericht weist den Antrag zurück. Der Strafverteidiger reicht gegen diese Entscheidung Beschwerde ein. Schließlich entscheidet das Oberlandesgericht Hamm, dass der Fall erneut geprüft werden müsse. Eine andere Dortmunder Strafkammer genehmigt nun das Wiederaufnahmeverfahren. Die Begründung: Das Gericht geht davon aus, dass das Landgericht Essen 1985/86 anders entschieden hätte, wenn das Geständnis von 1997 bereits zuvor bekannt gewesen wäre. Dirk K. kommt frei, endlich. Am 2. Februar 2016 wird er aus dem Maßregelvollzug entlassen.

Dieser Fall hat mich besonders berührt, weil es eine spezielle Tragik hat, wenn jemand unschuldig hinter Gittern landet, und ganz besonders, wenn es sich um einen so unglaublich langen Zeitraum handelt. Zudem rief die Sache Erinnerungen in mir wach, weil sich die Ermordung des Siebenjährigen in Essen ereignet hatte. Ich war in der Zeit von 1989–1991 Direktor des Instituts für Rechtsmedizin am Uniklinikum Essen gewesen. Auch als ich längst in die Hansestadt gewechselt war, habe ich gelegentlich noch Fälle aus dem Ruhrgebiet bearbeitet, weil sich die dortigen Rechtsmediziner, die Polizisten und Justizorgane an meine frühere Tätigkeit und meine speziellen wissenschaftlichen Schwerpunkte erinnerten.

Mit der Sache des ermordeten Siebenjährigen wurde ich allerdings von dem Strafverteidiger Dr. Lüdeke betraut. Ich weiß, dass er neben seiner Anwaltstätigkeit auch schriftstellerisch ambitioniert ist und einen auf Tatsachen fußenden Roman über Dirk K. vorbereitet. Dieser zu unrecht verurteilte Mann hat wirklich eine bewegende Geschichte, mit vielen Tiefschlägen – und letztlich einem guten Ende.

In dem Wiederaufnahmeverfahren und bei der neuerlichen Prüfung des Falles wird besonderes Augenmerk auf das Obduktionsprotokoll gelegt. Passt es eher zum – später widerrufenen – Geständnis von Dirk K., der nur davon gesprochen hatte, er habe den Jungen erwürgt? Und der ausdrücklich bestritten hat, ein Messer eingesetzt zu haben? Oder gibt es womöglich Übereinstimmung zu den Schilderungen im späteren Geständnis des anderen jungen Mannes von 1997, als tatsächlich von Messerstichen die Rede war? Weil die Staatsanwaltschaft dieser Darstellung seinerzeit so wenig Bedeutung beigemessen hat, macht auch dieser Mann später einen Rückzieher von dem an sich eindeutigen Geständnis. Nun gibt er an, er müsse sich das Ganze eingebildet haben.

Schon beim ersten Studium der Akten und insbesondere des Obduktionsprotokolls sind mir Widersprüche aufgefallen. Im damaligen Prozess erklärte der dort als Sachverständiger geladene erste Obduzent, dass es sich bei Verletzungen am Hals des Opfers um postmortale Tierverletzungen handelte, zum Beispiel durch die Krallen eines streunenden Hundes. Allerdings hatten die Rechtsmediziner die Verletzungen in ihrem Sektionsbericht detailliert beschrieben. Tatsächlich passen sie nach meiner Überzeugung sehr genau zur Einwirkung mit einem Messer.

Es heißt dort, die Verletzungen reichten tief durch die Halsweichteile und Halsorgane bis an die Wirbelsäule heran. Die Formulierungen lauten beispielsweise „glattrandige Verletzung", „Wundränder glatt". Das deutet auf eine Messerklinge hin. Auch heißt es einmal: „Die linke Drosselblutader ist glatt durchtrennt." Insgesamt sind fünf die Haut durchsetzende derartige Verletzungen beschrieben, zum Teil finden sich auch Formulierungen wie „stichartig". Das sind geradezu lehrbuchmäßige Beschreibungen von Stichverletzungen. Keine Kralle und kein Zahn heimischer Tiere sind so lang und spitz, dass dadurch eine solche Verletzung hervorgerufen werden könnte.

Für mich ist unverständlich, wie angesichts dieser Beschreibungen im Sektionsprotokoll von einem der Obduzenten seinerzeit im Prozess die Schlussfolgerung präsentiert werden konnte, dass es sich um postmortale Tiereinwirkungen handelt. Bezüglich der nachträglichen Verdachtsdiagnose einer Tiereinwirkung hatte sich der Sachverständige mit dem zweiten Obduzenten nicht abgestimmt. Er hatte eigenständig handschriftlich im Sektionsprotokoll Ergänzungen vorgenommen, die seinem damaligen Kollegen nicht bekannt waren. Zwar sind am Hals auch kratzerartige und zum Teil fetzige Verletzungen beschrieben. Diese sind jedoch dadurch zu erklären, dass die Messerspitze teilweise nur zaudernd eingesetzt wurde, sodass man insgesamt mehr Einwirkungen auf den Hals annehmen kann als die fünf von den Obduzenten erwähnten Stichkanäle. Der Täter hat mit dem Messer offenbar nicht nur direkt zugestochen, sondern es auch ritzend, schneidend eingesetzt. Der Täter hat wenig „professionell" gearbeitet, professionell in dem Sinne, wenn jemand effizient töten will. Dann hätte er rein theoretisch die Kehle durchschneiden können. Hier aber gab es Stiche mit einem etwas wirren Ablaufmuster. Nur die Reihenfolge war klar: erst strangulieren, dann zustechen, denn das getötete Kind hatte ausgedehnte sogenannte Stauungsblutungen im Kopf- und Gesichtsbereich.

Von diesen zusätzlichen Halsverletzungen hatte der ursprünglich Verurteilte in seinem Geständnis nie ein Wort erwähnt. Dass er trotzdem für schuldig erkannt worden ist, ist aus meiner Sicht völlig unverständlich. Für mich war offensichtlich, dass das zweite Geständnis eindeutig Täterwissen repräsentierte, während der Verurteilte nie auch nur andeutungsweise von Halsstichverletzungen berichtet hatte.

Einen weiteren Widerspruch dürfte das Gericht im ersten Prozess 1986 ebenfalls gesehen, aber wohl als Schutzbehauptung eingestuft haben. Dem Opfer wurde mit einem stumpfen Gegenstand, etwa einem Ast, auf den Kopf geschlagen. Eine solche Gewalteinwirkung hatte der geistig minderbemittelte Dirk K. im Geständnis bei der Polizei vehement bestritten: „Das stimmt nicht. Meine Mutter hat mir immer verboten, andere zu schlagen."

Ich habe viel darüber nachgedacht, wie ich die nachträgliche Uminterpretation des eigentlichen Protokolls sowie die veränderte Darstellung durch den Sachverständigen bei der Gerichtsverhandlung verstehen kann. Ich habe mir überlegt, ob der Gutachter hier mehr der Überzeugung der

Staatsanwaltschaft bezüglich der Täterschaft des damals 21-Jährigen gefolgt ist als der Verpflichtung gegenüber dem Sachbeweis, den er selbst vorher erhoben hatte. Aus meiner persönlichen Sicht ist das eine krisenhafte Situation im Fach Rechtsmedizin. Wir sind einzig der Wahrheit und nur dem Sachbeweis verpflichtet und der Objektivität ohne Ansehen der Person des Beschuldigten. Wir müssen jegliche Befangenheit oder Voreingenommenheit vermeiden. Hier entsteht jedoch der Eindruck, dass man einem geistig Minderbemittelten etwas in die Schuhe geschoben hat.

Der Fall weckt Erinnerungen an einen anderen spektakulären Prozess, der in einem Wiederaufnahmeverfahren mit einem Freispruch endete: Der Mord an der neun Jahre alten Peggy, die am 7. Mai 2001 in Oberfranken verschwand und deren sterbliche Überreste erst 15 Jahre später gefunden wurden. Ein damals 27 Jahre alter Mann, Ulvi K., der nach einer schweren Hirnhautentzündung geistig behindert war, wurde 2004 für das Gewaltverbrechen zu lebenslanger Haft verurteilt. Zum Schuldspruch war das Gericht ausschließlich aufgrund eines Geständnisses des Verdächtigen gekommen, das dieser zudem ohne anwaltlichen Beistand abgelegt hatte. Darin hatte er gesagt, er habe dem Mädchen Mund und Nase zugehalten, bis es erstickt ist. Bei der Verurteilung zu lebenslanger Haft ging das Gericht davon aus, dass der Mann wegen seiner geringen Intelligenz nicht in der Lage gewesen sei, eine solche Geschichte zu konstruieren. Zum Wiederaufnahmeverfahren im Jahr 2013 kam es unter anderem, weil ein Hauptbelastungszeuge seine Aussage widerrief. Schließlich wurde Ulvi K. freigesprochen.

Das zeigt zugleich die Problematik von Geständnissen, wenn man allein einem Geständnis folgt, das zuzutreffend scheint, und es versäumt, objektive Sachbeweise zu sichern beziehungsweise wenn überhaupt keine vorhanden sind. Das gilt für den Fall Peggy ebenso wie für die Tat in Essen. Im Fall des siebenjährigen Michael hat man jedenfalls keine einzige serologische Spur gefunden, heute würde man sagen: keinerlei DNA-Spur, die eine Beziehung des ersten Verdächtigen zur Tat belegen könnte. Es gab weder Spuren vom Verdächtigen am Kind noch umgekehrt. Man hat insbesondere keine Blutspuren gefunden, obwohl sie vom Tatbild her dort hätten sein müssen. Und der damals 21-Jährige wäre intellektuell nicht in der Lage gewesen, solche Spuren zu beseitigen beziehungsweise zu vertuschen.

Im neuen Prozess, der 32 Jahre nach dem Mord an dem kleinen Michael beginnt, steht alles auf Anfang. Es gilt die Unschuldsvermutung. Nach so langer Zeit ein Geschehen aufzuklären, ist eine besondere Herausforderung. Die Spuren, die Akteninhalte, die objektiven Befunde sind dieselben wie früher. Sie sind beständig. Aber die Zeugen? Aus leidvoller Erfahrung gelten Zeugen in Prozessen als die „schlechtesten Beweismittel". Juristen kennen zur Genüge die Probleme, die Menschen bei ihrer Wahrnehmung haben. So kommt es durchaus vor, dass derselbe Täter von einer Person als groß und dunkelhaarig beschrieben wird, ein anderer ihn aber als klein und blond schildert. Und beide haben nach bestem Wissen und Gewissen ausgesagt. Doch Erinnerungen sind oft getrübt und überlagert, es mischen sich andere Eindrücke darunter, später Gehörtes, Gesehenes, Unbewusstes. Das Gedächtnis kann einem schon nach wenigen Monaten, Wochen oder sogar Tagen einen bösen Streich spielen. Und nach Jahrzehnten? Niemand kann sich nach so langer Zeit zweifelsfrei an Details erinnern.

Und so ist es nur zu verständlich, dass im Wiederaufnahmeprozess beispielsweise nicht mehr geklärt werden kann, unter welchen Umständen genau das Geständnis von Dirk K. bei der Polizei damals zustande kam. Auch die erneuten Aussagen der beiden damaligen Obduzenten lassen keine eindeutige Bewertung zu. Alles bleibt im Ungefähren. Aufgeklärt wird der Fall nicht. Und schließlich, nach sieben Monaten Verhandlungsdauer, endet der neue Prozess mit einem Freispruch für Dirk K. Zudem wird dem Mann eine hohe Entschädigungssumme für die erlittene Zeit hinter Gittern zugesprochen. Die Rede ist von mehreren Hunderttausend Euro.

Man kann dies sicherlich als eine späte, aber wohltuende Gerechtigkeit empfinden. Man kann es aber auch für einen Skandal halten, dass jemand, bei ausgesprochen dünner Beweislage, überhaupt so lange eingesperrt ist. In unserem Rechtssystem gilt bekanntlich stets die Maxime *in dubio pro reo*, im Zweifel für den Angeklagten. In diesem Fall hat es einen Mann getroffen, der sich kaum wehren konnte, einen von seinen geistigen Fähigkeiten her stark Eingeschränkten. Keinen Taktierer, keinen versierten Lügner, niemand, der mühelos täuscht. Umso mehr muss beeindrucken, was der Beschuldigte in seinem letzten Wort, das von seinem Verteidiger verlesen wird, sagt. Er beteuert erneut, er habe den Jungen nicht getötet: „Der Mörder läuft frei herum."

Gleichwohl will der Schwurgerichtsvorsitzende ausdrücklich nicht von einem Justizskandal sprechen. Das Urteil aus dem Jahr 1986 sei zwar aus heutiger Sicht falsch. Dennoch sei es nicht fehlerhaft. Der Richter: „Juristen bewerten Beweismittel unterschiedlich, auch Richter machen Fehler – all das ist kein Skandal." Dass ein Rechtsmediziner nach der Obduktion und im ersten Prozess erklärt hat, Michaels Halswunde sei durch einen Tierbiss verursacht worden, „war wohl ein Fehler", betont der Vorsitzende. „Die

Wunde zeigte damals einen klassischen Stichkanal." Dirk K. hatte jedoch stets vehement bestritten, das Kind am Hals verletzt zu haben. Bei einem Geständnis hätte es keinen Sinn gemacht, ausgerechnet diese Verletzungen zu leugnen. Auch aus weiteren Gründen hat die Kammer jetzt am früheren Geständnis des Verdächtigen bei der Polizei Zweifel. So hatte der damals 21-Jährige beispielsweise gesagt, er habe an Michaels Hose Reißverschluss und Druckknopf geöffnet. Tatsächlich hatte die Hose nur einen Gummizug.

Zudem stellen die Juristen fest, dass es seinerzeit Verfahrensfehler gegeben habe. Man hatte Dirk K. nicht von Beginn an einen Anwalt gestellt. Darüber hinaus war er nach damaligen Maßstäben nicht schuldunfähig – damals der Grund für die dauerhafte Unterbringung in einer Psychiatrie. „Er hatte einen IQ von 74", so der Richter, „kein Grund, deswegen eine Schuldunfähigkeit zu attestieren."

Wer der Mörder von Michael ist, sei nicht mehr festzustellen. Schließlich hatte auch der Mann, der elf Jahre nach dem Gewaltverbrechen an dem Siebenjährigen die Tat eingeräumt hatte, sein Geständnis später widerrufen. Und auch wenn dessen ursprüngliche Schilderung, ein Messer eingesetzt zu haben, besser zu der Vorgehensweise des Mörders passt, gebe es für seine Schuld keine Beweise.

Das Urteil war nach meiner Einschätzung nicht wirklich konsequent. Der 31 Jahre unschuldig Inhaftierte bekam keinen Freispruch erster Klasse, also wegen erwiesener Unschuld. Vielmehr führte der Vorsitzende Richter der Schwurgerichtskammer aus, dass die Beweislage seinerzeit unzureichend war. Und dass das Geständnis nicht zu verwerten sei. Es wurde allerdings nicht eindeutig festgestellt, dass er von vornherein erkennbar unschuldig war. 31 Jahre unschuldig hinter Gittern – eine extrem lange Zeit. Vermutlich ein unrühmlicher deutscher Rekord.

Pädophilie

Der Begriff Pädophilie ist eine Sammelbezeichnung, die alle sexuell betonten Neigungen zu Kindern umfasst. Die Klassifikationssyteme unterscheiden nach der Orientierung zwischen heterosexueller, homosexueller und bisexueller Pädophilie.

Sexuelle Zuwendung zu Knaben wird auch als Päderastie bezeichnet.

Der gesellschaftliche Umgang mit diesen Phänomenen ist großen Wandlungen unterworfen. Früher, zum Beispiel in der Romantik, galt Pädophilie nicht als moralisch verwerflich. Heute ist damit eine starke gesellschaftliche Stigmatisierung verbunden. Dies ist unter Haftbedingungen besonders ausgeprägt. Pädophile stehen auf der untersten Stufe der Häftlingshierarchie.

Zur Häufigkeit von Pädophilie liegen keine einheitlichen Daten vor. Man geht in Deutschland von einer Prävalenz zwischen 0,2 und 5 Prozent in der männlichen Bevölkerung aus. Pädophilie ist kein rein männliches Problem, wenngleich entsprechende Handlungen durch Frauen, auch durch Mütter, in der Gesellschaft bisher kaum problematisiert und eher bagatellisiert werden. Den Opfern weiblicher Übergriffe fällt es möglicherweise noch schwerer, den Missbrauch einzugestehen.

Pädophilie ist kein einheitliches Phänomen. In der Typologie von Schorsch wird nach sozialem Werdegang, sexueller Entwicklung sowie medizinischen und kriminologischen Daten folgende Typen unterschieden: kontaktarme retardierte Jugendliche, sozial randständige Jugendliche, Sozialdesintegrierte im mittleren Lebensalter, erotisierte pädagogische Beziehungen, Alterspädophilie.

Die Pädophilie gehört zu den sogenannten Paraphilien. Dabei handelt es sich um verschiedene Formen der psychosexuellen Störungen. Zu den Störungen der Sexualpräferenz gehören beispielsweise auch Exibitionismus, Fetischismus, Masochismus, Sadismus, Voyeurismus. Darüber hinaus gibt es eine Reihe weiterer Verhaltensabweichungen bezüglich sexueller Handlungen, zum Beispiel Nekrophilie und Sodomie.

Leichenschau und Sektion

Die Leichenschau ist in Deutschland als ärztliche Aufgabe gesetzlich festgeschrieben. Die Regelungen fallen in die Gesetzgebungskompetenz der Bundesländer. Diese haben Fragen des Leichenrechts in sog. Bestattungsgesetzen geregelt.

Überall ist vorgeschrieben, dass die äußere Leichenschau durch einen approbierten Arzt vorgenommen wird. Der im Anschluss an die Leichenschau auszufüllende Leichenschauschein, auch Todesbescheinigung genannt, ist von Bundesland zu Bundesland etwas unterschiedlich gestaltet. Der Leichenschauarzt muss in jedem Fall folgende Feststellungen treffen: Feststellung des Todes, des Todeszeitpunkts, der Todesart (unterschieden wird in den meisten Bundesländern zwischen „natürlich", oder „nicht-natürlich" beziehungsweise„ungeklärt"). Außerdem soll der Arzt die Todesursache angeben und die Kausalkette, die vom Grundleiden zur letztendlichen Todesursache geführt hat. Die Personalien des Leichnams müssen genau überprüft werden.

Die erste und wichtigste Aufgabe bei der Leichenschau ist die sichere Feststellung des Todes. Dazu muss der Arzt die sicheren Todeszeichen prüfen (Leichenflecke, Leichenstarre, Leichenfäulnis, nicht mit dem Leben vereinbare Verletzungen).

Eine extrem wichtige Weichenstell-Funktion hat der Arzt im Hinblick auf die Qualifikation der Todesart. Wird diese als nicht-natürlich oder ungeklärt klassifiziert, dann ergibt sich hieraus eine Meldepflicht an die Polizei. Diese leitet ein sog. Todesermittlungsverfahren ein und fasst alle Ergebnisse für die Staatsanwaltschaft zusammen. Die Staatsanwaltschaft entscheidet, ob der Leichnam freizugeben ist oder aber eine gerichtliche Sektion im Institut für Rechtsmedizin angeordnet wird. Wenn der Arzt die Todesart als natürlich klassifiziert, erfolgen keinerlei weitergehende Untersuchungen.

Untersuchungen in der Rechtsmedizin haben ergeben, dass etwa jedes zweite Tötungsdelikt in Deutschland nicht erkannt wird, überwiegend aufgrund von Fehlern bei der ärztlichen Leichenschau. Darüber hinaus zeigen Sektionsergebnisse immer wieder, dass etwa die Hälfte der Todesbescheinigungen im Hinblick auf die maßgeblichen Grunderkrankungen und die Todesursache des Verstorbenen nicht korrekt ausgefüllt sind.

Der Mann, der auf Leichen steht

Die Flammen etlicher Kerzen flackern; Licht und Schatten zerschneiden das Zimmer in hellere und dunklere Abschnitte. Mehrere Heiligenbilder sind um das Bett im Raum platziert. Die Szene hat etwas Mystisches, vor allem aber auch etwas Verstörendes, Schockierendes. Denn in dem Bett liegt hindrapiert ein junges Mädchen, gerade mal 13 Jahre alt, reglos. Um den Hals der Jugendlichen ist ein Seidenschal geschlungen – das Mordwerkzeug. Mit ihm ist sie erdrosselt worden.

Die brennenden Kerzen und die Madonnen, deren milde Blicke auf dem Opfer ruhen: Soll damit Abbitte geleistet werden für ein furchtbares Verbrechen, den viel zu frühen Tod eines unschuldigen Menschen? Wollte der Täter, einer bizarren Logik folgend, seinem Opfer damit nach dem Tod eine friedlich-selige Geborgenheit verschaffen? Doch selbst jetzt kommt die 13-Jährige nicht zur Ruhe. Nachdem ihr kalter, starrer Körper in die Leichenhalle eines Krankenhauses gebracht worden ist, dort scheinbar sicher verwahrt als Vorstufe zur letzten Ruhe, verschwindet die Tote spurlos aus der Leichenhalle. Es ist der Auftakt einer gruseligen Serie von Leichendiebstählen

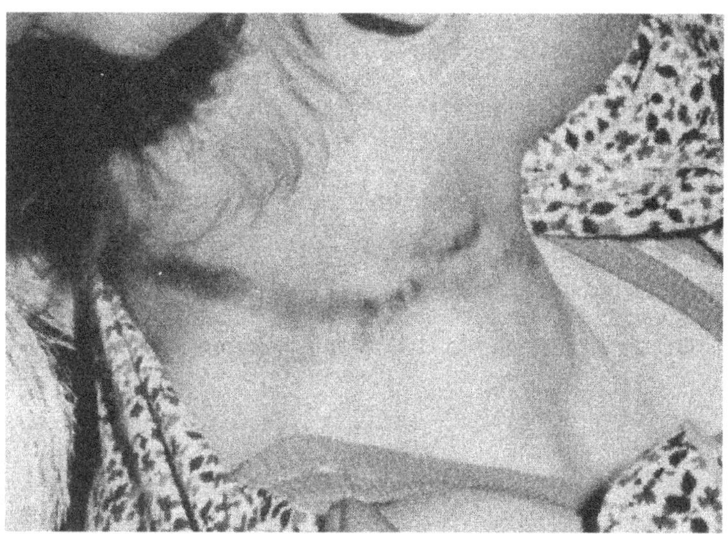

Die Drosselmarke am Hals des Mädchens, so wie sie von der Kriminalpolizei dokumentiert wurde, bevor der Leichendiebstahl geschah.

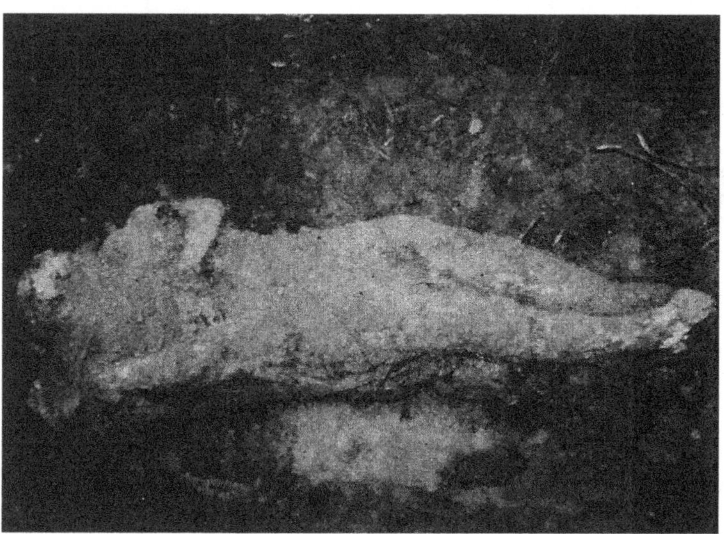

Der noch mit Erdanhaftungen bedeckte, stark in Fäulnis und Fettwachsbildung übergegangene Leichnam des getöteten Mädchens nach Bergung durch die Rechtsmediziner.

in Norddeutschland, die die Menschen in der Region erschüttert.

Der erste dieser Fälle ereignete sich in Verden. Ich hatte nicht lange zuvor meine Facharzt-Ausbildung zum Rechtsmediziner begonnen, als wir im September 1978 zu einem Tatort im Haus eines Handwerkers gerufen wurden. Die Tote lag bekleidet im Bett, am Hals war deutlich eine Strangmarke zu erkennen. Wie wir vor Ort von der Polizei erfuhren, war das Opfer, eine 13-Jährige, über Monate von ihrem Stiefvater missbraucht worden. Schließlich hatte sie die sexuellen Übergriffe angezeigt. Damit war dem Täter sicherlich klar, dass er kurz vor der Verhaftung stand. Offenbar ist er in dieser Situation durchgedreht. Er tötete also, so der Verdacht der Ermittler, die Tochter und bahrte ihren Leichnam im Bett auf. Dann brachte sich der 33-Jährige selber Schnitte an den Handgelenken bei, die aber zu oberflächlich waren, um von einem ernsthaften Suizidversuch auszugehen. Er zeigte die blutenden Verletzungen noch demonstrativ seiner Frau, bevor er aus dem Haus verschwand.

Die Fahndung nach dem Verdächtigen wird sofort eingeleitet. Er ist mit seinem Fahrrad geflüchtet, aber nicht weit gefahren. Bereits eine Stunde später wird der Mann am Fuß einer Steintreppe in einem nahe gelegenen Fluss gefunden. Der 33-Jährige ist nun ebenfalls tot. Der Körper wird in die Leichenhalle des Krankenhauses gebracht, in denselben Raum, in dem nun auch die von ihm ermordete Stieftochter liegt. Für den übernächsten Tag werden für die beiden Toten gerichtliche Sektionen anberaumt.

Für uns ergab sich eine völlig überraschende Situation, als wir die Kühlzelle für das Mädchen öffneten: Sie war leer, der Leichnam verschwunden! Mehrere andere Leichen und die bei ihnen gelagerten Wertgegenstände blieben aber un-

angetastet. Offenbar hatten die Täter es gezielt auf diese Tote abgesehen. Über den Mord war schließlich hinreichend in den Medien berichtet worden. Die Rekonstruktion der Polizei ergab, dass der oder die Täter über ein kleines Fenster der ehemaligen Kapelle, die als Leichenhalle diente, eingestiegen waren. Sie hatten dann einfach die verschlossene Eingangstür zur Leichenhalle, in der sich auch die Kühlzellen befanden, von innen geöffnet und den Körper abtransportiert.

Die Polizei versucht, diesen düsteren, bizarren Diebstahl aufzuklären. Es werden umfangreiche Ermittlungen angestellt und zahlreiche Spuren verfolgt. Insbesondere überprüfen die Beamten, ob der Leichendiebstahl möglicherweise aus religiösen Motiven erfolgt sein könnte, etwa durch Verwandte der getöteten Jugendlichen oder auch von Zugehörigen einer Sekte. In diese Richtung wird auch wegen der Heiligenbilder ermittelt, die in dem Schlafzimmer der Toten aufgestellt waren. Doch die Nachforschungen bleiben ergebnislos. Es ergibt sich kein Hinweis auf den oder die Täter. Allerdings wird ermittelt, dass der Körper vermutlich in einem Leichenwagen abtransportiert worden ist. Ein solches Fahrzeug wurde an jenem Morgen um 5 Uhr von einem Assistenzarzt des Krankenhauses vor der Leichenhalle gesehen. Es besteht zunächst ein vager Verdacht, dass von interessierter Seite durch den Leichendiebstahl ein wichtiges Beweismittel entfernt wurde.

Grundsätzlich gilt bei Tötungsdelikten: Kann das Opfer nicht gründlich untersucht werden, ist auch die Ermittlung der Todesursache unmöglich und die Rekonstruktion eines Verbrechens zumindest deutlich erschwert. Oft fehlen dann entscheidende Hinweise, die zum Täter führen könnten. In diesem Fall spricht jedoch alles dafür, dass der Stiefvater den Mord begangen hat. Und dass die Angehörigen nichts mit dem Leichendiebstahl zu tun haben. Bei dem Mann jedenfalls ergibt sich bei der Frage nach der Todesursache durch die Obduktion ein eindeutiger Befund: Er ist ertrunken. Ferner werden bei dem Mann eine Blutalkoholkonzentration von 0,8 Promille festgestellt sowie Spuren von Beruhigungsmitteln nachgewiesen.

Der Fall blieb mysteriös. Gut sechs Wochen später wurden wir wieder in die Region Verden gerufen. Hier hatte sich ein Hund, der in den frühen Morgenstunden spazieren geführt wurde, am Rande eines Feldes sehr auffällig benommen. Sein Herrchen beobachtete, wie das Tier intensiv den Boden aufkratzte und aufgeregt schnüffelte. Als der Hundehalter näher herantrat, bemerkte er Teile eines menschlichen Kopfes mit langen Haaren, den der Hund freigelegt hatte. Der Mann alarmierte die Polizei, die uns verständigte. Wir sind unverzüglich in Hamburg aufgebrochen und waren schon eineinhalb Stunden später vor Ort.

Es war eine gespenstische Atmosphäre, Nebelschwaden waberten über das Feld, graue, dunkle Wolken zogen über uns hinweg. Es wirkte wie eine richtige Hitchcock-Szenerie – inklusive düster wirkender Gestalten in flatternden dunklen Mänteln, die sich auf dem Acker zu schaffen machen und nach und nach einen Leichnam freilegen. Nur dass in einem Krimi natürlich Bösewichte am Werk gewesen wären. Hier waren es aber die Guten: die Beamten der Spurensicherung und von der Mordkommission sowie mein damaliger Oberarzt in der Rechtsmedizin, Bernd Brinkmann, und ich. Ich habe seinerzeit als Jüngster tüchtig mit dem Spaten geschuftet. Nach heutigen Maßstäben sind wir beim Ausgraben allerdings wenig professionell vorgegangen, weil wir mit grobem Gerät, also Schaufeln und Spaten, gebud-

delt haben. Der Leichnam lag in gestreckter Rückenlage in einer relativ flachen Kuhle. Der Körper war unbekleidet. Er wies Zeichen einer fortgeschrittenen Fäulnis sowie einer Fettwachsbildung auf. Auffallendstes Merkmal waren lange blonde Haare – eine Ähnlichkeit zu der Wochen zuvor verschwundenen Toten.

Der Körper wird sofort in die Leichenhalle des nächstgelegenen Krankenhauses geschafft. Diesmal wird die Sektion unverzüglich vorgenommen. Es soll geklärt werden, ob an dem fäulnisveränderten Körper eine Todesursache festzustellen ist. Und vor allem soll die Frage geklärt werden, ob es sich bei dem jetzt entdeckten Leichnam um die ermordete 13-Jährige handelt. Ihre Mutter hat durch den Verlust der Tochter ohnehin furchtbar leiden müssen. Manche Menschen brauchen Tage oder sogar Wochen, bis sie überhaupt den Gedanken zulassen können, dass ein geliebter Mensch nie mehr wiederkommt. Noch dazu getötet vom eigenen Ehemann, der die Stieftochter sexuell missbraucht hat. Ein weiterer Schock ist es für die Frau gewesen, als ihr mitgeteilt werden musste, dass der Leichnam ihres Kindes spurlos verschwunden war. Nun ergibt sich die Möglichkeit, der Frau den Körper ihrer Tochter zurückzugeben, sodass sie ihr Kind wenigstens begraben kann. Jeder Mensch braucht einen Platz zum Trauern.

Bei der Obduktion der Toten haben wir fortgeschrittene Zersetzungserscheinungen dokumentiert. Eine Todesursache konnten wir nicht feststellen. Wir fanden auch keinerlei Merkmale einer Strangulation beziehungsweise eines mechanischen Einwirkens auf den Hals. Der Befund an den inneren Organen und Blutgefäßen zeigte, dass es sich um einen jungen Menschen handelte. Die Arterien wiesen keinerlei Wandeinlagerungen auf. Die Schädelnähte waren nicht verknöchert. Am Gebiss fanden wir keine Karies,

Weisheitszähne waren nicht vorhanden. Kehlkopf und Zungenbein waren knorpelig-elastisch und weich. Insgesamt bot sich uns das Bild einer Jugendlichen. Aber weder die Blutgruppenbestimmung noch eine vergleichende Untersuchung der Haare des Leichnams mit Haaren aus dem Lebensbereich der 13-Jährigen reichte für eine eindeutige Identifizierung aus. Die gelang schließlich durch Röntgenuntersuchungen. Das Mädchen war wenige Monate vor seinem Tod im Bereich der Hand geröntgt worden, weil sie auf das Handgelenk gestürzt war. Wir haben deshalb auch die Hand des Leichnams geröntgt und fanden eindeutig völlig identische knöcherne Strukturen und charakteristische kleine Zysten und Verkalkungen im Handskelett. Damit war bewiesen, dass der Leichnam des Mädchens nach dem Diebstahl aus der Leichenhalle etwa zwanzig Kilometer entfernt in der freien Natur vergraben worden war.

Es bleibt zunächst völlig unklar, was den Täter zu seinem Vorgehen veranlasst hat. Das Ausmaß der Zersetzung des Körpers weist allerdings darauf hin, dass er die Tote offensichtlich nicht längere Zeit anderswo deponiert hat, sondern relativ bald nach dem Leichendiebstahl auf dem Acker eingegraben haben muss. Ob der Mann an dem weiblichen Körper Manipulationen vorgenommen hat, ist wegen der fortgeschrittenen Verwesung nicht mehr festzustellen. Klar ist jedenfalls, dass nichts von dem toten Körper entfernt worden ist. Der Fall bleibt mysteriös. Doch eins scheint klar: Das Motiv des Täters besteht offenbar nicht darin, den Leichnam zu entfernen, um die Aufklärung des Mordes zu erschweren. Denn dann hätte er den Körper sicherlich gründlicher versteckt, um ein zweites Auffinden möglichst zu verhindern.

Einige Monate später und etwa fünfzig Kilometer weiter nördlich geschieht eine weitere bizarre Tat, die er-

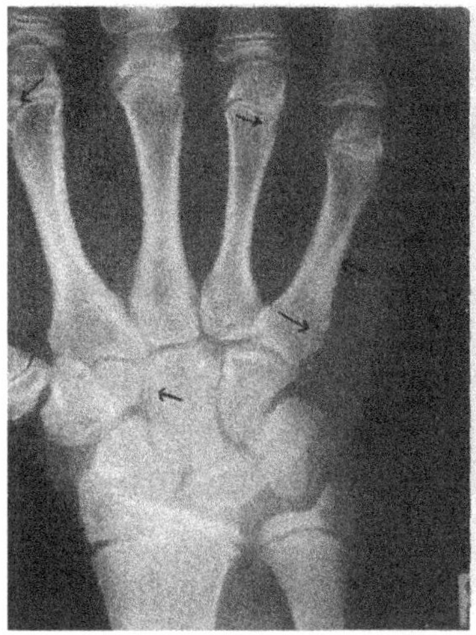
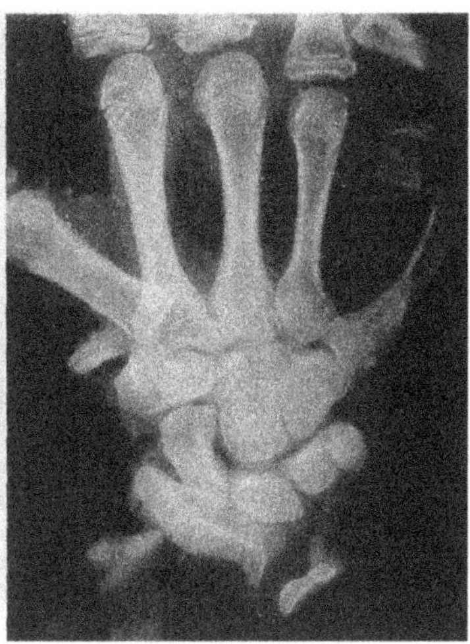

Röntgenbild von der Hand des toten Mädchens sowie das Vergleichsbild, welches wegen einer Prellung kurz vor dem Tod angefertigt worden war. Eindeutige Übereinstimmung und somit Identifizierung.

staunliche Parallelen zu dem Fall aus Verden aufweist. Eine junge Frau ist vom Pferd gestürzt und erliegt ihren Verletzungen kurze Zeit später im Krankenhaus. Der Leichnam wird wiederum in der Leichenhalle eines Krankenhauses gelagert. Auch über diesen Fall wird in den lokalen Medien berichtet. Und auch hier erfolgt ein Einbruch in die Leichenhalle. Diesmal allerdings wird die Tote nicht gestohlen, sondern lediglich aus dem Kühlraum gezogen. Am nächsten Morgen wird der Körper am Boden des Vorraums der Leichenhalle entdeckt, die Tote ist vollständig entkleidet. Bei der Obduktion ergeben sich keinerlei Hinweise auf postmortale Beschädigungen. Am Körper werden ausschließlich die Sturzverletzungen und die Zeichen der Krankenhausbehandlung diagnostiziert. Spurenkundliche Untersuchungen in der Leichenhalle, am Kühlfach sowie am Leichnam bleiben ergebnislos. Der Täter hat offensichtlich mit Handschuhen gearbeitet.

Oder waren es sogar mehrere Verbrecher? Es bleibt unklar, warum und wie der oder die Täter mit dem Körper Manipulationen durchgeführt haben.

Der dritte Fall ereignete sich in Hamburg. Eine Wasserleiche aus der Elbe wurde zu uns ins Institut für Rechtsmedizin gebracht, die ein Stück flussabwärts der Elbbrücken an der Wasseroberfläche getrieben hatte. Der Leichnam war unbekleidet. Auffällig war, dass hier die äußeren Genitalorgane scharf mit einem Messer herausgetrennt waren. Dies muss deutlich nach dem Todeseintritt geschehen sein, denn die Verletzungsränder waren völlig avital. Die entfernten Körperteile hat man übrigens nie gefunden. Beim Leichnam stellten wir eine frische, kunstgerecht durchgeführte neurochirurgische Operation am Gehirn fest, außerdem fanden wir Zeichen einer Krankenhausbehandlung mit Infusionen und Kathetern. Die Frau war offensichtlich wenige Tage vor ihrem Tod an einem großen Hirntumor operiert worden. Dieser Hirntumor kam als Todesursache in Betracht. Unklar war zunächst die Identität der Frau.

Schließlich wird eine vergleichsweise profane Tat bekannt, die die Ermittler aufhorchen lässt. Auf einem Friedhof in Altona wurde ein Grab geöffnet und der Leichnam entfernt. Bei der Polizei bringt man dieses Geschehen relativ schnell mit dem nicht identifizierten Wasserleichnam der unbekannten Frau in Verbindung. Denn in das Grab war eine 45-Jährige gebettet worden, die zuvor in der Neurochirurgie eines großen Krankenhauses an einem bösartigen Hirntumor operiert worden war. Sie war einige Tage nach dem komplizierten Eingriff an dessen Folgen auf der Intensivstation gestorben. Eine Todesanzeige in einer Hamburger Zeitung hatte den Tod der Frau, die Trauerfeier und die Bestattung bekanntgegeben.

Der Täter muss das frische Grab ausgehoben, den Sarg geöffnet und den Leichnam herausgenommen haben. Wie er den Körper abtransportiert hat, blieb auch hier wieder im Dunkeln. Ebenso, ob er einen Komplizen hatte. Auch blieb spekulativ, was der Leichenschänder im Einzelnen mit dem Körper angestellt hat. Im Ergebnis war klar, dass er dem Leichnam die Genitalorgane herausgeschnitten und den Körper dann in die Elbe geworfen hatte. Dies war sogar für uns Rechtsmediziner eine gruselige Vorstellung. Wir haben uns die grundsätzliche Frage gestellt, wie man in diesem Fall zu einer Klärung der Identität und des Geschehensablaufs hätte kommen sollen, wenn der Täter das Grab wieder verschlossen hätte. Die Frau war ja schließlich regulär bestattet worden und wäre von niemandem „vermisst" worden. Wir hätten lediglich einen Leichnam zu viel gehabt, den wir nicht hätten zuordnen können.

Der letzte Fall in dieser Serie von Leichendiebstahl ereignet sich in Bremen. Dort stirbt ein siebenjähriges Mädchen, das an einer Blutkrankheit litt. Auch dieser Fall wird medial dargestellt. Ein Täter macht sich auch an dieser Toten in der Leichenhalle eines Krankenhauses zu schaffen. Man findet den Körper später im Vorraum vor den Kühlzellen. Die Genitalorgane sind herausgeschnitten worden. In diesem Fall gibt es erstmals einen Hinweis auf einen Tatverdächtigen, weil sich Bedienstete des Krankenhauses das Nummernschild eines Lieferwagens gemerkt haben, der im Bereich der Leichenhalle gehalten hatte. Über das Autokennzeichen gelangt die Polizei schnell an die Adresse eines 35-jährigen Mannes, der in der Nähe von Bremen wohnt. Die Ermittler suchen umgehend die Wohnung des Verdächtigen auf, nehmen ihn fest und führen eine Hausdurchsuchung durch. Auf dem Balkon machen die Beamten eine gruselige Entdeckung:

Im Blumenkasten finden sie die herausgeschnittenen Leichenteile des Körpers der Siebenjährigen. Weil nur der Wohnungsmieter Zugang zu diesem Balkon hat, ist klar, dass der Verdächtige eindeutig der Täter ist.

Es ergeht Haftbefehl gegen den Mann, einen Norddeutschen mit relativ langer krimineller Vorgeschichte. Er hatte in mehreren Fällen sexuelle Gewalt ausgeübt. Insbesondere hatte er geraume Zeit zuvor eine Frau mithilfe seines Lieferwagens entführt. Er sperrte sie in der schallisolierten Kabine des Fahrzeugs ein. Die Frau konnte jedoch fliehen, als er sich an ihr vergehen wollte, und erstattete Anzeige bei der Polizei. Im darauf folgenden Prozess wurde dem Verdächtigen von einem Sachverständigen eine abnorme Persönlichkeitsstruktur mit besonderen gefährlichen pathologischen Neigungen attestiert. Der Mann wurde zu einer mehrjährigen Haftstrafe verurteilt.

Nach seiner Entlassung aus dem Gefängnis hat er sich nicht lange unauffällig verhalten. Dass der Verdächtige die Manipulation an dem Leichnam der Siebenjährigen begangen hat, räumt er selbst ein. Allerdings ist die Beweislage in diesem Fall auch erdrückend, anders als die Situationen bei den vorangegangenen Leichendiebstählen und Verstümmelungen. Zu diesen Vorwürfen äußert sich der Mann nicht; hier kann ihm nichts nachgewiesen werden. Für die jüngste Tat wird er verurteilt. Weil ein Gutachter besonders gefährliche sexuelle Neigungen bei dem 35-Jährigen feststellt, wird neben einer Haftstrafe die Sicherungsverwahrung angeordnet.

Die Serie von Leichendiebstählen war mit seiner Verurteilung beendet. Eine derartige Fallkonstellation habe ich später nie wieder bearbeitet.

Das Thema Nekrophilie, also die Lust am Umgang mit Leichen, hat mich in meiner Laufbahn relativ selten tan-

giert. Umso mehr hat es mich fasziniert. Die Frage ist wieder einmal, was Menschen bewegt, die durch Tote angeregt eine besondere Lust verspüren. Die Thematik spielt sich auf ganz unterschiedlichen Ebenen ab. An einem Ende der Skala ein friedvoller Tod und ein besonders friedlich aussehender Leichnam. Am anderen Ende steht ein Umgang mit Toten, der als extrem befriedigend empfunden wird und sich teilweise auch in Aktivitäten wie Leichenzerstückelung äußert, dies speziell auch im Hinblick auf die Genitalorgane.

Es gibt auch Mörder, die Menschen töten, um nachfolgend die Leichen auszustellen, bei sich aufzubewahren, sie zu konservieren und sie immer wieder zu manipulieren. Zum Teil werden die Toten in den eigenen Lebensbereich aufgenommen, aufgebahrt, manchmal in mumifiziertem Zustand, in Einzelfällen werden sie nach Konservierungsmaßnahmen oder tiefgekühlt aufbewahrt.

Die Phänomenologie bei der Nekrophilie ist sehr vielgestaltig. Erinnert sei an den Fall Jeffrey Dahmer. Der Amerikaner gestand 17 Morde. 16 davon konnten ihm nach seiner Verhaftung im Jahre 1991 nachgewiesen werden. Seine Opfer, überwiegend junge Männer aus der homosexuellen Szene, hatte er meist unter einem Vorwand in seine Wohnung gelockt, wo er sie betäubte, sexuell missbrauchte und erwürgte. Anschließend nahm er nekrophile Handlungen an den jeweiligen Leichen vor, zerstückelte sie und fotografierte alles. In mehreren Fällen hob er den Schädel und andere Körperteile unter anderem im Kühlschrank auf, teilweise aß er vom Herz oder von Muskeln seiner Opfer. Bei einer Durchsuchung seiner Wohnung fanden Ermittler unter anderem Köpfe, menschliche Herzen, weitere Organe, Genitalien, abgetrennte Hände und zwei vollständige Skelette. Der zuständige Gerichtsmediziner erklärte später, dass Dahmers Wohnung eher an ein Museum als an einen Tatort erinnert habe. Der Verbrecher bekam schließlich 15 Mal lebenslänglich und wurde 1994 im Gefängnis von einem Mithäftling erschlagen. Ich bin sicher: Wenn ihm nach 17 Morden und etlichen weiteren Verbrechen nicht das Handwerk gelegt worden wäre, hätte er immer so weitergemacht.

Störung der Totenruhe

Beim Straftatbestand der Störung der Totenruhe ist das verletzte Rechtsgut das Pietätsgefühl der Angehörigen sowie der Gesellschaft und das fortwirkende Persönlichkeitsrecht des Verstorbenen über den Tod hinaus. Leichenschändung und Störung der Totenruhe kommen vor allem im Zusammenhang mit Nekrophilie, grobem Unfug und dem gezielten Versuch der Herabwürdigung eines Verstorbenen und dessen Religions- und Gruppenzugehörigkeit vor.

Im Strafgesetzbuch findet sich die Strafvorschrift des § 168 in dem Abschnitt, welcher sich auf Religion und Weltanschauung bezieht.

Um eine Straftat in diesem Sinne zu verwirklichen, kommt es nicht auf spezielle Motive wie etwa sexuelle Lust oder okkulte Motive an. Auch wenn das Opfer eines Tötungsdelikts zerstückelt wird, um die Spuren der Tat leichter beseitigen zu können, liegt keine straflose Deckungshandlung vor, weil dadurch ein anderes Rechtsgut verletzt wird als das zu verdeckende vorausgegangene Tötungsdelikt.

Zu den Teilen eines Leichnams gehören mit dem Körper eng verbundene Gegenstände wie zum Beispiel Goldzähne. Dementsprechend erfolgte in Hamburg eine Verurteilung von Mitarbeitern des Krematoriums, die Gold aus der Asche von Verstorbenen gestohlen hatten. In diesem Zusammenhang gibt es eine höchstrichterliche Rechtsprechung dahingehend, dass die Asche eines Verstorbenen „unteilbar“ ist.

Die medizinische Ausbildung von Studenten (der sogenannte Präparierkurs in der Anatomie) und Ärzten sowie die Forschung an Verstorbenen stellen keine Störung der Totenruhe dar, weil sie auf dem Einverständnis des Toten beruhen. Dies ist entsprechend in den Bestattungsgesetzen der Bundesländer und in einzelnen Bundesländern im Sektionsgesetz niedergelegt. Die Organ- und die Gewebeentnahme aus dem toten Körper zum Zwecke der Transplantation werden gesetzlich durch das Transplantationsgesetz und das Gewebegesetz gestattet.

Natürlicher und nicht-natürlicher Tod

Plötzliche Todesfälle aus natürlicher innerer Ursache haben einen hohen Anteil bei den Obduktionen in der Rechtsmedizin. Für den Rechtsmediziner ist es von zentraler Bedeutung, über umfassende Erfahrungen mit der Klassifizierung des natürlichen Todes zu verfügen. Ohne fundierte Kenntnisse über die pathologische Anatomie und das breite Panorama der Ursachen des plötzlichen Todes aus innerer Ursache ist die Abgrenzung des nicht-natürlichen Todes stets unsicher. Diese diagnostische Abgrenzung ist andererseits selbstverständlich auch eminent wichtig für die Beurteilung nicht-natürlicher Todesfälle. Von großer praktischer Relevanz sind Begutachtungen im Grenzbereich mit vergleichsweise geringen äußeren Einwirkungen oder spurenarmer Gewalt und zugleich relevanten Vorerkrankungen.

Die forensische Bedeutung beziehungsweise die Häufigkeit des plötzlichen Todes im Obduktionsgut hängt maßgeblich vom Klärungsinteresse aufseiten von Polizei und Staatsanwaltschaft ab. Es liegt in der Natur der Sache, dass derartige Todesfälle nur durch Obduktionen sowie unter Umständen durch sehr umfangreiche Folgeuntersuchungen (Histologie, Toxikologie, Mikrobiologie) aufzuklären sind.

Die Unklarheit über den Ablauf des Sterbens und das Ausmaß innerer Erkrankungen impliziert ohne Obduktion zwangsläufig die Möglichkeit eines nicht-natürlichen Todes. Jeder Sachkundige weiß, dass die äußere Leichenschau niemals geeignet ist, einen natürlichen Tod zu beweisen, auch wenn sie sehr sorgfältig durchgeführt wird und äußere Verletzungen an der Körperoberfläche sicher ausgeschlossen werden. Die Haut liegt eventuell wie ein

Deckmantel über inneren Verletzungen, viele Vergiftungen hinterlassen keinerlei äußere Indizien. Selbst bei vergleichsweise guter Informationslage (z.B. Todesfeststellung durch den Hausarzt, der den Patienten häufig gesehen und untersucht hat) sind die Angaben in der Todesbescheinigung in 25–50 Prozent der Fälle falsch oder unvollständig. Alle hochmodernen technischen Untersuchungsmöglichkeiten haben an dieser grundsätzlichen Problematik nichts geändert. Obwohl dies allgemein bekannt ist, findet man niedergelassene Ärzte und Krankenhausärzte einerseits sowie Polizei und Juristen andererseits in einer merkwürdigen Allianz des Vermeidens von Obduktionen – um Arbeit, Kosten und Kritik zu verhindern, dabei jedoch fehlende Informationen und Qualitätssicherung mehr oder weniger bewusst in Kauf nehmend. Die Sektionsquote sinkt jedenfalls in den meisten Regionen ständig weiter ab, bei den klinischen Obduktionen noch stärker als bei den gerichtlichen Obduktionen.

Zugespitzt wird die Problematik dadurch, dass die äußere Leichenschau in vielen Fällen keineswegs nach geltendem Standard sorgfältig am vollständig entkleideten Leichnam und unter Beiziehung aller zu erlangenden Informationen zur Vorgeschichte durchgeführt wird. Es besteht ein Widerspruch zwischen hohem Qualitätsanspruch bei der Untersuchung Kranker im Hinblick auf umfassende diagnostische Maßnahmen sowie der häufig geradezu oberflächlichen Vorgehensweise bei der Untersuchung Toter. „Tote haben keine Lobby." Man kann feststellen, dass die Ärzte die Untersuchung von Toten nicht nach den gleichen Sorgfaltskriterien durchführen wie es bei den Lebenden selbstverständlich ist. Die Fehler setzen sich fort beim Ausfüllen der Todesbescheinigung, indem falsche Sicherheit (natürlicher Tod, „Herzversagen") suggeriert wird, obwohl der Arzt eigentlich keine medizinische Erklärung für den plötzlichen Tod des Patienten zu diesem Zeitpunkt und an diesem Ort hat. Die Definition des natürlichen Todes und seiner Abgrenzung vom nichtnatürlichen Tod wird von vielen Ärzten recht unkritisch gehandhabt. Insbesondere der (mögliche) Kausalzusammenhang zwischen zeitlich zurückliegenden äußeren Einflüssen und dem Tod, z.B. durch Lungenentzündung oder Lungenembolie, wird nicht ausreichend beachtet.

Schließlich meinen viele Ärzte, sie könnten, sollten oder dürften ihren (ehemaligen) Patienten und vor allem auch deren Angehörigen Scherereien ersparen, indem sie (möglicherweise wider besseres Wissen) einen (plötzlichen) natürlichen Tod bescheinigen. Dadurch werden polizeiliche Ermittlungen von vornherein ausgeschaltet. Von der Polizei wird diese Tendenz dadurch verstärkt, dass einzelne Beamte bei der Todesfeststellung den Arzt geradezu bedrängen, das Kreuz auf der Todesbescheinigung bei „natürlich" zu machen, um sich selbst den Arbeitsaufwand aufwendiger Dokumentationen und weiterführende Ermittlungen zu ersparen.

Dame sticht Buben

Biererns. Dieses Wort, leicht dahergesagt und im Sprachgebrauch fest verankert, scheint wie gemacht für das Oktoberfest, das größte Volksfest der Welt. Bier-ernst. Das trifft die Bedeutsamkeit, die viele Menschen diesem gigantischen Rummel mit seiner mehr als zweihundert Jahre alten Tradition beimessen. Mit wie vielen Schlägen muss der Bürgermeister das erste Fass bearbeiten, bis das Bier fließt? Wer trägt das schönste Dirndl, in dem die Oberweite nur bedingt verschnürt, sondern vor allem möglichst vorteilhaft zur Schau gestellt wird? Und wer kann am meisten Alkohol vertragen? All dies spielt tatsächlich eine große Rolle. Zudem sprengt das Oktoberfest jedes Maß mit seinem kilometerlangen Trachten- und Schützenzug, dem Gedränge, dem Milliardenumsatz, der Fröhlichkeit, dem Bierkonsum von mehreren Millionen Litern. Zu der tief im bayerischen Selbstbewusstsein verwurzelten Zeremonie gehört der jedes Jahr wiederkehrende Ruf, mit dem die Riesengaudi als eröffnet gilt: O-zapft is! Auf eine friedliche Wiesn!

Friedlich. Das darf man hoffen. Und für viele Bier- und Glücksbeseelte trifft der Wunsch auch zu. Eigentlich gilt hier Null-Toleranz bezüglich Gewalt. Doch manchmal bleibt dieses Motto ungehört. Und für die dreifache Mutter Michaela S. (Name geändert) markiert das Oktoberfest im Jahr 2015 sogar einen dramatischen Scheidepunkt in ihrem Leben. Danach ist für sie nichts mehr, wie es vorher war. Vorher, das waren für die 34-Jährige mehrere Jahre eines unbeschwerten Daseins an der Seite eines sehr vermögenden Unternehmers und großzügigen Mäzens. Früher, als ihre Welt noch in Ordnung war und das Feiern in exklusiver Runde ein Vergnügen, konnte Michaela S. derartige Auftritte durchaus genießen. Zumal beim Oktoberfest, wo das Ambiente zählt, wo ein möglichst exklusives Zelt, zünftige Trachten und ein schickes Styling durchaus von Bedeutung sind. Und so rüstet die Hamburgerin optisch auf. Mit einem schwarzen Dirndl, einem ledernen Mieder und künstlichen spitzen Fingernägeln der Marke Stiletto, mit denen ihre Finger roten Krallen ähneln, war die Hamburgerin sicher ein wunderschöner Hingucker, eine fröhliche und ausgelassene Frau.

Doch in winzigen Augenblicken können Schicksale entschieden werden. Wenige Stunden und eine dramatische Erfahrung später ist von der Unbeschwertheit der Michaela S. nichts mehr übrig. Stattdessen sind da Verzweiflung, Kummer und Reue. Und der Wunsch, eine Tat ungeschehen zu machen, das sieht man ihr an. Die 34-Jährige hat einen Menschen schwer verletzt. Das ist unstrittig. Deshalb kommt die dreifache Mutter monatelang in Untersuchungshaft, deshalb wird ihr später in München vor dem Landgericht der Prozess gemacht.

Aber wie schwer wiegt ihre Schuld? Hat sie womöglich in Notwehr gehandelt, als sie ein Springmesser zückte und zustach? Oder war es versuchter Mord an einem

Lkw-Fahrer, wie es in der Anklage heißt? Immerhin hat der Stich die Milz des Mannes getroffen, sodass eine Notoperation durchgeführt und das Organ entfernt werden musste.

Zwischen Leben und Tod liegen oft nur wenige Sekunden oder auch wenige Millimeter. Manchmal reicht sogar ein Bruchteil eines Millimeters aus, eine Winzigkeit, die einen Schuss oder einen Stich haarscharf an einem lebenswichtigen Organ oder einer Schlagader vorbeiführt oder wodurch sie getroffen werden. Diese Winzigkeit entscheidet darüber, ob ein Menschenleben gerettet werden kann. Aus meiner Sicht gilt regelhaft: Wer mit einem gefährlichen Werkzeug auf den Brust- oder Bauchbereich eines Opfers einwirkt, nimmt dessen Tod billigend in Kauf, weil wohl jeder weiß, dass in dieser Region viele lebenswichtige Organe wie Herz und Lunge sowie größere Blutgefäße liegen, deren Verletzung tödlich sein kann. Aber diese Faustregel greift natürlich nicht immer. Wie stets in der Justiz muss der Einzelfall geprüft werden, zum Beispiel die Frage: Wie wuchtig ist ein Messerstich geführt worden? Muss der Täter damit rechnen, dass er damit schwerste Verletzungen verursacht, wenn er womöglich mit nur wenig Kraft zusticht? Und es muss geprüft werden, ob eine Tat aus einer Notwehrsituation gerechtfertigt erscheint. Ist zuvor ein Angriff erfolgt, gegen den es sich zu verteidigen gilt? Welche Reaktion in welcher Intensität scheint noch angemessen?

Michaela S. sagt in ihrem Prozess aus, sie sei massiv bedroht worden. „Ich hatte nur noch Angst“, erzählt die 34-Jährige. Sie habe um ihr Leben gefürchtet. Deshalb habe sie das mitgeführte Messer aus ihrer Handtasche geholt und zugestochen – um sich zu verteidigen. Die Frau ist in Tränen aufgelöst, während sie das sagt, ihre Stimme bebt. Man möchte ihr glauben, dass sie die Zeit am liebsten zurückdrehen und das Geschehene ungeschehen machen würde. Als sie ihre Version erzählt, sitzen im Zuschauerraum viele Menschen und hören zu.

Der Prozess gegen die Hamburgerin wird ein spektakuläres Verfahren, in vielerlei Hinsicht. Da ist die legendäre Wiesn als Tatort, da sind Zeugen aus der Geschäftswelt, der Schickeria, Superreiche und Prominente aus der Fußballwelt, die die halbe Nation kennt. Da ist die schöne Lebensgefährtin eines Multimillionärs auf der Anklagebank. Auftritt hat auch ein falscher Zeuge, der dem Gericht ein Märchen aufzutischen versucht, weil er sich dafür ein hohes Bestechungsgeld erhofft. Und schließlich bekommt es auch noch der sehr vermögende Partner der Angeklagten mit Polizei und Justiz zu tun.

Der Fall klingt nach einem Stoff, der aus der Feder eines fantasievollen Drehbuchautors stammen könnte. Doch das Leben selbst schreibt die besten, die wahren Geschichten.

Aber von Anfang an: Auf der Wiesn brummt es wie immer beim Oktoberfest. Es ist der erste Festtag, der 19. September 2015. Mit dabei auf dem gigantischen Volksfest ist eine erlauchte Runde im legendären Käfer-Zelt. Der Verlobte von Michaela S., der Hamburger Multimillionär, hat zu der Sause eingeladen. Neben Bier fließt Champagner. Bekannte Fußballer sind zu Gast, darunter der frühere Nationaltorhüter Jens Lehmann und Ex-Fußballnationalspieler Patrick Owomoyela. „Es war ein schöner, guter Abend. Wir waren alle fröhlich“, sagt die Angeklagte.

Doch dann fallen verletzende Worte, es kommt zum Streit. Owomoyela, gebürtiger Hamburger mit afrikanischen Wurzeln, wird verbal angefeindet. Die Äußerungen gipfeln in rassistischen Anfeindungen eines Lkw-Fahrers, der sich ins Käfer-Zelt eingeschlichen hat und Zeugen zufolge brüllt: „Du Bimbo, schleich dich dahin, wo du herkommst.“ Und: „Scheißneger, ich bring dich um!“

Mehrere Menschen, die den Wütenden in diesen Momenten beobachtet haben, schildern später vor Gericht, er sei zum Fürchten gewesen. „Ich wiege selber 115 Kilo. Und ich hatte Angst“, sagt einer. Ein anderer berichtet, der Lkw-Fahrer sei „wie eine Dampfwalze“ dahergekommen. Owomoyela selbst sagt: „Er kam schreiend auf uns zu, mit geballten Fäusten.“ Vor ihm habe ein Mann gestanden, „der mein Leben bedrohte. Ich rechnete damit, dass er gleich zu schlagen anfängt.“

Die Angeklagte selbst erzählt, dass der Lkw-Fahrer sie obszön beleidigt und unter anderem als „Negerhure“ beschimpft habe. Unter Tränen sagt sie, der Lkw-Fahrer sei nun „vollkommen irre gewesen. Der war auf Krawall gebürstet.“ Sie habe gedacht: „Der bringt mich um“, als er sie schließlich derbe an der Schulter gepackt und angeschrien habe: „Jetzt bist du dran, Schlampe, jetzt bist du fällig.“ Sie habe versucht, sich dem Griff zu entwinden. „Doch er ließ nicht los. Mir hat niemand geholfen. Ich war ganz allein auf mich gestellt. Alle waren mit dem aufgebrachten Patrick Owomoyela beschäftigt, ihn zu beruhigen. Ich war vollkommen gefangen in meinem Kopf. Ich wusste nicht mehr, was ich machen sollte. Ich hatte nur noch Angst! Ich wollte das wirklich nicht!“ Sie habe die „totale Panik bekommen“ und nach ihrem Messer gegriffen, das sie zufällig in ihrer Handtasche bei sich trug. Unter dem Arm des Mannes habe sie auf ihn eingestochen. Sie wiederholt: „Ich wollte das wirklich nicht!“ Nach diesem Vorfall sei sie „vollkommen fertig“ gewesen und habe sich damit zu beruhigen versucht, dass nichts passiert sei.

Ihr Verlobter hatte von dem weiteren Streit zwischen dem tobenden Mann und seiner Partnerin nichts mitbekommen. Er hatte seinerseits erfolglos versucht, Security-Kräfte herbeizuholen. Nachdem Michaela S. mithilfe einer Bekannten über Mobiltelefon endlich ihren Verlobten wiedergefunden hat, besucht sie danach noch kurz eine Party in einem legendären Münchner Club, dem P1. Zum Feiern ist ihr nicht mehr zumute. Als Michaela S. dann am nächsten Tag erfährt, dass das Opfer eine lebensgefährliche Verletzung davongetragen hat, stellt sie sich der Polizei. Auf die Frage, warum sie überhaupt ein Messer mit auf das Fest genommen habe, erzählt sie später, sie sei einige Jahre zuvor in London körperlich sehr bedroht worden und habe auf Anraten einer Freundin ein Messer zur Verteidigung gekauft. Später habe sie das Messer, das eine Klingenlänge von sieben bis acht Zentimetern hatte, in der Tasche vergessen.

Der Vorwurf eines versuchten Tötungsdelikts ergab sich zum einen aus einer Stichverletzung linksseitig am Rumpf, der in der Tiefe die Milz verletzt hatte, ein sehr gut durchblutetes Organ. Verletzungen führen hier sehr schnell zu einem massiven Blutverlust in die Bauchhöhle. Deshalb konnte auch in diesem Fall dem Opfer nur dadurch das Leben gerettet werden, dass im Krankenhaus schnellstmöglich ein bauchchirurgischer Eingriff erfolgte, bei dem man ihm die Milz herausoperiert hat. Die Diagnosestellung der lebensgefährlichen Milzverletzung erfolgte verzögert, weil der Notarzt stabile Kreislaufverhältnisse vorfand; das zuerst angefahrene Krankenhaus hat den Patienten in eine bauchchirurgische Einheit weiterverwiesen. Die Milz ist ein nicht unbedingt lebenswichtiges Organ, allerdings wichtig für das Immunsystem und die Infektabwehr. Menschen, denen man die Milz chirurgisch entfernt hat, merken in der Regel kei-

nen Unterschied in der Lebensqualität. Es gibt aber Fälle, bei denen Menschen ohne Milz bei bakteriellen Infekten mit potenten Erregern akut verstorben sind. Der medizinische Fachausdruck dafür lautet OPSI-Syndrom. Neben dem Bauchstich bestand bei dem Lkw-Fahrer des weiteren eine oberflächliche Ritzverletzung links vorne am Hals.

Ich wurde zu dem Fall später hinzugezogen, als Gutachter, den einer der Verteidiger der Angeklagten benannt hat, der Hamburger Anwalt Dr. Gerhard Strate. Ausgangspunkt meiner Arbeit war, dass mir das Verletzungsmuster des geschädigten Bayern demonstriert wurde und ich ärztliche Protokolle aus dem Krankenhaus vorgelegt bekam, zusammen mit der Anklage wegen versuchten Mordes. Als ich die mir zur Verfügung gestellten Prozessunterlagen durchgearbeitet hatte, war klar, dass die Milzverletzung nur durch einen Messerstich beigebracht worden sein konnte, so wie es von den behandelnden Ärzten und meinen Rechtsmedizin-Kollegen aus München diagnostiziert worden war.

In der Anklageschrift steht zum Komplex der Milzverletzung, dass diese heimtückisch und mit großer Wucht beigebracht worden sei. Die 34-Jährige habe dafür aus ihrer Handtasche, die sie rechts an der Hüfte trug, gezielt das Springmesser hervorgeholt. Für das Herausspringen der Messerklinge sei ein zielgerichtetes geschicktes Vorgehen erforderlich. Die Angeklagte habe dann sozusagen versteckt beziehungsweise heimtückisch auf den Zeugen eingestochen.

Meine Interpretation hierzu war ganz anders. Wenn man den Ausklappmechanismus des Messers mittels Knopfdruck betätigt, springt die Klinge sofort heraus. Es ist dann keinerlei Ausholbewegung erforderlich, um die beim Zeugen festgestellte Stichverletzung im linken unteren Brustkorbbereich hervorzurufen. Aus den ärztlichen

Untersuchungsbefunden ergab sich, dass der Stichkanal durch einen Zwischenrippenraum verlief. Die Haut ist hier straff zwischen den Rippen aufgespannt. Bei einem spitzen und scharfen Springmesser wie in diesem Fall genügt eine kurze, keineswegs ausholende Stichbewegung, sozusagen aus dem Handgelenk, um die Haut zu perforieren mitsamt der darüber liegenden Kleidung. Der Mann war nur leicht bekleidet. In den Weichteilen gleitet das Messer dann fast widerstandslos weiter in die Bauchhöhle vor, bis hinein in die Milz.

Weil es im Prozess um den Aspekt der Kraftausübung beim Einstechen gutachterliche Auseinandersetzungen gab, haben wir dies experimentell nachgestellt. Dafür habe ich mir im Institut für Biomechanik an der Technischen Universität Hamburg-Harburg extra einen Stichapparat konstruieren lassen, in den ich dann baugleiche Messer eingespannt habe. Damit habe ich Experimente an Tier- und Leichenhaut durchgeführt. Ziel der Untersuchung war, die notwendigen Kraftausübungen zu messen, die erforderlich sind, um die etwa faustgroße, 150 Gramm schwere Milz zu durchstechen. Das Ergebnis war, dass eine Kraftanwendung von etwa 100 Newton erforderlich ist. Das ist eine Kraft, die ohne weiteres auch von einem kleinen Kind aufzubringen ist. Man konnte also keineswegs feststellen, dass mit großer Wucht zugestoßen worden sein muss.

Darüber hinaus bestätigten meine Untersuchungen, dass die Aussage der Frau durchaus zutreffen konnte. Sie hatte von Anfang an darauf hingewiesen, dass der später Niedergestochene sie mit seiner linken Hand am rechten Arm und insbesondere an der rechten Schulter gepackt und auf das rechte Ohr geschlagen hatte. In dieser Situation habe sie unterhalb des sie bedrohenden und festhaltenden Arms mit ihrer rechten Hand das Messer aus der Handta-

sche herausgeholt und sozusagen unter dem Arm des sie angreifenden Mannes hindurch auf seinen Rumpf zu mit dem Messer eine Stichbewegung gemacht. Es sei ihr gar nicht bewusst geworden, dass sie ihn dabei schwer verletzt habe. Für mich ist das nachvollziehbar, da das sehr spitze Klappmesser nur mit geringem Kraftaufwand in den Körper hineingleitet.

Auch bei der Begutachtung der geringfügigen Wunde am Hals des Lkw-Fahrers gehen die Meinungen der Rechtsmediziner deutlich auseinander. Die Sachverständigen aus München, ebenso wie die dortige Polizei und die Staatsanwaltschaft interpretieren die eher oberflächliche Verletzung ebenfalls als eine Schnitt- beziehungsweise Stichverletzung. Demnach habe die Angeklagte das Messer nicht nur in den Rumpf des Opfers, sondern außerdem in Richtung Hals gestoßen.

Mir war indes aufgefallen, dass Michaela S. von Beginn an ausgesagt hatte, sie habe sich gegen den auf sie eindringenden Zeugen gewehrt, indem sie zunächst mit den Fingern fuchtelnde Abwehrbewegungen in seine Richtung gemacht habe. Aus den Berichten von Polizei und Rechtsmedizin ergab sich, dass die Frau auffällig lange Fingernägel hatte, von denen zwei abbrachen. Hierauf war man bei Dokumentation und Spurensicherung vor Ort sowie im Polizeigewahrsam nicht weiter eingegangen und hatte offenbar auch die abgebrochenen Fingernägel nicht am Geschehensort gesucht. Auf der Wiesn und speziell beim Käfer-Zelt waren allerdings auch die üblichen nächtlichen Aufräum- und Reinigungsarbeiten ausgeführt worden, als die Polizei ihren Lokalaugenschein durchführte. Insbesondere hatte die Polizei keinerlei Abstrichuntersuchungen von den übrigen Fingernägeln vorgenommen. Dies war für mich völlig unverständlich. Immerhin fanden die Bediensteten im Untersuchungsgefängnis, in das die Verdächtige später gebracht wurde, ihre Fingernägel hochgradig gefährlich, Michaela S. wird veranlasst, sich die Fingernägel selbst gewaltsam und schmerzlich abzubrechen, bevor man sie in die Zelle schickt.

Mich veranlasste die Besonderheit dieser langen spitzen Nägel der Marke „Stiletto" und ihre mögliche Relevanz für den Fall zu weiteren experimentellen Untersuchungen. Eine Doktorandin und ich haben uns genauso lange und extra spitz gefeilte Kunstnägel, wie Michaela S. sie an jenem Abend auf dem Oktoberfest getragen hatte, ebenfalls von derselben Maniküre, die schon die Angeklagte bedient hatte, auf unsere Finger kleben lassen. Mit diesen Fingernägeln haben wir dann Stich- und Ritzverletzungen an unserer eigenen Haut und an Leichenhaut durchgeführt. Dabei zeigte sich, dass man mit solchen Nägeln durchaus Schnittverletzungen hervorrufen kann, wie sie am Hals des Opfers festgestellt wurden. Aus meiner Sicht war das allerdings so zu beurteilen, dass es sich nicht um Angriffsverletzungen handelte, sondern dass die 34-Jährige sich den Mann vom Leib halten wollte.

Außerdem geht es im Prozess um eine eventuelle Drogenbeeinflussung bei dem Opfer, der nicht nur reichlich Alkohol konsumiert hatte, sondern auch „Pilze". Was damit gemeint ist, sorgt mehrfach für Missverständnisse. Die Polizei ist erst einmal von einer normalen Pilzmahlzeit ausgegangen. Erst durch die Protokollierung der Rettungssanitäter und Ärzte wird deutlich, dass es sich um psychedelische Pilze handelte. Der 34 Jahre alte Lkw-Fahrer hat auf dem Weg ins Krankenhaus den Rettungskräften erzählt, dass er solche „selbst gezüchteten Magic Mushrooms" konsumiert hat. Also ein Rauschmittel. Diese Information spielt für die Ärzte eine wichtige Rolle, weil dies für die Narkose im Rahmen einer Notoperation zu berücksichtigen war.

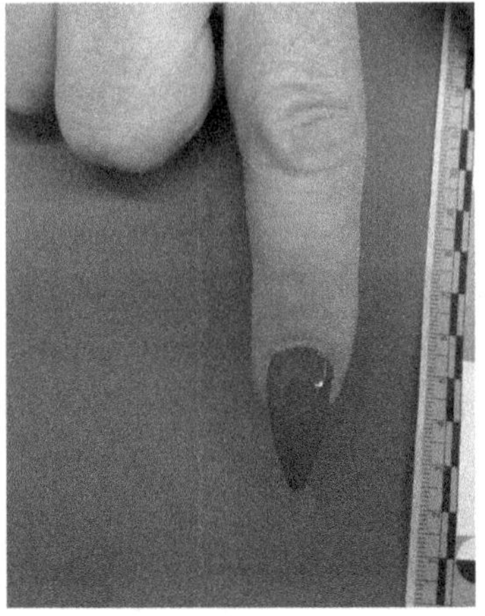

Durch die Maniküre kunstgerecht aufgeklebter Stiletto-Fingernagel auf dem Zeigefinger des Autors

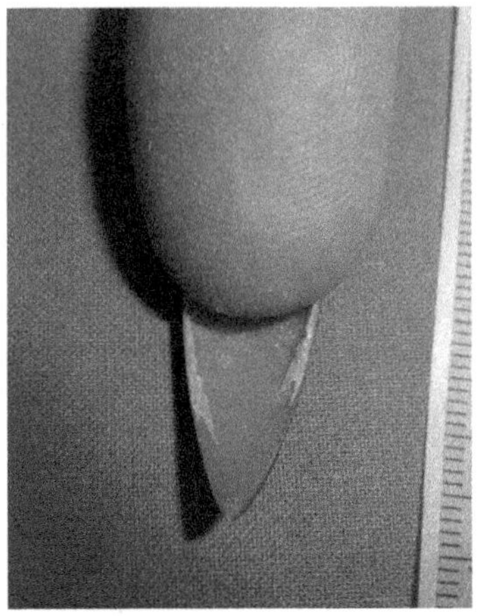

Der spitz zulaufende und scharf zugefeilte Stiletto-Fingernagel von unten

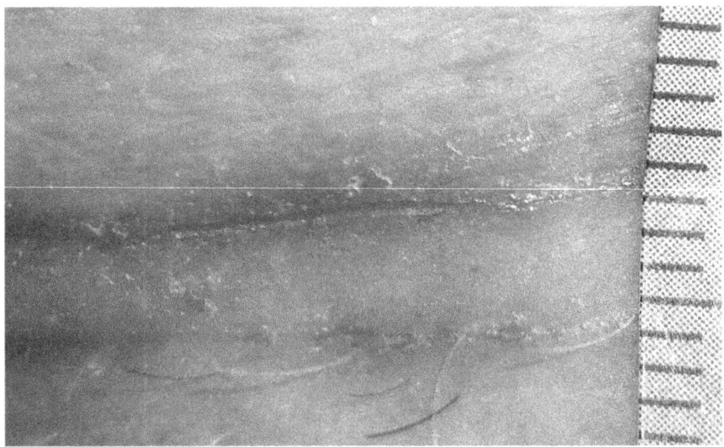

Experimentell zugefügte Ritzverletzungen mit der Spitze des Stiletto-Fingernagels auf menschlicher Haut

Bezüglich der Interpretation der Auswirkung dieser Rauschdroge werden sehr unterschiedliche Standpunkte vertreten. Die Polizei und die Münchner Rechtsmedizin und später das Gericht gingen davon aus, dass es sich um eine vergleichsweise geringe Konzentration handelte, bei der keine relevanten Rauschwirkungen zu erwarten seien.

Aus meiner Sicht war allerdings zu berücksichtigen, dass die Blutprobe erst deutlich nach dem Geschehen genommen worden war und dass sie erst nach längerer Zeit, sogar erst Monate später, überhaupt auf Pilzdrogen untersucht wurde. Von daher ist davon auszugehen, dass die Konzentration zum Zeitpunkt des Körperverletzungsgeschehens deutlich höher gewesen ist. Man musste meines Erachtens davon ausgehen, dass die kaum erklärlichen psychischen Überreaktionen des Zeugen durchaus typisch auf die Wirkung des in den Pilzen erhaltenen Psilocin zurückzuführen waren. Denn als der Streit schon fast beendet war, kam der Zeuge plötzlich tobend angestürzt, mit der Faust ausholend, wild schreiend.

Die Wirkung dieser halluzinogenen Pilze ist seit Jahrtausenden bekannt. Es gibt etliche Geschichten über sogenannte Bad Trips, regelrechte Horrorszenarien. Als Folgen werden unter anderem verdrehte Rauschwirkung und eine Realitätsverkennung beschrieben. Die Schilderung von Zeugen, laut derer der Lkw-Fahrer „irr" gewirkt habe und „total aggressiv", sind auffällige, außergewöhnliche Beobachtungen, die mit der Wirkung der Pilze sehr wohl in Einklang zu bringen sind.

Im Prozessverlauf kommt es dann plötzlich zu einem überraschenden Bruch. Immer wieder hat die Angeklagte betont, wie kampfbereit und bedrohlich der Bayer ihr erschienen war. Und plötzlich taucht im Prozess ein Zeuge

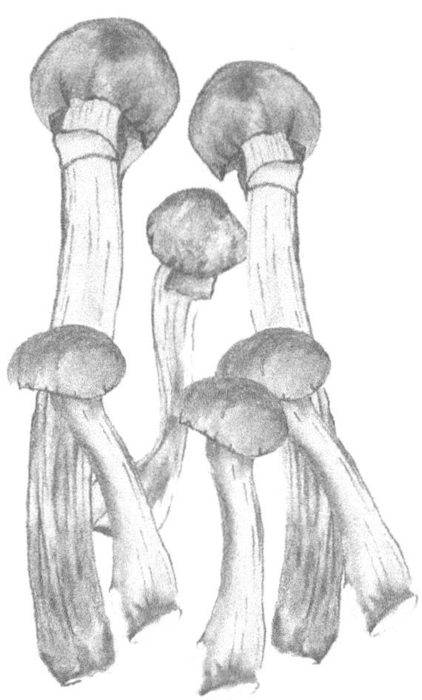

Zeichnerische Darstellung von Magic Mushrooms,
die der hochaggressive Bayer vor seinem Besuch
auf dem Oktoberfest konsumiert hatte.

auf, der die Angeklagte entlastet, indem er einen massiven Angriff des späteren Geschädigten schildert. Er sei erstmals auf der Wiesn gewesen, erzählt der 31-jährige Schweizer. In dem Gedränge, als alle anderen das Käfer-Zelt verlassen wollten, habe eine „hektische Szenerie meine Aufmerksamkeit erregt“. Er schildert die Auseinandersetzung zwischen Michaela S. und dem Lkw-Fahrer. „Es war sehr laut, sehr aufgeregt, sehr rassistisch. Der Mann ging sehr aggressiv auf die Frau zu“, sagt der Zeuge. „Ich bring euch um! Ich bring dich um!“, habe der Bayer geschrien, die Frau an den Schultern gepackt und ihr einen Schlag ins Gesicht versetzt. „Die Frau rief immer: Geh weg, lass mich.“ Sie habe versucht, ihn abzuwehren. Erst später, so der Zeuge, habe er anhand der Berichterstattung über den Prozess erfahren, dass „etwas Wesentliches passiert ist“. Deshalb habe er sich gemeldet.

Doch auf das Gericht wirkt die Aussage zu glatt, und insbesondere die Staatsanwaltschaft hält die Schilderung für gelogen. Da sind etwa Ungereimtheiten wie die angeblichen Erinnerungen an das Wetter an jenem Tag. Die Anklägerin verweist zudem auf zwei Vorstrafen des Zeugen, unter anderem wegen Betrugs. Nach einer Verhandlungspause betreten vier Justizbeamte den Gerichtssaal, mit versteinerten Mienen und schwarzen Handschuhen. Die Staatsanwältin erklärt dem Zeugen, dass er wegen Verdachts der Falschaussage festgenommen werde, die Polizisten führen ihn, an Handschellen gefesselt, aus dem Saal.

Und damit ist dieser Prozess mit seinen Besonderheiten noch lange nicht an seinem Höhepunkt. Denn tatsächlich stellt sich wenige Tage später heraus, dass der Schweizer vor Gericht für Geld gelogen hat – und dass letztlich der Lebensgefährte von Michaela S. für die Aussage hatte bezahlen sollen. Dieser falsche Zeuge gab später an, er habe auf eine hohe Summe von 100.000–200.000 Euro spekuliert. Geld ist allerdings nachweisbar nie geflossen. Tatsächlich, räumt der Schweizer ebenfalls ein, sei er noch nie auf dem Oktoberfest gewesen. Auf seine Aussage habe er sich unter anderem anhand von Google vorbereitet und sich vieles angelesen und auswendig gelernt.

Der Hamburger Multimillionär und Mäzen, eine feste Größe in der Hamburger Gesellschaft, kommt jetzt kurzzeitig in Haft. Später wird gegen ihn im Strafbefehlsverfahren, also ohne einen Prozess durchzuführen, eine hohe Geldstrafe wegen „Anstiftung zur falschen uneidlichen Aussage“ verhängt. Weitere Männer, die den Kontakt zwischen dem Hamburger Unternehmer und dem falschen Zeugen vermittelt haben, werden verurteilt, ebenso wie der Schweizer selbst.

Die Angeklagte beteuert in ihrem Prozess, sie habe mit dem Komplott um die falsche Aussage „nichts zu tun. Es tut mir furchtbar leid, was mein Mann gemacht hat. Ich wusste nichts davon.“ Was ihrem Verlobten vorgeworfen werde, sei nur dadurch zu erklären, so die 34-Jährige gegenüber den Richtern, dass er „so verzweifelt“ gewesen sei. Es war wohl der alle Vernunft verdrängende Wunsch, seine große Liebe vor einer Verurteilung zu bewahren.

Wie die Zeit in Untersuchungshaft, fern von ihren drei Kindern und ihrem Lebensgefährten, der Frau und ihrer Familie zugesetzt hat, hat der Unternehmer am Rande des Prozesses erzählt. „Natürlich ist das eine unvorstellbare Belastung. Wir hatten eine intakte Familie“, bis es zu dem Vorfall auf der Wiesn gekommen sei, mit den unvorstellbaren Beleidigungen durch den primitiven Störer und einen heftigen körperlichen Angriff auf die körperlich unterlegene Frau. Die drei Kinder, sechs, zehn und 13 Jahre alt, seien „aus einer heilen Familie in ein Martyrium gerissen" worden, sagte der 63-Jährige. Seine Verlobte sei eine „sehr liebevolle Mutter, und die Kinder dürfen gerade einmal im Monat kurz zu ihr".

Bis zum Prozessende verhalte ich mich wie immer professionell, beschränke Kontakte auf Sachliches und lehne persönliche Kontakte stets ab. Doch im Nachhinein habe ich mich mit dem Lebensgefährten der Angeklagten, der ja schließlich der Auftraggeber für mein Sachverständigengutachten war, über die Ereignisse, auch die mit dem gekauften Zeugen, unterhalten. Er hat sich dahingehend geäußert, dass er diese Falschaussage nicht von sich aus manipuliert habe, sondern dass er auf eindeutig kriminelle Machenschaften hereingefallen sei in der Hoffnung, seiner Frau helfen zu können. Er habe versucht, die Glaubwürdigkeit des Zeugen überprüfen zu lassen, und darauf vertraut, dass der Mann wahrheitsgemäß aussagt.

Schockiert ist die Angeklagte über das harte Urteil. Sie bricht in Tränen aus, als sie erfährt, dass sie zu viereinhalb Jahren Freiheitsstrafe verurteilt wird. Das Schwurgericht am Landgericht München ist überzeugt, dass sich die 34-Jährige wegen versuchten Totschlags in einem minder schweren Fall und gefährlicher Körperverletzung schuldig gemacht hat. Die Staatsanwaltschaft hat fünf Jahre Freiheitsstrafe gefordert, die Verteidigung Freispruch. Anders als die Anwälte von Michaela S. sieht die Kammer keine Notwehrsituation gegeben. Sie glaubt der Aussage des Opfers: Der Mann sei nach dem Wiesn-Besuch zwar sehr aggressiv und rassistisch beleidigend gewesen, habe die Angeklagte aber nicht attackiert. Es habe keine Zeugen gegeben, die den Angriff gesehen oder die Hilfeschreie von Michaela S. gehört hätten. „Die Angeklagte handelte mit Tötungsvorsatz", sagt der Vorsitzende Richter in der Urteilsbegründung. „Sie bringt das Messer raus, sie macht es auf, sie sticht zu." In diesem Verhalten könne er keine Hinweise auf Panik erkennen. Gegen dieses Urteil wurde von der Angeklagten sofort Revision eingelegt, die von einem erfahrenen Anwaltsbüro begründet wurde. Diese wird vom Bundesgerichtshof verworfen. Das Urteil ist somit rechtskräftig.

Ich war nach dem Urteil der Überzeugung, dass das Gericht verschiedene Punkte des Geschehens nicht berücksichtigt hat, insbesondere die Bedrohung der Frau. Die eigenen erlittenen Verletzungen der Angeklagten waren eindeutig belegt, einschließlich der abgebrochenen Fingernägel. Der Störer und Angreifer hatte verbal heftige Drohungen ausgestoßen sowie Angst und Schrecken verbreitet. Die diversen beteiligten Männer waren ebenfalls so schockiert, dass sie sich vom eigentlichen Ort des Geschehens zurückzogen. Dadurch geriet die 34-Jährige, selbst stärkergradig alkoholisiert, in eine Falle und Bedrohungssituation, aus der sie sich nur durch den Einsatz ihres Messers zu lösen wusste.

Natürlich fragt man sich, ob sie nicht einfach nur laut um Hilfe hätte schreien müssen. Schließlich waren noch viele weitere Personen vor Ort. Dem entgegen stand, dass eine Kapelle besonders laut spielte, um die Besucher aus dem Käfer-Zelt zu geleiten. Man fragt sich, warum die Frau auf dieser Festveranstaltung überhaupt ein Messer in der Handtasche mit sich führt, und dann noch so ein gefährliches Springmesser. Das Tatwerkzeug wurde übrigens nie gefunden. Die Täterin gibt an, sie habe es nach Ausführung des Stichs einfach fallen gelassen. Möglicherweise hat eine Kehrmaschine das Tatwerkzeug geschluckt. Insgesamt ein an widerstrebenden Eindrücken reicher Prozess, bei dem ich selbst diverse Male erheblich schlucken musste.

Magic Mushrooms

Indios in Südmexiko verwenden seit etwa 3000 Jahren Blätterpilze zu magischen, kultischen Zwecken. Diese Pilze gehören überwiegend der Gattung Psilocybe an. Berichtet wird über einen aztekischen Pilz- und Götterkult; während der religiösen Zeremonien wurden die Pilze gegessen. Die Pilze galten in gewisser Weise als heilig („göttliche Pilze"). Man spricht von sogenannten Zauberpilzen.

Psilocybearten verfärben sich auf Druck blau, aber längst nicht alle blauenden Pilze enthalten Psilocybine. Es gibt auch einige einheimische Psilocybearten (Kahlköpfe). Eine Verwechslung dieser kleinen, unappetitlichen Pilze mit Speisepilzen kommt selten vor. Der Missbrauch als Rauschmittel breitet sich hingegen aus. Gelegentlich werden am Drogenmarkt als Champignons getarnte Psilocybepilze angeboten. Man findet die Psilocybepilze in Wald und Flur, zum Beispiel den dunkelrandigen Düngerling und den Krönchentäuschling; zum Teil werden sie zu Hause gezüchtet. Zu erkennen sind sie an ihren kegelförmigen braunen Hüten und dem überlangen, fadenähnlichen Stil.

Psilocybin ist der Phosphorsäureester des Indolalkaloids Psilocin. Die beiden Verbindungen wirken gleichartig, gleich stark und kommen in halluzinogenen Pilzen zusammen vor, wobei das stabilere Psilocybin überwiegt. Üblicherweise werden die psilocybinhaltigen Pilze gegessen.

Die szeneüblichen Bezeichnungen sind: Psilocybin, „Teonanacatel" (dies bedeutet: Göttlicher Pilz, Fleisch der Götter), „Liberty cap" (das ist der bei uns heimische psilocybinhaltige Pilz Spitzkegeliger Kahlkopf), „Magic mushrooms" (magische Pilze, Zauberpilze).

Ein Rausch nach dem Konsum von Magic mushrooms verläuft so: Heruntergeschluckte Dosen von wenigen Milligramm Psilocybin (4 mg) führen nach 20 bis 30 Minuten zu einer subjektiv als angenehm empfundenen geistigen und körperlichen Entspannung. Vor dem subjektiven Wohlbefinden kommt es zunächst zu vegetativen Erscheinungen: Pupillenerweiterung, Schwindel, Übelkeit.

Bei höheren Dosen (etwa 8 bis 12 mg) sind Zeiterlebnisveränderungen stärker ausgeprägt, die Wahrnehmung des Raumes ist verändert. Visuelle Sinnestäuschungen beziehungsweise Pseudohalluzinationen beherrschen das Erleben beim Berauschten. Psilocybin wird zum größten Teil innerhalb von 24 Stunden im Urin ausgeschieden.

Die Wirkung von Psilocybin ähnelt der vom LSD. Die Art des Erlebens hängt von der Situation und der Persönlichkeit ab; Personen mit psychischen Störungen neigen zu Horrorerlebnissen. Die Wirkung dauert meist vier bis acht Stunden. Sie klingt üblicherweise, abgesehen von Müdigkeit, vorübergehenden Kopfschmerzen und mangelnder Konzentrationsfähigkeit, ohne wesentliche Folgen ab.

Bei wiederholter Einnahme ist mit Toleranzentwicklung zu rechnen; dabei besteht Kreuztoleranz mit LSD. Körperliche Abhängigkeit ist nicht bekannt.

Todesfälle durch direkte Giftwirkung des Psilocybins sind unwahrscheinlich. Gefährdungen können sich wie bei anderen halluzinogenen Drogen infolge des veränderten psychischen Zustands ergeben; insbesondere sind Horrorerlebnisse möglich. Tödliche Verwechslungen der gesuchten halluzinogenen Pilze mit anderen Giftpilzen sind vorgekommen.

Ein risikofreier Gebrauch von halluzinogenen Drogen wie Zauberpilzen beziehungsweise LSD ist niemals möglich. Bei Panikanfällen oder Horrortrips muss der Betroffene zunächst schnell in eine ruhige Umgebung gebracht und es muss zudem für frische Luft gesorgt werden. Man sollte Körperkontakt halten und versuchen, durch gutes und gezieltes Zureden den Gestrandeten auf bessere Gedanken zu bringen. Sollte dies nichts nützen, sollte man sich nicht scheuen, einen Arzt zu rufen – und diesen über den Drogenkonsum aufzuklären. Nur ein Arzt darf gegebenenfalls entsprechende Beruhigungsmedikamente verabreichen.

Vorsicht: Greisverkehr!

Vor einem Augenblick war noch alles gut. Mehr als sechzig Jahre lang sind sie gemeinsam durchs Leben gegangen, haben die Sorgen geteilt und das Glück doppelt genossen. Nun ist er 88 Jahre alt, sie einige Monate jünger, und beiden Ehepartnern ist bewusst, dass es nicht mehr ewig so weitergehen würde. Irgendwann würde einer von ihnen sterben und der andere allein zurückbleiben. Aber doch nicht jetzt und nicht so! So darf es nicht zu Ende gehen! Die Augen vor Entsetzen geweitet, das Gesicht schreckensblass, starrt der Mann auf seine Gattin, die auf der Straße liegt und mit dem Tod ringt. Und er selbst war es, der das Drama verschuldet hat. Der Senior hat seine eigene Frau überfahren.

Es ist ein Unglück von ganz besonderer Tragik, das sich an einem Herbsttag in Hamburg ereignet. Bei einem Ausparkmanöver hat der 88-Jährige mit der Frontpartie seines Autos seine Partnerin erfasst, die auf dem Fußweg gewartet hatte. Durch den Stoß ist die Rentnerin zu Boden gestürzt und dann von den Vorderreifen des Wagens überfahren worden. Der betagte Mann hat einige Sekunden gebraucht, um zu erfassen, was da Furchtbares geschehen ist. Das Bewusstsein hat sich einen gnädigen Moment lang gesperrt gegen die grausame Erkenntnis, dass das Schicksal für seine Frau unerbittlich zugeschlagen hat. Und für ihn, den unfreiwilligen, unglücklichen Täter. Knapp drei Monate lang darf er noch hoffen, dass seine Gattin das Unglück überlebt. Im Krankenhaus wird alles getan, um sie zu retten. Doch vergebens. Schließlich hört ihr Herz auf zu schlagen.

„Gas und Bremse verwechselt", „Senior erleidet Schwächeanfall am Lenkrad", „Pkw im Blumenladen" oder „Herzinfarkt am Steuer": Solche und ähnliche Schlagzeilen lesen wir immer öfter. In jüngster Zeit bewegen uns in verstärktem Maße scheinbar unerklärliche Verkehrsunfälle älterer Menschen. Ein zentrales gesellschaftliches Thema ist heute der demografische Wandel. Wir haben eine zunehmend hochbetagte Bevölkerung. Für diese älteren und alten Menschen bedeutet Mobilität eine enorme Lebensqualität. Als Rechtsmediziner äußere ich mich manchmal etwas provokant, dass für viele Verkehrsteilnehmer im Herbst des Lebens ihr Führerschein wichtiger ist als der Trauschein. Es sind nach meiner Einschätzung insbesondere ältere Männer, die auf die angestammte Benutzung ihres Pkw auch im hohen Lebensalter nicht verzichten wollen. Doch nehmen diese Menschen nicht ausreichend wahr, dass ihre körperlichen und geistigen Fähigkeiten nachlassen.

Das sind möglicherweise jene, die dicht zum Lenkrad gebeugt dasitzen, weil ihre Sehfähigkeit eingeschränkt ist. Es ist, als würden Nebelschwaden die Sicht verschleiern. Doch sie beruhigen sich damit, dass sie die Strecke zum Skatabend oder zum Stadion des örtlichen Fußballvereins schon Hunderte Male gefahren sind und sie diese nahezu im Schlaf finden könnten. Dass die Beine immer steifer werden, der Rücken schmerzt und die Füße nur noch mühsam gehorchen, wird ignoriert. Beim Gehen brauchen sie einen Stock als Stütze oder sogar einen Rollator. Im Auto aber fühlen sie sich wieder mobil und somit unabhängig. Der Wagen wird zum Vehikel und Symbol der Selbstständigkeit.

Doch wie lange geht das gut? Am Ende heißt es: Vorsicht, Greisverkehr!

Viele Krankheitssymptome nehmen im Alter zu, beispielsweise Herzerkrankungen und Diabetes. Sehkraft und Hörvermögen lassen nach, es gibt motorische Defizite und verlangsamte Reaktionsfähigkeit. Nicht wenige Menschen werden dement. Die demografische Entwicklung vor Augen, rollt hier buchstäblich ein gewaltiges Problem auf uns zu. Je mehr die körperliche und geistige Gebrechlichkeit zunehmen, desto eher wird eine unfallfreie Fahrt zur Glückssache. In vielen Studien zeigte sich das Absinken des korrekten Verhaltens im Straßenverkehr deutlich ab dem 75. Lebensjahr. Fehlverhaltensweisen gibt es insbesondere in den Bereichen Abstand, Vorfahrtsverletzung, ferner unter anderem Spurwechsel ohne Rückspiegel-Benutzung, gefährliche Aus- und Rückfahrtmanöver sowie das Übersehen von Fußgängern an Überwegen zum Beispiel in der Dämmerung.

Wenn es dann tatsächlich zum Unglück kommt, wird häufig die Rechtsmedizin hinzugezogen. Mit den forensischen Experten werden in der Regel primär die toten Opfer assoziiert. Man muss immer wieder darauf hinweisen, dass der Tod im Verkehr viel öfter vorkommt, als dass Menschen durch Mord ihr Leben verlieren. Verkehrsunfallopfer werden häufig allerdings nicht obduziert, weil aufgrund der Umstände eindeutig ist, dass der Tod mit der vorangegangenen Kollision zusammenhängt. Zweifel können eventuell aufkommen, wenn die Opfer längere

Zeit überleben. Dann muss geprüft werden, ob gefährliche Komplikationen kausal auf den Verkehrsunfall zurückzuführen sind oder ob es sich um ein unabhängiges Leiden handelt.

Bei dem tragischen Verkehrsunfall in Hamburg, bei dem die 87-Jährige von ihrem eigenen Mann überfahren worden ist, ist lange Zeit nicht abzuschätzen, ob sie leben oder sterben wird. Nach Einlieferung der schwer verletzten Frau ins Universitätsklinikum Eppendorf ist bei ihr unter anderem eine offene Unterschenkelfraktur sowie ein Bruch des rechten Oberschenkels im Bereich einer Kniegelenksprothese festgestellt worden. Seitdem ist die stark übergewichtige Patientin dauerhaft bettlägerig gewesen. Sechs Wochen nach dem Unfall muss ihr ein Bein amputiert werden. Einen weiteren Monat später stirbt die Frau. Bei der Sektion stellen Rechtsmediziner unter anderem eine Schlagaderverhärtung und eine fortgeschrittene Herzverfettung fest. Es gibt keine Hinweise auf einen früheren Herzinfarkt. Als Todesursache wird ein Rechtsherzversagen im Zusammenhang mit einem Atemwegsinfekt sowie peripheren Lungenembolien diagnostiziert. Sie hatte also Thrombosen entwickelt, weil sie bettlägerig war – und bettlägerig war sie wegen des Unfalls. Der Unfall war letztlich die Todesursache durch klassische Folgen von Immobilisierung.

Obduktionen bei Unfallopfern erfordern eine besonders weitgehende Sektionstechnik. Es müssen Verletzungen in allen Körperregionen sorgfältig registriert werden. Beispielsweise kann man bei einem Fußgänger durch die Analyse der Hautverletzungen, der Quetschungs- und Ablederungshöhlen im Unterhautfettgewebe und durch die Feinstruktur von Knochenbrüchen die Anfahrtrichtung an den Beinen während eines Unfalls rekonstruieren. Durch schichtweise Präparation der Haut und des Unterhautfettgewebes, der Muskulatur sowie der Knochen – hier insbesondere von Schlüsselbein, Brustbein und Rippen – kann man feststellen, ob der Gurt angelegt war. Und wenn ja, wie er angelegt war, ob in Fahrer- oder Beifahrerposition. Bei jedem tödlichen Vekehrsunfall wird von uns heutzutage eine Computertomografie angefertigt.

Die rechtsmedizinischen Aufgabenstellungen bei Verkehrsunfällen sind sehr umfassend. Es geht um die Rekonstruktion des Geschehens. Mögliche Fragen sind zum Beispiel: Wer war der Fahrer? Lässt sich dies anhand des Verletzungsmusters oder durch spurenkundliche Untersuchungen am Lenkrad oder Bremspedal nachweisen? Stand der Fahrer unter Alkohol oder Drogen? War er möglicherweise krank oder dement?

Diese Frage stellte sich auch bei einem folgenschweren Verkehrsunfall in der Nähe des Hamburger Hauptbahnhofs. Ein Kombi fährt unvermittelt und zu schnell rückwärts aus einer Parklücke, schräg über die gesamte Wegbreite und schleudert schließlich mit Tempo 15 in eine junge Familie. Das Fahrzeug erfasst dabei eine 32-Jährige und ihren jüngeren Bruder. Dann überfährt der Wagen ihren vierjährigen Sohn, der unter dem Auto eingeklemmt bleibt. Mutter und Onkel werden zu entsetzten Zeugen der Rettungsmaßnahmen, mit denen die Notfallmediziner um das Leben des Jungen kämpfen. Als die Rettungskräfte am Unglücksort eintreffen, schlägt das Herz des Jungen nicht mehr. Die Kraft, mit der die Opfer vom Wagen getroffen worden sind, ist so zerstörerisch, als würde das Auto aus einem Meter Höhe auf sie fallen.

Der Vierjährige kann reanimiert werden, stirbt aber wenig später in der Klinik. Bei der äußeren Leichenschau werden bei dem Kind etliche Hautunterblutungen und

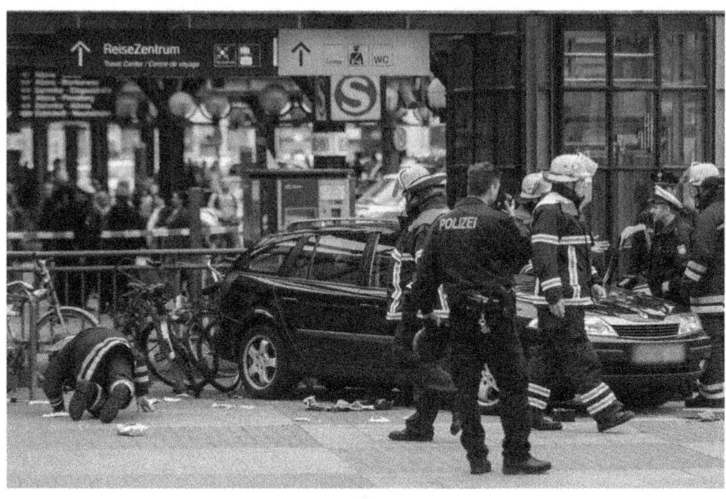

Unfall am Hamburger Hauptbahnhof: Der Unfallfahrer sitzt noch am Steuer seines Pkw.
Polizei und Rettungskräfte bemühen sich um die schwerverletzte Mutter des totgefahrenen Kindes.

Abschürfungen im Bereich des ganzen Körpers festgestellt. Todesursache ist ein sogenanntes Überrolltrauma. Mutter und Onkel des Jungen überleben schwer verletzt. Der Unglücksfahrer ist ein 74 Jahre alter Mann. Er und seine Beifahrerin, die ihn aus der Parklücke hatte heraus dirigieren wollen, erleiden einen schweren Schock und müssen im Krankenhaus behandelt werden. Später muss sich der mittlerweile 75-Jährige wegen fahrlässiger Tötung und fahrlässiger Körperverletzung vor Gericht verantworten.

Laut Staatsanwaltschaft ist der Angeklagte aus Unachtsamkeit mit dem rechten Fuß vom Brems- auf das Gaspedal abgerutscht. 2,4 Sekunden, so ermittelt später ein Sachverständiger, hat die Fahrt des Wagens gedauert; wenige Augenblicke nur, die das Glück mehrerer Menschen für immer zerstört haben. Der Unfallfahrer behauptet, er habe den Automatikwagen rückwärts aus einer engen Parklücke gesetzt und plötzlich einen Krampf im rechten Bein verspürt, ihm sei „ganz weiß oder trüb vor Augen geworden". Das Nächste, an das er sich erinnere, sei der laute Knall gewesen.

Die Mutter des Jungen erzählt unter Tränen als Zeugin von der Katastrophe. Sie schildert, wie sie unter das Auto geriet, wie sie dann die Hand ihres Jungen ergriff und schrie: „Mein Sohn, mein Kind!" Sie ahnte nicht, wie schwer er verletzt war. Seitdem, sagt die Frau im Prozess, fühle sie nur noch Leere. Sie selbst musste mehrfach operiert werden und war wochenlang im Krankenhaus. Die Beziehung zu ihrem Partner ist nach dem Unfall zerbrochen. „Sie reden von Ihrem harten Leben, aber Sie haben doch das meines Sohnes genommen", sagt die Mutter zum Angeklagten. „Die Strafe, die Sie meines Erachtens verdient haben, werden Sie hier heute nicht bekommen."

Auch im Leben des 74-Jährigen ist vieles getrübt. Vor Gericht erzählt seine Ehefrau von anonymen Drohanrufen, blutverschmierten Briefen und Flugblättern. An die Geschäftspartner ihres Sohnes seien E-Mails mit Bildern des toten Jungen verschickt worden. Der ganze Terror habe sie beide zutiefst beeinträchtigt, so sehr, dass sie sich in eine psychiatrische Klinik einweisen ließen. Dabei hätten sie doch für den kleinen Jungen gebetet, sagt die Zeugin.

An diesem Prozess habe ich während der gesamten Beweisaufnahme teilgenommen. Schon zuvor konnte ich alle Ermittlungsakten und auch das Gutachten des technischen Sachverständigen auswerten. Letztlich ergab sich daraus für mich eine schlüssige Erklärung für das Unfallgeschehen, so wie es die Richterin auch später in ihrem Urteil ausgeführt hat.

Am Ende verhängt das Amtsgericht eine zehnmonatige Bewährungsstrafe. Bei der Urteilsverkündung wendet sich die Vorsitzende an die Mutter des getöteten Jungen: „Das ist ein furchtbarer, trauriger, schrecklicher Fall, der uns alle hier betroffen hat." Es gebe keine Strafe, die das Leid irgendwie mindern könne. „Das kann der Strafvollzug auch nicht leisten", erklärt sie. Sie sei überzeugt, so die Richterin unter Bezug auf die rechtsmedizinische Rekonstruktion weiter, dass ein vermeidbarer Fahrfehler des Angeklagten zu dem folgenschweren Unfall geführt habe. Demnach war der Rentner beim Ausparken mit seinem Wagen in eine flache Senke am Straßenrand gefahren. Als sein Automatikwagen sich nicht weiter bewegte, habe er „bewusst Gas gegeben, um das Hindernis zu überwinden", erklärt die Richterin und sagt zum Angeklagten: „Und das in einer Situation, in der Sie nicht gut gucken konnten." Der Wagen sei dann zurückgeschossen. „Innerhalb von wenigen Sekunden haben Sie sich falsch entschieden."

Der Senior hat sich seit dem Unfall nicht wieder ans Steuer gesetzt – und er werde es auch nie wieder tun, wie er beteuert. „Ich möchte den Eltern mein tiefstes Mitgefühl und Bedauern aussprechen", hat er seinen Verteidiger beim Prozessauftakt in seinem Namen verlesen lassen. „Es ist mir unerträglich zu wissen, dass es nichts gibt, was den Jungen wieder lebendig machen kann, obwohl ich bereit wäre, alles Erdenkliche dafür zu tun."

Es erfasst mich immer wieder ein gewisses Schaudern, wenn ich mitbekomme, dass Menschen mit einer großen Lebensleistung im Zusammenhang mit einem altersbedingten Abbau uneinsichtig werden und schwere Verkehrsunfälle verursachen und dabei unter Umständen den Tod eines anderen Menschen verschulden. Sie bringen großes Unglück über die Familie des Opfers, rufen aber auch für sich selbst eine tief depressive Endstimmung hervor, die eigentlich vermeidbar wäre: hätten sie nur öffentliche Verkehrsmittel, Taxis und familiäre oder nachbarschaftliche Fahrdienste in Anspruch genommen. Ich setze mich sehr für freiwillige Selbstkontrollen ein, bei denen alte Menschen ganz bewusst selbstbestimmt Fahrunterricht nehmen und sich von diesbezüglich besonders erfahrenen Fahrlehrern fit halten lassen. Und im Einzelfall muss man auch freiwillig den Führerschein abgeben, weil es einfach nicht mehr geht.

Eine große Verantwortung liegt hier auch bei der Ärzteschaft. Regelmäßig wird dies in der Fachliteratur sowie unter anderem beim Verkehrsgerichtstag thematisiert. Ein Mediziner gewinnt frühzeitig einen Eindruck davon, wie es mit der geistigen Spannkraft und Reaktionsfähigkeit seines Patienten bestellt ist beziehungsweise welche Ausfallerscheinungen er hat. Mediziner gelten für viele zudem als Autoritätspersonen, deren Rat man eher folgt als Hinweisen aus der eigenen Familie.

Mir ist klar, dass dies ein schwieriges Thema ist, aber ich sehe auch eine große Verantwortung bei Angehörigen, die sehenden Auges mitbekommen, wie ältere Menschen Probleme im Straßenverkehr haben. Man kann dies nicht damit entschuldigen, dass dann ja meistens nur noch eingespielte Wege in entspannten Zeiten gefahren werden. Auch hier kann es zu unvorhergesehenen Verkehrssituationen kommen, wo höchste Aufmerksamkeit und uneingeschränkte Reaktionsfähigkeit gefordert ist. Natürlich spielt der Faktor Erfahrung eine Rolle. Mir ist bewusst, dass die Mehrzahl folgenschwerer Verkehrsunfälle von leichtsinnigen, unerfahrenen jungen Autofahrern verursacht wird. Die Statistik ist hier eindeutig. Sie zeigt uns weiterhin, dass ältere Menschen, vermehrt ab einem Alter von etwa 75 Jahren, Verkehrsunfälle verursachen, die auf Krankheit, körperliche Gebrechen und eine demenzielle Entwicklung zurückzuführen sind.

Meldungen über außergewöhnliche Autounfälle von Menschen im Herbst ihres Lebens liefern da nur Schlaglichter. Da ist etwa die 77-Jährige, die vor einem Einkaufszentrum einparken will und bei ihrem Wagen mit Automatikgetriebe statt auf die Bremse aufs Gaspedal tritt. Dadurch schießt das Fahrzeug frontal in den Markt; es entsteht nur Sachschaden. Ein 84-Jähriger, der vermutlich ebenfalls die Pedale verwechselt, rast durch die Fußgängerzone und erst in eine Menschenmenge und dann in ein Café. Dort sterben eine 63-Jährige und ein 60-Jähriger. Außerdem werden zwanzig Menschen zum Teil schwer verletzt.

Ein weiterer bezeichnender Unfall ist der eines 68-Jährigen. Der Mann kollidiert in Hamburg am linken

Fahrbahnrand mit zehn Autos und begeht dann Unfallflucht. Der Wagen des Mediziners wird wenig später einige Hundert Meter entfernt gefunden. Untersuchungen durch einen Rechtsmediziner und einen Neurologen bestätigen die Annahme eines Diabetes und diagnostizieren eine demenzielle Erkrankung aufgrund von Hirndurchblutungsstörungen mit neurologischen Ausfallerscheinungen. Bis zu seinem Verkehrsunfall war der Arzt noch in eigener Praxis tätig. Jetzt verliert er seine Approbation.

Auch der Unfall eines 78-Jährigen weist Parallelen zu diesen Verkehrsunfällen auf. Er erfasst einen Fußgänger, fährt dann in Schlangenlinien weiter, gerät zeitweise auf den Gehweg und touchiert eine entgegenkommende Radfahrerin, die an den Folgen des Unfalls stirbt. Im Prozess heißt es später, das unkontrollierte Weiterfahren nach dem ersten Zwischenfall sei darauf zurückzuführen, dass der Angeklagte „aufgrund altersbedingter Fahrunsicherheit die Kontrolle über seinen Wagen verloren" habe.

Alarmierend war die Aussage eines Seniors, der mit seinem Fahrzeug mehrere parkende Autos gerammt hatte, als ihm ein Wagen entgegenkam. Seinem Anwalt vertraute er an: „Immer, wenn es eng wird, mache ich die Augen zu und fahre einfach weiter."

Im Alter nehmen die kognitiven Fähigkeiten und die Geschwindigkeit der Verarbeitung von neuen Informationen kontinuierlich ab. Das führt dazu, dass diese Autofahrer Schwierigkeiten haben, schnell zu reagieren und Fehler zu korrigieren. Den Fuß schnell wieder vom Gas zu nehmen, gelingt dann oft nicht mehr. Typisch ist, dass Senioren häufiger als andere zu Geisterfahrern werden. Wenn ihnen dann bewusst wird, dass sie auf der falschen

Seite fahren, fahren sie oft dennoch weiter, sei es aus Unsicherheit oder in Panik.

Fragen der Verkehrsmedizin füllen ganze Lehrbücher. Unter Rechtsmedizinern herrscht weitestgehend Konsens darüber, dass es wichtig ist, sie als Experten bei unklaren Verkehrsunfällen zum frühestmöglichen Zeitpunkt hinzuzuziehen, am besten gleich am Unfallort. Sie können den Unfallfahrer untersuchen, möglicherweise diesen auch im Krankenhaus aufsuchen, wenn er bereits vom Rettungswagen abtransportiert wurde. Dabei geht es insbesondere um die Frage, ob akut körperliche Ausfallerscheinungen oder Gebrechen nachzuweisen sind, auf die eventuell das Unfallgeschehen zu beziehen ist.

Das könnten zum Beispiel Anzeichen für ein Krampfanfallgeschehen sein, für eine akute innere Erkrankung, für ein Stoffwechselproblem wie etwa Unterzuckerung, oder Alkohol- oder Drogeneinfluss. Außerdem kann der Rechtsmediziner bei der Rekonstruktion des Unfallgeschehens mitwirken, indem er das Spurenbild speziell im Hinblick auf biologische Spuren analysiert, beispielsweise Blutspuren, Sekretspuren, Haare und Gewebe am, unter oder in den beteiligten Fahrzeugen sowie irgendwo sonst am Unfallort.

Ich möchte darauf hinweisen, dass es insbesondere auf die Untersuchungen der Rechtsmedizin zurückgeht, dass in den siebziger Jahren die Sicherungseinrichtungen in Fahrzeugen stark verbessert wurden. Im Hinblick auf das Motto „safety first" haben die Rechtsmediziner stets in vorderster Reihe mit Ingenieuren und Konstrukteuren zusammengearbeitet. Dabei ging es zunächst speziell um den Sicherheitsgurt. Crash-Experimente mit sogenannten Dummies, die in rechtsmedizinischen Instituten durchgeführt wurden, haben eindeutig bewiesen, dass Rückhaltesysteme die Sicher-

heit der Pkw-Insassen entscheidend verbessern. Der Sicherheitsgurt wirkt eindeutig lebensrettend.

Ich kann die Menschen nicht verstehen, die den Gurt nicht anlegen, mit teilweise skurrilen Begründungen, etwa dass sie sich dann im Falle eines Unfalls besser selbst befreien können oder dass der Gurt sie so einengt, dass dadurch die Verkehrssicherheit eingeschränkt wird. Etwas zynisch könnte man sagen, dass ohne Gurt ein etwaiges Befreien keinen Sinn mehr macht – weil die Verletzungen dann sehr wahrscheinlich tödlich sind. Der Sicherheitsgurt hat unzweifelhaft millionenfach Leben gerettet, später dann zusammen mit dem Airbag. Hinzu kamen danach viele andere Systeme, zum Beispiel Bremsregulierungen, Lenkunterstützungen, Orientierungshilfen, die die Sicherheit und den Komfort der Fahrzeuge enorm verbessert haben. In den siebziger Jahren gab es bis zu 20.000 Verkehrsunfalltote jährlich allein in Deutschland. Heute sind es bei viel größerer Verkehrsdichte nur noch etwa 3000 bis 4000. Natürlich wollen wir hier unbedingt noch weitere Fortschritte erzielen.

Verkehrseignung

Wer sich infolge körperlicher oder geistiger Beeinträchtigungen nicht sicher im Verkehr bewegen kann, darf am Verkehr nur teilnehmen, wenn Vorsorge getroffen ist, dass er andere nicht gefährdet. Die Pflicht zur Vorsorge obliegt dem Verkehrsteilnehmer selbst (§ 2 Abs. 1 Fahrerlaubnisverordnung FeV). Dieser Grundsatz gilt für alle Verkehrsteilnehmer, also nicht nur Kraftfahrzeugführer, sondern insbesondere auch für Fußgänger und Fahrradfahrer.

Für die einzelnen Fahrerlaubnisklassen sind in den meisten Ländern entsprechende Prüfungsnachweise und ein Mindestalter erforderlich. Bewerber um eine Fahrerlaubnis müssen die hierfür notwendigen körperlichen und geistigen Anforderungen erfüllen. In der Fahrerlaubnisverordnung ist eine Reihe von fahreignungsrelevanten Mängeln aufgeführt. Dazu zählen beispielsweise Herz- und Gefäßkrankheiten, Diabetes mellitus, Alkoholmissbrauch und Drogenabhängigkeit.

Eine regelmäßige Überprüfung für Fahrerlaubnisinhaber findet in Deutschland, anders als in zahlreichen europäischen Staaten, nicht statt (nur bei Fahrgastbeförderung und Gefahrguttransport). Eine Überprüfung durch die Fahrerlaubnisbehörde erfolgt hier nur dann, wenn Tatsachen die Annahme rechtfertigen, dass der Führer eines Fahrzeugs zum Führen ungeeignet oder nur noch bedingt geeignet ist. Entsprechende Verkehrsauffälligkeiten stellen insbesondere Unfälle dar, daneben aber auch aggressives Verhalten im Straßenverkehr und gehäufte Verkehrsverstöße.

Die gesetzlichen Grundlagen zur Fahreignungsbegutachtung, insbesondere zur Situation bei älteren Verkehrsteilnehmern wurden in letzter Zeit vielfach und sehr kontrovers diskutiert.

Ich bin überzeugt: Hinter einer relevanten Anzahl „rätselhafter“ Verkehrsunfälle verbirgt sich großes menschliches Leid und der Verlust hoher Sachwerte. Die Verhinderung solcher Ereignisse erfordert präventive Maßnahmen sowie – unter Beachtung des Grundsatzes der Verhältnismäßigkeit, der Beschuldigtenrechte sowie der Opferinteressen – intensive Aufklärung. Fahrlehrer, Ärzte sowie Angehörige der Ermittlungsbehörden und Fahrerlaubnisbehörden müssen für diese Problematik sensibilisiert werden.

Ursachen „rätselhafter“ Verkehrsunfälle können zum Beispiel Anfallsleiden, Schlafapnoe, Stoffwechselstörungen, Herz-Kreislauf-Erkrankungen sowie Nerven- und Geisteskrankheiten sein, die zu akuten Versagenszuständen führen. Daher habe ich mehrfach gefordert, dass die Ärzteschaft sorgfältig auf verkehrsmedizinische Aspekte bei der Aufklärung der Patienten achtet. Das gilt auch für die Wirkung und Nebenwirkung verordneter Medikamente sowie deren Wechselwirkungen. Zum Schutze Dritter sowie des Betroffenen selbst sind Vorkehrungen erforderlich, dass Menschen mit fahreignungsrelevanten geistigen oder körperlichen Mängeln nicht ohne regelmäßige, verpflichtende Kontrolluntersuchungen am motorisierten Straßenverkehr teilnehmen. Hierbei sind die Möglichkeiten medizinischer Rehabilitation und technischer Optimierung des Fahrzeugs auszuschöpfen.

Der Deutsche Ärztetag hat dies 2014 in einer Entschließung aufgegriffen. Er bekräftigt die selbstverständliche Verpflichtung aller in der Patientenversorgung tätigen Ärztinnen und Ärzte, ihre Patienten im Hinblick auf die Auswirkungen ihrer Erkrankungen beziehungsweise Medikamentenwirkungen auf die Verkehrssicherheit und Fahreignung zu beraten, um den Schutz der Sicherheit der Betroffenen und unbeteiligter Dritter zu gewährleisten.

Ich selbst habe wiederholt festgestellt, dass Verkehrsunfälle nicht einfach geschehen, sondern dass sie von den Fahrern und Fahrerinnen verursacht werden. Letztlich handelt es sich bei den Unfallverursachern um einen vergleichsweise kleinen Prozentsatz aller Autofahrer, der allerdings im Alter (ab etwa 75 Jahren) deutlich zunimmt, wenn Multimorbilität und Demenz eine nachweisbare größere Rolle spielen. Angesichts der demografischen Entwicklung sind wir zum Handeln aufgefordert, insbesondere die Ärzteschaft. Dabei geht es nicht primär um Einschränkungen und Verbote, sondern um Aufklärung, Problembewusstsein, Optimierung und Kompensation bezüglich erkannter körperlicher sowie insbesondere kognitiver Defizite. Im Vordergrund steht z.B. die Werbung für freiwillige Mobilitätstests.

Mord auf Bestellung

Die schmale Straße, an der das Schicksal eines Mannes besiegelt werden soll, scheint sich endlos dahinzuschlängeln. In der Nähe bilden ein Flusslauf und ein begrüntes Brachgelände einen seltsam idyllisch anmutenden Gegensatz zu dem trostlosen Industriegebiet, das zwei Autos in der Dämmerung ansteuern. Schließlich biegen die Fahrzeuge auf einen Kiesweg ab, der zu einem Abwrackgelände führt. Hier, auf diesem Schrottplatz, soll ein Mann erschossen werden. Auf den letzten Metern des Weges ahnt der Schwede, welches Schicksal ihm droht. Der Todgeweihte weint bitterlich. Doch er versucht nicht zu fliehen, und ebenso nicht, sich zu wehren. Er muss gewusst haben, dass er keine Chance hat gegen den zu allem entschlossenen Killer, der hinter ihm geht und ihn unerbittlich vorantreibt, eine Pistole in der Hand.

Wie viel ist ein Menschenleben wert? Für die allermeisten, für diejenigen mit Gefühlen wie Empathie, Sorge, Liebe, Fürsorglichkeit, ist es unendlich kostbar, ja unbezahlbar. Wir mögen, schätzen, lieben andere Menschen. Und doch gibt es einige wenige eiskalte Gestalten, die kaum mehr als einen flüchtigen Gedanken an ihr Umfeld verschwenden. Ihnen geht es um Macht oder Geld. Sie wiegen das Opfer auf in Nutzen für sich selbst, zumeist in der Währung Geld. Ein Mord als Einnahmequelle. Wir kennen solche Typen aus dem Krimi, Männer, die im Schatten lauern, in dunkler Kleidung und mit stählernem Blick, die geübt und gefühllos den Schalldämpfer auf eine Pistole schrauben und die Waffe auf ihr menschliches Ziel anlegen. Aber solche Szenen spielen sich nicht nur in Hollywood ab oder im „Tatort". Es gibt sie auch im richtigen Leben, manchmal näher, als man denkt.

Der Hamburger Peter Z. ist so einer, der nicht zögert, einen Menschen zu töten. Er vollbringt seinen grausamen Job auf dem Schrottplatz, wo er für einen Lohn von offenbar mehreren Zehntausend Mark einen 30-Jährigen mit einem gezielten Kopfschuss niederstreckt. Und er tut es erneut, keine sechs Monate später, in einer Hamburger Wohnung. Auch hier will er einen Mann umbringen – letztlich gibt es aber neben dem Toten eine weitere Schwerverletzte. Und es geschieht weiteres unermessliches Leid. Aber wer so skrupellos ist, so brutal und mitleidlos, den bringt auch das nächste unschuldige Opfer nicht aus dem Konzept. Er hat schließlich einen Job zu erledigen. Das ist es, was zählt.

Der Auftragsmörder, der einen Mann auf einem Abwrackgelände getötet hat, hatte es offensichtlich darauf angelegt, das Opfer sofort niederzustrecken. Er wusste, was er tat, und ging professionell vor. Er tötete den Schweden mit einem einzigen Schuss, er hat ihn regelrecht hingerichtet. Bei der Sektion des Toten haben wir einen Kopfdurchschuss mit einem schräg von links vorn oben nach rechts hinten unten absteigenden Schusskanal durch das Großhirn festgestellt. Der Einschussbereich lag links in der Schläfenscheitelregion. Es gab keine Zeichen eines absoluten Nahschusses beziehungsweise eines aufgesetzten Schusses. Der Schusskanal verlief durch zentrale Hirnareale und war sofort tödlich, weil lebenswichtige Bereiche zerstört wurden. Der Mann war sofort handlungsunfähig und bewusstlos. Herz- und Atemtätigkeit liefen minutenlang weiter. Es kam zu Blutverlust und zur Bluteinatmung, ohne dass der Sterbende dies noch gespürt hätte. Abgesehen von der Schussverletzung gab es keine Hinweise auf sonstige äußere Gewalteinwirkung, auch keine Abwehrverletzungen.

Was mag dem Opfer in den letzten Augenblicken durch den Kopf gegangen sein? Fehlende Abwehrverletzungen können bedeuten, dass das Opfer überraschend getötet worden ist und keine Zeit hatte zu reagieren. Oder der Gegner ist so überlegen, etwa wegen seiner Statur, einer besonderen Kampfkunst, die er beherrscht, oder natürlich aufgrund seiner Bewaffnung, dass jede Gegenwehr zwecklos erscheint. Vielleicht würde ein verzweifelter, zum Scheitern verurteilter Versuch einem womöglich sadistisch veranlagten Killer sogar noch Vergnügen bereiten.

Bei Peter Z., dem Mörder vom Schrottplatz, hat sich schon früh in seiner Biografie angedeutet, dass er jedenfalls kein Mensch ist, der Empathie empfindet. Im Gegenteil. Bereits in seiner Kindheit gilt der 1958 geborene Mann als schwierig und als Schrecken seiner Altersgenossen. In der Schule wird er als aggressiv und kontaktarm charakterisiert. Darüber hinaus quält er Tiere. In einem Gutachten wird bei ihm später eine sogenannte Verwöhnungsverwahrlosung festgestellt, nachdem er von klein an von beiden Eltern mit Geld und Geschenken überschüttet wurde, ihm aber keine Grenzen gesetzt wurden. Eine abgeschlossene Berufsausbildung erlangt er nie. Bereits mit elf begeht er erste Eigentumsdelikte, wird ab dem

16. Lebensjahr mehrfach wegen Diebstahls verurteilt. Das erste Mal kommt er mit 19 für längere Zeit in den Knast, nach einer Verurteilung unter anderem wegen Diebstahls und versuchter Brandstiftung. Nach mehreren weiteren Verbrechen, bei denen der breitschultrige Hüne eine Vielzahl von Opfern ausgeraubt und mit Waffen bedroht hat, wird er zu einer Gesamtfreiheitsstrafe von zwölf Jahren verurteilt. Eine weitere Verurteilung wegen Betrugs kommt hinzu.

Nach mehreren Jahren im Knast plant der Mann nun seine Flucht. Wie sie gelingen soll, erzählt er Mitgefangenen, die ihm bei der Tat helfen sollen. Gemeinsam sollen sie mehrere Gefängnisbedienstete als Geisel nehmen, einem davon ins Knie schießen und so die Übergabe von 500.000 Mark und eines Fluchtautos erpressen. Die Drohkulisse soll durch zwei selbstgebastelte Sprengsätze verstärkt werden. Zwei der gefesselten Geiseln sollen sie begleiten müssen, sie wollen sie dann später, trotz gelungener Flucht, erschießen. Die eingeweihten Mithäftlinge offenbaren sich der Gefängnisleitung, Peter Z. wird erneut der Prozess gemacht. Nun erhält er weitere viereinhalb Jahre Knast. Er verbüßt seine Gefängnisstrafen voll. Nach fast 18 Jahren hinter Gittern kommt er am 19. Juni 1998 frei. Geläutert? Gebessert? Einsichtig, mit Plänen für ein gesetzestreues Leben? Mitnichten. Rund sechs Wochen später begeht der nun 40-Jährige seinen ersten Mord.

Wir bekamen die Nachricht von einem Tötungsdelikt an einem Morgen im August 1998. Es hieß, ein Mann sei in der Früh um 5 Uhr auf einem Abwrackgelände zwischen zwei Containern gefunden worden. Das Opfer lag auf dem Rücken und konnte zunächst nicht identifiziert werden. Der Mann war mit einer schwarzen Jeans und einem Po-

loshirt bekleidet und hatte keine Papiere bei sich. Er wurde noch am selben Tag bei uns im Institut obduziert. Eine wichtige Fragestellung betraf die Todeszeit. Für deren Bestimmung sind äußere Umstände entscheidend, beispielsweise die Temperatur. Also haben wir die Wetterdaten herangezogen.

Seinerzeit, so ergab die meteorologische Auswertung, erstreckte sich der Keil eines Hochs vom Ostatlantik bis nach Mitteleuropa. Seit den Abendstunden des Vortags hatte es keinen Niederschlag gegeben, um 5 Uhr morgens war es 13 Grad warm. Die Körpertemperatur des Toten, die stets rektal gemessen wird, betrug 28 Grad. Unter Berücksichtigung der Körpertemperatur und des Gewichts ließ sich nach der sogenannten Henßge-Methode eine Todeszeit zwischen 22.30 und 4 Uhr errechnen. Präziser war es in diesem Fall nicht möglich. Doch die lange Zeitspanne ist nicht ungewöhnlich. Während im Fernsehkrimi der Rechtsmediziner gern scharfsinnig-schneidig den Eintritt eines Ablebens beispielsweise „zwischen 2 und 2.30 Uhr" verkündet, ist eine Bestimmung des Todeszeitpunkts in der Praxis sehr viel ungenauer und lässt sich üblicherweise nicht enger als auf vier Stunden eingrenzen.

Aus rechtsmedizinischer Sicht war dies eine relativ einfache und schnelle Sektion mit klaren Ergebnissen. Einen relevanten Befund, nämlich den Kopfdurchschuss, konnten wir in groben Zügen schon bei der äußeren Leichenschau erheben. Alleine durch die äußere Betrachtung der Wunden im Bereich des behaarten Kopfes war die Diagnose der Schussrichtung in diesem Fall allerdings zunächst nicht möglich. Bei der inneren Leichenschau konnte man den Schusskanal noch weitergehend rekonstruieren und vor allem die mittelbaren Folgen des Kopfschusses feststellen.

Später wird der Getötete als ein 30 Jahre alter Schwede identifiziert. Er war Autohändler und bei seinen Geschäften teilweise in Betrugshandlungen verwickelt, ebenso wie weitere Männer, mit denen er zusammengearbeitet hatte. Zwischen ihnen entwickelten sich erhebliche Differenzen, vor allem nachdem der 30-Jährige einen Landsmann in einem Ermittlungsverfahren massiv belastete. Das war offenbar sein Todesurteil: Sein Konkurrent beschließt, ihn umbringen zu lassen. Wer soll den dreckigen Job übernehmen? Der Zufall will es, dass der Rachelüstige jetzt Peter Z. kennenlernt. Ihm imponiert dessen langjährige Knastkarriere. Außerdem läuft der mittlerweile 40-Jährige seit seiner Entlassung aus dem Gefängnis ständig mit einer Pistole herum und prahlt mit weiteren schweren Straftaten wie einem Überfall auf einen Geldtransporter, einer Schießerei mit einer Eliteeinheit sowie dem Besitz von Granaten. Solche Storys kommen gut an in der Welt der Skrupellosen. Mit seiner ganz besonderen Vita hat sich der Hamburger als Auftragskiller mehr als qualifiziert.

Im August 1998 wird das Verbrechen ausgeführt. Der Mann, dessen Todesurteil bereits gefällt ist, ahnt nichts davon, dass seine letzte Stunde geschlagen hat. Der Autohändler glaubt, er sei mit einem Geschäftspartner unterwegs, um einen weiteren guten Deal abzuschließen. Erst auf den letzten Metern, als die Straße immer schmaler wird, das Gelände immer düsterer und sein Beifahrer Peter Z. seine Waffe zieht, wird sich der Schwede der tödlichen Gefahr bewusst. Er wird mit vorgehaltener Pistole aufgefordert, aus dem Wagen auszusteigen und zu den Containern zu gehen. Schließlich schießt der 40-Jährige dem Wehrlosen in den Kopf. Er hat sich seinen Killerlohn verdient, eiskalt. Und mit einer gehörigen Portion Menschenverachtung. Auch wenn er den Tatort nicht selbst gewählt hat, scheint ihm das abgelegene Gelände, auf dem routinemäßig Ausgedientes entsorgt wird, als Ambiente durchaus zuzusagen: „Schrott gehört zu Schrott“, sagt er später zu einem Zeugen.

Es war bei dem Opfer zu Schädelberstungsfrakturen mit Schädelbasisbrüchen gekommen und dadurch zur Einatmung von Blut. Blut hatte sich in der Mundhöhle, im Rachenbereich und in der Luftröhre bis hinein in die kleinsten Bronchien ausgebreitet. Außerdem hatte der Sterbende auch noch erbrochen und Erbrochenes eingeatmet. Insgesamt kam es durch die Schussverletzung und vor allem durch die Schussbrüche zu einem sehr starken Blutverlust. Im Zusammenhang damit fanden sich streifenförmige Verblutungsblutungen unter der Innenhaut der linken Herzkammer im Ausflusstrakt dieser Kammer. Derartige Blutungen entstehen dadurch, dass sich das sterbende Herz mit sehr kräftigen Kontraktionen sozusagen gegen den Blutverlust wehrt. Dabei reißen unter der Herzinnenhaut kleinste Blutgefäße ein.

Wo war der Einschuss, wo trat die Kugel aus dem Körper heraus? Der Laie stellt sich das oft ganz einfach vor: Das Einschussloch müsse kleiner sein als der Ausschuss. Aber so simpel ist es keineswegs. Tatsächlich hängt das von vielen Faktoren im Bereich des Schusskanals ab, etwa von dem Kaliber des Geschosses, seiner Deformation, der Frage, welcher Knochen und welche Kleidungsstücke durchschlagen wurden, der Schussentfernung und vielem mehr.

Charakteristisch für einen Einschuss ist beispielsweise ein echter, meist rundlicher Hautdefekt, während beim Ausschuss die Wundränder aneinanderzulegen sind. Gerade beim Kopf lässt sich die Schussrichtung eindeutig festlegen, wenn man die Defekte im Schädelknochen untersucht. Hier ist es so, dass vom Einschuss aus die innere Knochentafel trichterförmig nach innen wegbricht, während beim Ausschuss die äußere Knochentafel schräg nach außen abplatzt. An anderen Knochen, zum Beispiel an den Röhrenknochen der Extremitäten oder an den Rippen, ist die Befundlage nicht so eindeutig.

Ich grüble manchmal über die Auswahl des Tatortes für den Auftragsmord. Ein Schrottplatz als Hinrichtungsplatz hat fast etwas Symbolhaftes. Der Mensch als Wegwerfobjekt. Das ist ganz besonders zynisch. Ich habe später noch öfter mit dem Mörder zu tun gehabt, sein Fall beschäftigt mich seit nunmehr zwanzig Jahren. Selbst wenn man häufig Menschen begegnet, die Tötungsdelikte begangen haben, zum Beispiel bei Gerichtsverhandlungen und bei Untersuchungen im Gefängnis, stellt Peter Z. einen im negativen Sinn einzigartigen Verbrecher dar, extrem kalt, gefühlsarm, hart, menschenverachtend.

Dass für ihn ein Leben nichts zählt, zeigt der 40-Jährige erneut gerade mal sechs Monate nach dem Auftragsmord. Wieder ist es ein Bekannter, für den er sich ins Zeug legt. Dieser Kumpel lässt mehrere osteuropäische Prostituierte für sich arbeiten und gerät in diesem Zusammenhang in Streit mit einem Hamburger. Es geht unter anderem um Geld und um weitere Differenzen. Wird Peter Z. nun beauftragt, den missliebigen Konkurrenten auszuschalten? Oder beschließt der 40-Jährige aus eigenem Antrieb, dass der Hamburger getötet werden müsse? In gewissen Kreisen reicht schon eine Kleinigkeit, damit ein Menschenleben als verwirkt gilt. Vielleicht kann der Lohnkiller ein weiteres Verbrechen sogar ganz gut gebrauchen, um sich für zukünftige Auftragsmorde zu empfehlen?

Diesmal benutzt er einen Trick, um sich dem Opfer zu nähern. Der Verbrecher, der seine Pistole, einen Elektroschocker, einen mit Stoff umwickelten Hammer, ein Messer und Fesselungsmaterial bei sich trägt, tarnt sich mit zwei Päckchen unterm Arm als Paketbote und klingelt an der Wohnungstür des Mannes. Dass der 70-Jährige nicht allein ist, wie erhofft, sondern dessen Lebensgefährtin die Tür öffnet, lässt den Killer zögern, aber lediglich für einige Augenblicke. Gleich darauf beginnt für beide Opfer die Tortur, mit Fesselungen und Misshandlungen. Beiden werden Stoffbeutel über den Kopf gezogen, sodass sie nichts mehr sehen können. Dann benutzt der Täter den Hammer und das mitgebrachte Küchenmesser und schlägt und sticht auf den Mann und die Frau ein. Die 49-Jährige wird ohnmächtig.

Als sie wieder zu sich kommt, liegt sie am Boden, ihre linke Körperhälfte ist gelähmt. Doch sie spürt, dass sie weiterhin in tödlicher Gefahr schwebt. Der Verbrecher ist noch in der Wohnung. Auch ein Profikiller hat so etwas wie eine Arbeitsmoral. Er will sich nicht nachsagen lassen, er hätte nachlässig gearbeitet. So stellt er sich neben die Frau und stößt sie an, ein leichter Tritt mit dem Fuß. Dass sie wie tot wirkt, regungslos und leichenblass, rettet letztlich ihr Leben. Der Auftragsmörder glaubt, dass er sie erledigt hat und verlässt die Wohnung. Nun liegt die 49-Jährige da, nur eine Armlänge entfernt von ihrem Partner. Sie robbt näher an ihn heran und schüttelt ihn sanft. Doch ihm ist nicht mehr zu helfen. Sein Herz schlägt nicht mehr. Bei dem Rentner hat der Lohnkiller seine Mission mit größter Brutalität erfüllt.

Die Frau ist mehr tot als lebendig. Durch die halbseitige Lähmung und schwerste Verletzungen ist sie nahezu bewegungsunfähig. So liegt sie da, voller Schmerzen, in

Todesangst, hilflos. Die Frau nimmt alle Kräfte zusammen und schlägt mit ihrem noch beweglichen Fuß auf den Boden. Nach Stunden hört ein Nachbar sie, er alarmiert Polizei und Rettungskräfte. Das Opfer kommt in ein Krankenhaus.

Die 49-Jährige hat ein offenes Schädelhirntrauma erlitten mit einer Impressionsfraktur, das heißt, dass es zu Knochenverlagerungen ins Schädelinnere gekommen ist. Die Verletzungen wurden mit einem stumpfen Werkzeug zugefügt. Darüber hinaus sind der Frau mehrere Messerstiche zugefügt worden, zweimal in die Wange, zwei weitere Stiche mit einer Tiefe von fünf Zentimetern führten im Nacken bis in die Knochen der Nackenwirbelsäule hinein, ein weiterer in die rechte Brustkorbhälfte. Der Täter muss mit großer Wucht zugeschlagen und zugestochen haben. Angesichts dieses Verletzungsmusters muss man von einer ganz klaren Tötungsabsicht ausgehen. Aus meiner Sicht ist es geradezu ein Wunder, dass die Frau die schweren Verletzungen überlebt hat. Sie wird ihr Leben lang gezeichnet sein.

Aber manchmal verbessert sich so eine Situation im Lauf von vielen Monaten bis hin zu drei Jahren, wenn intensive Reha-Maßnahmen durchgeführt werden. Man spricht davon, dass das Gehirn eine große Plastizität hat, sodass verlorene Hirnfunktionen von anderen Regionen des Gehirns übernommen werden können. Nervenbahnen können ebenfalls im Verlauf von Monaten bis Jahren regeneriert werden.

Was während der Bewusstlosigkeit der Frau in der Wohnung geschehen ist, wird später anhand der Spuren rekonstruiert. Der Verbrecher zieht den Opfern die Stoffbeutel vom Kopf. Er entfernt die Fesselungen und steckt das hierfür verwendete Paketklebeband ein. Dann durchwühlt er die Zimmer, wohl um einen Raubmord vorzutäuschen. Darüber hinaus nimmt er diverse Wertsachen als Beute mit, darunter einen Ring und eine Rolex-Uhr des 70-Jährigen. Die Mordwaffen, den Hammer und das Messer, lässt er am Tatort zurück. Stunden später kommen Rettungskräfte und Polizei und finden die Opfer. Die Sektion des Toten wird am Tag nach dem Verbrechen ausgeführt. Das einschneidige Küchenmesser und der mit Stoff umwickelte Haushaltshammer werden den Obduzenten als mögliche Tatwerkzeuge vorgelegt.

Schon bei der äußeren Leichenschau fielen außen am Körper, insbesondere am Kopf, ausgedehnte Blutantragungen auf. Darüber hinaus waren die Leichenflecke sehr spärlich ausgebildet. Dies ist ein Zeichen für starke Ausblutung.

Wir stellten mindestens eine dreifache stumpfe Gewalteinwirkung auf den Kopf mit Platzwunden fest. Bei dem Mann hat der Täter allerdings entweder weniger fest zugeschlagen als bei der Frau oder die Schädelknochen waren stabiler: Jedenfalls gab es hier keine knöchernen Verletzungen. Stellenweise konnte man noch die Konfiguration des eingesetzten eckigen Hammers rekonstruieren.

Die Hammerschläge waren nicht tödlich, nur die Stichverletzungen. Insgesamt hat der Täter 32 Mal zugestochen, links in die Brust des Opfers, in den Nacken sowie beidseitig in den Rücken. Beide Drosselvenen, das sind große Venen am Hals, waren verletzt. In der Brusthöhle waren beide Lungenflügel mehrfach durchstochen und daraufhin zusammengesunken; Luft trat in die Brusthöhle ein. Man spricht hier von einer beidseitigen inneren Gasbrust, der medizinische Fachausdruck dafür ist Pneumothorax.

Es gab zudem eine größere Blutansammlung in beiden Brusthöhlen, ein Stichkanal ging durch die Brusthöhle bis in die Leber. Der Täter hatte insbesondere im Bereich des Rückens und des Nackens geradezu nähmaschinenartig vielfach zugestochen. Er tat dies eindeutig mit der Absicht, das Leben zu vernichten und den Tod herbeizuführen. Die Konfiguration der dicht beieinander liegenden Stichkanäle zeigt, dass das Opfer sich nicht mehr wehren konnte, sondern dem Täter in diesem Augenblick wehrlos – vermutlich wegen der Fesselung – ausgeliefert war. Dementsprechend fanden wir keine Abwehrverletzungen an den Händen.

Der Mörder erfährt schnell, dass es bei seinem Verbrechen doch eine Überlebende gegeben hat – eine mögliche Zeugin. Er versucht, falsche Spuren zu legen, unter anderem spricht er eine harmlos klingende Nachricht auf den Anrufbeantworter des Toten, die sich so anhören soll, als wolle er sich gut gelaunt mit ihm verabreden. Außerdem verändert er sein Äußeres, lässt seinen Bart wachsen. Allerdings erzählt er einem Bekannten von der Tat und versetzt einen Teil der Beute. Nachdem sich der Bekannte der Polizei anvertraut hat, wird Peter Z. nun als Verdächtiger ermittelt. Darüber hinaus werden am Tatort zahlreiche Faserspuren sichergestellt, die seiner Bekleidung zugerechnet werden. Bei seiner Festnahme hat der Hamburger die 9-Millimeter-Pistole bei sich, die er schon lange als treue Begleiterin schätzt. Nach der Verhaftung sagt ein Kripo-Beamter über den 40-Jährigen: „Der Mann ist ein Berufsverbrecher. Der gibt nur das zu, was wir ihm auch beweisen können.“ Tatsächlich räumt der Verdächtige ein, er sei am Tatort gewesen, habe mit der Bluttat aber nichts zu tun. Weil sein Auftraggeber nicht zu der Wohnung gekommen sei, habe er diese verlassen und einem Mann aus dem Umfeld des Bosses gesagt: „Macht euren Scheiß allein!“

Dieser Ausspruch fasst die Strategie von Peter Z. während seines gesamten Prozesses zusammen: Er schweigt konsequent. Das Verfahren gegen ihn und zwei weitere

Männer wird am Ende dreieinhalb Jahre dauern. Schon zum Auftakt der Verhandlung fällt der Angeklagte durch seine Kaltschnäuzigkeit und Gefühlskälte auf. Lässig stiefelt der 40-Jährige zu seinem Platz, fläzt sich hin, mit gelangweilter Miene und zotteligem, ungepflegtem Bart, auf der Nase eine Pilotenbrille. Eine Baseballkappe mit der Aufschrift „Sporti" hat er tief ins kantige Gesicht gezogen, sodass seine eng stehenden Augen beschattet sind. Seine Kopfbedeckung nimmt er nicht ab. Und aufstehen, wenn das Gericht den Saal betritt, antworten, wenn der Richter ihn anspricht – das alles ist Peter Z. zu lästig. Unverschämt und durch und durch gleichgültig sitzt er da, hingelümmelt.

Seine Haltung ändert sich auch nicht, als die Frau als Zeugin aussagt, die miterleben musste, wie ihr Lebensgefährte starb, und die selber nur knapp mit dem Leben davonkam. „Ich hoffe, dass ich vielleicht irgendwann wieder gehen kann", sagt sie tapfer und wirkt doch müde dabei. Mühsam auf einen Gehwagen gestützt, humpelt die gelernte Altenpflegerin zum Zeugenstuhl, eine bleiche, magere, von ihren Leiden gezeichnete Frau. Sie erzählt, wie der Verbrecher sie niederschlug, dass ihr das „Blut den Rücken runterlief. Dann bearbeitete er mich mit einem Elektroschocker." Sie erinnert, dass der Täter sie und ihren Lebensgefährten bedrohte und nach „20.000 Mark und Russenmädchen" fragte, dass ihr Partner verängstigt war und zu ihr sagte: „Wenn ich dich in etwas reingezogen habe, dann tut es mir leid." Dann hatte der Täter die Opfer aufgefordert, „uns gegenüber hinzusetzen. Der Täter fesselte uns mit Paketband und verklebte uns den Mund", erzählt die Zeugin. Er stülpte ihnen Leinenbeutel über die Köpfe. „Ich sagte: ‚Schlagen Sie uns bitte nicht auf den Kopf!' Er antwortete: ‚Mit euch ist es sowieso bald vorbei.' Dann hörte ich, wie Günter vom Stuhl fiel. Anschließend trat der Täter hinter mich, und plötzlich sah ich Sterne. Wahnsinnig viel Sterne. Ich dachte: Fall vom Stuhl und stell dich tot. Dann weiß ich nichts mehr."

Als sie aus ihrer Bewusstlosigkeit erwachte und der Täter die Wohnung verlassen hatte, versuchte sie, ihren Lebensgefährten anzusprechen. „Ich habe mit ihm gesprochen und leicht an ihm gerüttelt. Er regte sich nicht mehr. Da habe ich gemerkt, dass er tot ist." Ob sie Angst gehabt und einen Fluchtversuch unternommen habe, fragt der Kammervorsitzende. „Nein, ich habe nicht versucht zu flüchten, weil ich Angst hatte, erschossen zu werden", antwortet die Zeugin. „Außerdem konnte ich doch meinen Lebensgefährten nicht allein lassen. Ich bin wie ein Schaf zur Schlachtbank gegangen."

Mit ihren Schilderungen liefert die Zeugin für den Prozess wertvolle Erkenntnisse. Aber obwohl sie den Verbrecher unmaskiert gesehen hat, erkennt das Opfer den Angeklagten im Prozess nicht wieder.

Eine Erklärung dafür könnten die starken Kopfverletzungen sein, die das Opfer erlitten hat, verbunden mit Hirnschädigungen, die zu Veränderungen von Wahrnehmung, Erinnerung und psychologischen Verknüpfungen führen.

Ich habe allerdings schon öfter die Erfahrung gemacht, dass Zeugen, anders als erwartet, sich in extremen Situationen das Gesicht des Täters gerade nicht merken und es sich nicht in ihr Gehirn einbrennt. Offensichtlich werden durch die Mechanismen Angst, Schrecken, Verdrängung und die Vermischung von Erinnerungsfetzen und Assoziationen mit anderen negativ besetzten Ereignissen die Erinnerungen beeinflusst. Das führt mitunter dazu, dass die Person sogar die Stimme und die Bewegungen anders erin-

nern kann, als sie sich in der Realität abgespielt haben. Ebenso kann es dazu kommen, dass Zeugen etwas mit großer innerer Überzeugung darstellen, was sich so gar nicht abgespielt haben kann. Das ist dann für das Gericht unter Umständen eine schwierige Situation, weil der Zeuge sich dadurch in Widersprüche verwickelt, die die Verteidigung natürlich auszunutzen versucht, um die Zeugenaussage insgesamt zu erschüttern.

Überhaupt zieht die Verteidigung in diesem Prozess alle, aber wirklich alle Register. Allein ein Jahr verbringt das Gericht damit, einen Teil der rund 600 Anträge, die die insgesamt sechs Verteidiger stellen, abzulehnen. Nach fast 300 Verhandlungstagen mit 150 Zeugenbefragungen und dreieinhalb Jahren Prozessdauer fällt das Landgericht schließlich sein Urteil gegen Peter Z.: lebenslang mit besonderer Schwere der Schuld sowie Sicherungsverwahrung nach Ende der regulären Haft. Das ist nach deutschem Recht die höchst mögliche Strafe. Der Angeklagte selbst erlebt sein Urteil nicht mit. Weil er krank ist, bleibt er lieber in seiner hochgesicherten Zelle im Untersuchungsgefängnis. Zuvor schon ist er mehrfach von seinem eigenen Prozess ausgeschlossen worden. Er hat gespuckt, gepöbelt, beleidigt und dem Gericht immer wieder deutlich vor Augen geführt, wie sehr ihn der ganze Prozess langweilt. An den Tagen, an denen er doch an der Verhandlung teilgenommen hat, lümmelt er in einem gesicherten Glaskasten vor sich hin. Die letzte geschmacklose Unverschämtheit: Das Gericht hatte ihm einen Beschluss in die Zelle geschickt, über den Weg der sichergestellten Post. Peter Z. schickte den Umschlag zurück – mit einer Stuhlprobe von sich.

Auch nach diesem Mammutverfahren steht der Hamburger noch mehrfach vor Gericht. Die Vorwürfe sind jetzt vergleichsweise gering. Es geht unter anderem um Beleidigung und Körperverletzung. Auch in solchen Prozessen sind die Sicherheitsvorkehrungen für den gefährlichen Verbrecher enorm: Die Handschellen werden ihm im Verhandlungssaal nicht abgenommen, mitunter muss er Fußfesseln tragen. Zudem stehen sechs Sicherheitsbeamte bereit, die den kräftig gebauten Hünen nicht aus den Augen lassen. Schließlich hat dieser Mann, der sich zur Genüge als gefährlich erwiesen hat, nichts mehr zu verlieren.

So wird er zu einer weiteren Haftstrafe von sechs Monaten verurteilt, weil er einem Mitgefangenen eine Schale mit heißem Essen ins Gesicht geschleudert hat. Ein anderes Mal hat er Briefe mit beleidigendem Inhalt verfasst, weil er sich in seiner Zelle schlecht behandelt fühlt. Ein weiterer Prozess wird geführt, weil er einem Justizvollzugsbeamten Schläge angedroht haben soll. Außerdem soll Peter Z. durch die Klappe seiner Zellentür einen Schwall Kot und Urin in das Gesicht eines Beamten gespritzt haben, wohl wissend, dass er unter einer leicht übertragbaren Infektion leidet. Darüber hinaus wird er angeklagt, mit einer Teekanne Hakenkreuze in die Zellenwand geritzt und die Furchen mit seinen Exkrementen aufgefüllt zu haben.

Die Prozesse geraten Jahr für Jahr zu einer Demonstration von Gleichgültigkeit und Überheblichkeit. Und das ist noch seine „höflichste“ Seite. Oft genug präsentiert er Ekelhaftigkeiten. „Du kannst mir mal den Stuhlgang entsorgen“, erklärt er in einem Verfahren auf die Frage nach seinen Personalien. Es hagelt Beleidigungen und Pöbeleien, begleitet von sexuellen Provokationen. Peter Z. liebt die Verbalattacken auf unterstem Niveau. Doch so plump-abstoßend der Langzeithäftling in der Regel daherkommt: Er ist auch in der Lage, in juristischem Fachjargon zu reden. So spricht er beispielsweise flüssig von „Putativ-Notwehr". An einer Fernuniversität belegt er mehrere Semester in Jura.

Mit allen erdenklichen Mitteln kämpft der verurteilte Mörder auch um die Umstände seiner Unterbringung im Gefängnis. So bemüht er sich etwa um einen Duftölverdunster und um eine Thermoskanne. Ein Gymnastikband will er zum Training nutzen. Nachdem ihm ein solches Gerät zunächst genehmigt wird, wird es ihm später wieder verwehrt, weil es „in hohem Maße geeignet" sei, „als Waffe benutzt zu werden", heißt es in der Begründung. Ein letztes Indiz, dass der Mann bis heute als unberechenbar und extrem gefährlich gilt.

Ich hatte mit Peter Z. später wiederholt zu tun, weil er im Knast auffällig wurde. Es ging zum einen um Kopfverletzungen an anderen Insassen des Gefängnisses, zum anderen erregte er Ärgernis und Abscheu, indem er Kot an alle möglichen und unmöglichen Stellen in seiner Zelle verschmierte. Und es ergaben sich Infektionsgefahren zum Beispiel mit Hepatitis, weil er die Vollzugsmitarbeiter unter anderem bei der Essensübergabe bedroht und mit Kot, Urin und Spucke angreift. Deshalb wurden schließlich direkte Kontakte mit ihm eingestellt. Ich habe nicht Auge in Auge mit dem Häftling gestanden. Eine medizinische Untersuchung hat er abgelehnt. Ich konnte allerdings die Zellen besichtigen, in denen er seine Exkremente verschmiert hat. Mir selbst blieb dieses Verhalten völlig unverständlich, weil er ja auch in den Räumen leben musste.

Um die olfaktorische Zumutung für die Gefängnismitarbeiter erträglicher zu machen und das Reinigen von Peter Z.s Zelle zu erleichtern, wurde sein Haftraum auf besondere Weise renoviert. Zwei Zellen wurden grundsaniert und mit einer gesonderten Belüftung ausgestattet; außerdem erhielten die Wände eine spezielle Beschichtung, an der nichts haften bleibt. Ist eine Zelle wieder mal über die Maßen verschmutzt, bezieht er die andere – bis diese wieder renoviert werden muss. Diesen Aufwand lässt sich die Justiz einiges kosten.

Irgendwie ist das eine unendliche Geschichte. Peter Z. setzt sich immer wieder mit seinem Umfeld im Gefängnis in einer Art Krieg auseinander. Und er stellt sich außerhalb aller Regeln von Anstand und Moral. Er ist eine extrem bizarre Persönlichkeit, nicht klassifizierbar mit den Maßstäben unserer Gesellschaft. Im Gefängnis ist er eine stete Quelle von Unruhe und für das Personal überhaupt nicht berechenbar.

Der Fall des Auftragsmörders begleitet mich nun schon über zwei Jahrzehnte, von der Sektion seiner Opfer bis zur Inspektion seines Umfelds im Knast. Niemand hat eine Erklärung für diese Anhäufung von Eskapaden eines extremen Außenseiters.

Schusswaffen und Schussverletzungen

Die Schussverletzung kann als eine Sonderform des stumpfen Traumas aufgefasst werden. Die Wirkung beruht auf einem Geschoss (Projektil), das durch hoch gespannte Verbrennungsgase aus einem Zündsatz durch den Waffenlauf getrieben wird und dann mit sehr hoher Geschwindigkeit auf den Körper trifft. Zu den Schussverletzungen im weiteren Sinne zählt man auch Läsionen durch Schreckschusswaffen, aus denen Platzpatronen ohne Projektile verschossen werden sowie Verletzungen durch Viehbetäubungsapparate, baugewerbliche Bolzensatzwerkzeuge und sonstige zum Teil selbstgebaute Schussapparate.

Bei Faustfeuerwaffen handelt es sich um kurzläufige Schusswaffen für den einhändigen Gebrauch. Dabei unterscheidet man Pistolen und Revolver. Moderne Selbstladepistolen verfügen über ein Magazin, das im Griffstück untergebracht ist. Nach dem Abfeuern einer Patrone wird deren Hülse ausgeworfen und die neue Patrone automatisch nachgeladen. Bei Revolvern stecken die Patronen in einer drehbaren Trommel. Die Hülsen bleiben nach der Schussabgabe in der Waffe. Handfeuerwaffen sind langläufige Schusswaffen für den zumeist zweihändigen Gebrauch. Hier spricht man von Gewehren (Büchsen oder Flinten, je nach Gestaltung des Laufs). Daneben gibt es eine Reihe von speziellen Schusswaffen. Maschinenpistolen sind kompakte vollautomatische Handfeuerwaffen, die beidhändig bedient werden und Pistolenmunition in rascher Abfolge verschießen können.

Als „Kaliber“ bezeichnet man einerseits die Weite des Waffenlaufs (Durchmesser der Laufbohrung), andererseits den Querdurchmesser des Geschosses. Bei Pistolen sind die Kaliber 6,35 mm, 7,65 mm und 9 mm vorherrschend. Kleinkaliber (KK)-Patronen im Kaliber 5,6 mm können nicht nur aus Faustfeuerwaffen, sondern auch aus Langwaffen verschossen werden. Das Kaliber von Schrotwaffen ist nicht mit dem Innendurchmesser des Laufs identisch. Hier repräsentiert die Kaliberangabe die Anzahl der jeweiligen Schrotkugeln.

Körpertreffer werden in Steckschüsse, Durchschüsse und Streifschüsse unterschieden. Beim Steckschuss verbleibt das Projektil im Körper. Es gibt nur eine Einschusswunde, aber keinen Ausschuss. Für den Gerichtsmediziner ist es eine wichtige Aufgabe, etwa bei der Sektion von Todesfällen nach Schusseinwirkung wirklich jedes Projektil und jedes Projektilbruchstück nachzuweisen und zu asservieren. Im kriminaltechnischen Institut der Polizei erfolgt durch die dortigen Ballistik-Sachverständigen eine sorgfältige Untersuchung jedes Geschosspartikels. Meist gelingt es dabei, den Typ des Projektils und auch den Typ der Waffe festzulegen. Zumindest an einem vollständigen Projektil kann man individuelle Merkmale feststellen, sodass hierdurch eine Identifikation der Tatwaffe möglich ist.

Bei Schussverletzungen sollte man Röntgenuntersuchungen (möglichst mittels Computertomografie) durchführen, weil sich hierbei sämtliche metalldichten Projektilteile eindeutig auf dem Röntgenbild lokalisieren lassen. Dadurch ist die Rekonstruktion jedes Schusskanals exakt möglich.

Schussverletzungen verlaufen häufig tödlich, insbesondere wenn sie das Herz, große Blutgefäße oder das Gehirn verletzen. Schussfrakturen der knöchernen Schädelbasis gehen mit einer Blutung in den Nasen-Rachen-Raum einher, wodurch es zur Bluteinatmung kommt.

Der Begriff „absoluter Nahschuss“ bedeutet, dass die Laufmündung bei der Schussabgabe aufgesetzt war. Hierbei gelangen schmauchhaltige Pulvergase durch den Einschuss in die Tiefe der Wunde. Im Einschussbereich besteht eine sogenannte Stanzmarke, die die Kontur der Laufmündung wiedergibt. Man spricht hier vom sogenannten Waffengesicht. Beim relativen Nahschuss (etwa bis 50 cm Entfernung) lassen sich Schussrückstände (Schmauch und/oder Pulverteilchen) in der Umgebung des Einschusses nachweisen. Man nennt dies Schmauchhof oder Schmauchring. Bei Fernschüssen lassen sich im Bereich der Laufmündung keine Spuren des Opfers nachweisen. Bei Nahschüssen kann es dagegen durchaus zur Übertragung von Hautpartikeln, zum Abspritzen von Gewebepartikeln oder zu sogenannten Rückschleuderspuren von feinsten Blutstropfen, im Fachausdruck „Backspatter“, kommen.

Sicherungsverwahrung

Die Sicherungsverwahrung ist eine präventive Maßnahme für den Täter einerseits und für die Bevölkerung andererseits, die zusätzlich zu einer schuldbedingten Strafe angeordnet werden kann. Die Sicherungsverwahrung wurde gesetzlich erst 1933 mit der Strafrechtsreform eingeführt, unter der nationalsozialistischen Regierung wurde sie missbraucht.

Seit der neuen Regelung der rechtlichen Rahmenbedingungen einer Sicherungsverwahrung aus dem Jahre 2011 müssen Täter zur Sicherungsverwahrung verurteilt werden, wenn sie wegen bestimmter im Gesetz genannter Straftaten mehrfach zu relevanten Freiheitsstrafen verurteilt wurden oder wenn die Gesamtwürdigung der Person und seiner Taten ergibt, dass diese zu erheblichen Straftaten neigt und deshalb zum Zeitpunkt der Verurteilung für die Allgemeinheit gefährlich ist.

Ein Täter kann ohne Vorstrafen zur Sicherungsverwahrung verurteilt werden, wenn er wegen mehrerer Taten, durch die die Opfer seelisch oder körperlich geschädigt wurden, verurteilt wird und weiterhin als gefährlich gilt.

Wird neben der Sicherungsverwahrung auch eine Unterbringung in einem psychiatrischen Krankenhaus (§ 63 StGB) angeordnet, so ist bei der Verurteilung die Reihenfolge der Vollstreckung festzulegen. Der Unterbringung in einem psychiatrischen Krankenhaus ist Vorzug zu geben, wenn der negative Hang in einer psychischen Störung begründet ist, die wiederum Voraussetzung für die Annahme der verminderten Schuldfähigkeit bzw. der Schuldunfähigkeit ist.

Die Dauer der Sicherungsverwahrung ist nicht befristet. In den ersten zehn Jahren ist zu prüfen, ob vom Verurteilten keine Gefahr erheblicher Straftaten mehr ausgeht, dann kehrt sich das Regel-Ausnahme-Verhältnis um und es ist zu prüfen, ob vom Verurteilten (positiv) erhebliche Straftaten drohen. Nur wenn dies der Fall ist, wird die Maßregel nicht für erledigt erklärt. Der Sachverständige hat sich also insbesondere zur Frage des Hanges und zur Frage der Kriminalprognose zu äußern.

Es wurde versucht, die Kriterien zusammenzustellen, die es dem Gutachter und dem Gericht ermöglichen sollen, die Voraussetzungen für die Sicherungsverwahrung einigermaßen zuverlässig einzuschätzen. Sie beschreiben den Hangtäter als Person mit ungünstiger Kriminalprognose und einer stabilen und persönlichkeitsgebundenen Bereitschaft zur Begehung von Straftaten. Inwieweit dies bei einem (angeblichen) Täter mit Intelligenzminderung, der wegen eines Tötungsdelikts erstmalig verurteilt wird, überhaupt möglich ist, ist eine besonders schwierig zu beantwortende Frage.

Hände weg vom Smartphone

In Gedanken ist sie ganz weit weg. Irgendwo in der Ferne, abgedriftet. Mal eben die Mails checken, mit dem Kumpel über WhatsApp einen Ausflug planen, die Freundin trösten, die gerade Liebeskummer hat, im Internet Klamotten kaufen oder den Flug nach Australien buchen: Wer online geht, ist bei allem dabei, immer, mühelos. Es ist so leicht, sich ans Meer zu beamen, in die Rocky Mountains oder sogar in andere Galaxien. Die ganze Welt ist über ein paar Apps erreichbar – und so viel spannender als dieser langweilige Bahnhof, von dem man mit der S-Bahn gerade mal ein paar Kilometer weit transportiert wird.

Gebannt fixiert die junge Frau, die auf dem Bahnsteig unterwegs ist, das Display ihres Smartphones. Ihre Umgebung ist für sie nicht mehr als ein ödes Grau in Grau, viel Beton und dazwischen einige Menschen, die in diesem Einerlei wie verschwommene Farbtupfer wirken. Gedankenverloren nähert sich die Frau der Bahnsteigkante. Ihr nächster Schritt ist ein fataler Fehltritt: Sie stürzt auf die Gleise. Für den Führer der herannahenden Bahn bleibt nicht einmal eine Sekunde zu reagieren. Eine Vollbremsung kann den Zug nicht mehr rechtzeitig genug zum Stehen bringen.

Die Frau überlebt das Unglück. Doch sie muss einen hohen Preis zahlen: Beide Unterarme, die sie im Moment des Fallens noch vor sich ausgestreckt hatte, werden von den Rädern des Zuges abgefahren. Den Rettungskräften und der Bahnpolizei bietet sich ein schreckliches Bild. Auf den Schienen liegen die Hände der Frau mit Teilen der Unterarme und dazwischen das Smartphone, das noch auf Sendung ist. Wie bizarr! Das elektronische Gerät wäre so einfach zu ersetzen gewesen, doch es hat den Unfall heil überstanden. Aber die Arme der Frau sind nicht mehr zu retten: Wegen der groben Quetschungen an den verletzten Gliedmaßen ist es nicht möglich, die Hände beziehungsweise die Unterarme zu reimplantieren. Die Frau ist jetzt beidseitig unterarmamputiert. „Hände weg vom Smartphone" sagen manche und meinen damit, dass der Nutzer solche Geräte dosierter und vernünftiger anwenden sollte. Zyniker können sagen, dass sich hier der Slogan in doppelter Weise bewahrheitet hat. Hände weg: ein schreckliches Schicksal.

Dieses Thema, bei dem Menschen sich vollkommen von der Außenwelt abschotten, zum Beispiel mit dicht abschließenden Kopfhörern und lauter Musik oder dem hoch konzentrierten Blick auf ihr Smartphone, völlig vertieft in eine Whatsapp-Nachricht oder in ein Spiel, beschäftigt mich schon lange. Im Grunde sogar schon länger, als es diese kleinen Wunderdinge gibt. Dazu führe ich intensive Gespräche speziell mit jungen Leuten, zum Beispiel mit den eigenen Kindern und mit Studenten und manchmal mit meinen Sportfreunden, wenn sie mal wieder mit Kopfhörern joggen oder auf dem Rennrad sitzen.

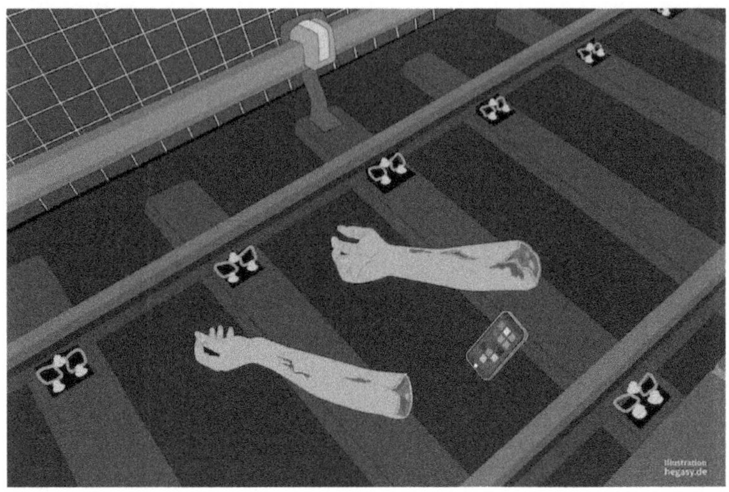

Illustration der Fundstelle im S-Bahnhof

Im Institut für Rechtsmedizin haben wir immer wieder Todesfälle zu untersuchen, die einfach nicht sein müssen, die mich empören und unglücklich machen, speziell wenn jüngere Menschen sterben. Ich erinnere mich an den Tod eines Schülers mit Kopfhörern und MP3-Player, der ganz in der Nähe meiner Wohnung an einem unbeschrankten Bahnübergang in der Dämmerung und bei leichtem Schneetreiben vom Zug überfahren wurde, weil er ganz offensichtlich den herannahenden Zug überhaupt nicht beachtet und nicht gehört hatte. Solche Unfälle geschehen im Schienen- wie im Straßenverkehr.

Es sind Unglücke wie das auf einer Hamburger Hauptverkehrsader. Gerade, gut einsehbar zieht sich die Straße über eine lange Strecke hin. Es ist nachts, es herrscht wenig Verkehr. Ein Rettungswagen fährt einen Einsatz mit Blaulicht und Sirene. Da quert vom Gehweg aus ein Fußgänger die Straße, in den Händen sein Mobiltelefon, die Ohren mit Kopfhörern abgeschottet. Auf seine Umgebung achtet er nicht, er hört offensichtlich weder das Martinshorn noch sieht er das Blaulicht und läuft direkt vor den Rettungswagen. Dessen Fahrer versucht auszuweichen, doch er kann das Unglück nicht verhindern. Der junge Mann wird durch die Luft geschleudert und verstirbt am Unfallort.

Ähnliche Situationen, gerade mit Fußgängern, sind keine Seltenheit. Sie überqueren unaufmerksam die Straße, lassen herannahende Autos ebenso wie rote Fußgängerampeln völlig unbeachtet. Der Blick ist starr auf das Handy gerichtet, ohne nach rechts und links zu gucken. Und in den Ohren dröhnt Musik. Auch Radfahrer gehen oft ein lebensgefährliches Risiko ein, wenn sie ihre Aufmerksamkeit mehr auf ihre Lieblingsmusik als auf den Verkehr richten. Beispielhaft ist der Unfall eines

Rennradfahrers. Der Radfahrer trägt Kopfhörer und nimmt ein ihn überholendes Auto nicht wahr. Als der Sportler unvermutet nach links abbiegt, wird er von dem schweren Wagen erfasst und getötet.

Die rechtsmedizinischen Befunde können den Sachverhalt in diesen Fällen in der Regel nicht befriedigend aufklären. Manchmal findet man zusätzlich Alkohol im Blut und Drogeneinfluss. Man kann auch feststellen, wie die Person vom Fahrzeug erfasst wurde, versteht aber nicht, wie es zum Unfall kommen konnte. Hinweise ergeben sich, wenn am Geschehensort Kopfhörer oder ein Mobiltelefon gefunden werden. Oder man hat entsprechende Zeugenaussagen. Durch die Untersuchung des Hirngewebes können wir in dem Fall nicht ablesen, was den Unfall verursacht hat. Dies ergibt sich eher aus dem technischen Auslesen des Smartphones durch einen Experten.

Ich denke auch an das Schicksal, das der Sohn einer mir gut bekannten Polizeibeamtin erlitten hat. Der Jugendliche war nachts nach einer Feier auf einem U-Bahnhof gestrandet. Die nächste Bahn sollte erst Stunden später, in den frühen Morgenstunden, fahren. Der Schüler machte sich auf den Weg zu einer Bekannten, die nicht weit entfernt wohnte, und wählte dabei die Strecke entlang der Gleise. Er trug Kopfhörer, und im Bereich einer Brücke ist er zwischen den Schienen weitergegangen. Den von rückwärts sich nähernden Zug, der außerplanmäßig fuhr, bemerkte er offensichtlich nicht.

Für einen Lokführer ist so ein Unfall praktisch nicht vermeidbar. Die Triebwagen haben absichtlich keine besonders hellen Lichter. Ein Mensch in der Dunkelheit auf den Schienen ist zuerst nicht mehr als ein Schatten, ein grauer Fleck in der Ferne. Im Lichtkegel der Bahn kann der Zugführer vielleicht eine Silhouette erkennen, der sich das stählerne Ungetüm, das er steuert, in rasender Fahrt nähert. In einem Reflex betätigt der Mann noch die Notbremse, doch der Zug ist zu schnell unterwegs, um ihn noch zum Stillstand zu bringen. Ein dumpfes Geräusch mischt sich in das Kreischen der Bremsen, es ist der Moment, in dem die Lok den Körper erfasst und überrollt. Kein Opfer überlebt so ein Unglück.

Als der Jugendliche von dem Zug erfasst wurde, gab es zunächst unterschiedliche Spekulationen über die Unfallursache. Es wurde auch überlegt, ob Drogen oder Alkohol im Spiel gewesen sind. Nachweisbar war, dass der junge Mann Haschisch konsumiert hatte. Zunächst wurde dieser Fall als Suizid eingestuft. Auf Betreiben der Mutter erfolgten weitere Untersuchungen, insbesondere technische Rekonstruktionen. Schließlich war klar, dass der Fußgänger einfach bodenlos leichtsinnig gewesen war, nicht etwa lebensmüde. Alkohol und Drogen waren nicht relevant. Es war ein überflüssiger Tod. Wenn er nicht die Kopfhörer getragen hätte, hätte er sicherlich den herannahenden Zug gehört und sich rechtzeitig in Sicherheit bringen können.

Mittlerweile gibt es Aktionen in mehreren großen Städten, die im Bereich von Haltestellen und Bahnhöfen ausdrücklich auf die Gefahren der Kopfhörer und der Handybenutzung hinweisen. Etwa mit dem Tenor: Bitte bedienen Sie Ihr Smartphone nur in Bereichen, wo Sie fernab der Verkehrswege sind und nicht die Gefahr besteht, dass Ihnen ein Unfall passiert. Aus diesem Grund haben wir hier kein Wlan eingerichtet, damit Sie sich selbst nicht schaden.

Natürlich ist es sinnvoll, sich über Apps etwa zum Fahrplan zu informieren und sich im Straßenverkehr zu orientieren. Dabei muss man selbstverständlich auf den Verkehr achten.

Bei unerklärlichen Verkehrsunfällen frage ich mich immer wieder, wie weit die Aufmerksamkeitsleistung des Autofahrers wohl dadurch reduziert war, dass er eine technische Einrichtung in seinem Fahrzeug betätigt hat. Vielleicht hat er ohne Freisprecheinrichtung mit seinem Handy telefoniert, eine SMS oder eine Whatsapp-Nachricht geschrieben, ein Spiel gespielt, Nachrichten gecheckt, sich jedenfalls ablenken lassen. Bei einzelnen Beispielen konnte man durch Auslesen des Mobiltelefons nachweisen, dass ein Autofahrer das Handy noch unmittelbar vor einem Unfall bedient hatte. Ich halte es für richtig, dass man bei jedem unerklärlichen Verkehrsunfall vonseiten der Polizei überprüft, inwieweit Mobileinrichtungen in Betrieb waren.

Bei Gewaltverbrechen gehört es heute zur Routine, dass die Ermittler sofort Handy und Computer von Täter und Opfer sicherstellen und von Experten auslesen lassen, um festzustellen, ob relevante Informationen enthalten sind, die zur Aufklärung des Geschehens beitragen können. Über den Netzbetreiber kann man Verbindungsdaten und Standort abchecken lassen. Die Technik bietet hier ungeahnte Möglichkeiten, um die Geschehnisse aufzuklären. Doch sie kann extrem gefährlich werden, wenn man ihr zu viel Aufmerksamkeit schenkt und die Achtsamkeit im Verkehr nachlässt.

Die Gefahren der modernen Technik habe ich auch in ganz anderen Situationen rechtsmedizinisch aufarbeiten müssen. Ich erinnere mich speziell an die Situation eines Festes. Der Gastgeber nahm auf dem Balkon seine Nachbarin freudig in den Arm, um mit ihr anzustoßen und ein Selfie zu machen. Dabei lehnte er sich stark gegen die Brüstung und dann zu weit nach hinten. Er bekam Übergewicht und stürzte rückwärts vom Balkon im dritten Stock auf den darunter liegenden Gehweg. Er erlitt ein schweres Poli-

trauma und war praktisch sofort tot. Das Handy hatte er noch auf den Balkon fallen lassen – es zeigte ihn froh lachend mit der Dame im Arm. Von einem Moment auf den anderen verwandelt sich Lebensfreude in pure Verzweiflung und abgrundtiefes Unglück. Eine Zehntelsekunde Unaufmerksamkeit kann tödlich sein.

Welche furchtbaren Folgen der Leichtsinn mit dem Handy haben kann, hat eine Familie aus Polen erleben müssen. Vater, Mutter und die beiden Söhne waren an der portugiesischen Westküste unterwegs. Den schönen Ausblick am westlichsten Ende von Europa wollten sie mit dem Handy für immer durch ein Selfie festhalten, ein spektakulärer Moment in wilder Umgebung, im Hintergrund das tosende Meer. Doch dieser Augenblick wurde ihr letzter. Das Paar stürzte vor den Augen der beiden Kinder von einer Klippe 80 Meter in die Tiefe und in den Tod.

Multitasking und geteilte Aufmerksamkeit

Das menschliche Zentralnervensystem ist in der Evolution bekanntermaßen das höchstentwickelte zentrale Netzwerk, Schalt- und Steuerorgan. Dennoch ist es anfällig für Fehler in der Koordination der Aufmerksamkeit, der Sinneswahrnehmungen und der Bewegungen. Fehler in der Wahrnehmung, der Reizverarbeitung und der Bewegungssteuerung können unter Umständen zu tödlichen Abläufen führen. Es besteht die nicht geringe Gefahr, dass im Gehirn bei einer Reizüberflutung für das Überleben wichtige existenzielle Steuerungen nicht rational, sondern automatisiert und/oder fehlerhaft ablaufen.

Diese Gefahr steigt erheblich, wenn unsere wichtigsten Sinne wie etwa Gehör und Sehen auf ein Smartphone fixiert und durch Kopfhörer blockiert sind. Dann kann es zu scheinbar rätselhaften Verkehrsunfällen, Zugunfällen und zu anderen unfallmäßigen Abläufen jeder Art kommen.

Aufmerksamkeit, Konzentration, innere Spannung, Anteilnahme und Achtung sind selektiv. Sie sind so auf ein Objekt gerichtet, dass sonstige rational unbedingt beachtenswerte Wahrnehmungen nicht die gebührende Beachtung finden. In der Straßenverkehrsordnung ist beispielsweise eindeutig festgelegt, dass Gehör und Sicht nicht beeinträchtigt sein sollen, da die Fahrzeugführer in solchen Fällen nicht mehr in der Lage sind, akustische und optische Eindrücke aus dem Verkehrsumfeld ausreichend wahrzunehmen. Dies gilt analog für Autofahrer, Radfahrer und auch Fußgänger, die in gefahrenträchtigen Bereichen am Straßenverkehr teilnehmen.

Maßnahmen zur Prävention von Straßenverkehrs-, Eisenbahn- und sonstigen Unfällen, die durch den Gebrauch von Kopfhörern oder Smartphones verursacht wurden, können technischer, aufklärender oder rechtlicher Art sein. Beispielsweise wurde ein System zur Erkennung und Warnung vor dem Martinshorn entwickelt. Gewarnt wird mit einer LED-Anzeige und dadurch, dass die Lautsprecher stumm gestellt werden. Es wurden mobile Sender elektromagnetischer Wellen entwickelt, die über Verkehrsinformationstechnologien und über das Radio Data System (RDS) Nachrichten übermitteln können. Einsatzfahrzeuge können mit solchen Sendern ausgestattet werden, durch den Empfänger erfolgt eine akustische Warnung. Entwickelt wurden LED-Leuchten im Boden entlang des Bordsteins an einer Fußgängerfurt, die bei sich nähernden Fahrzeugen blinken. Die Verkehrsgesellschaft Frankfurt am Main und das dortige Straßenverkehrsamt publizierten ihre Warnhinweise mit Plakaten und Clips. Im Petitionsausschuss des Deutschen Bundestags wurde eine Petition eingereicht, dass nur außenschalldurchlässige Ohrhörer beziehungsweise Kopfhörer im öffentlichen Verkehrsraum zugelassen sein sollen. Der Nachteil derartiger technischer Maßnahmen besteht darin, dass diese nur partiell wirken und einen hohen finanziellen Aufwand erfordern.

Wir haben es hier mit einem dringlichen Problem zu tun. Man stirbt manchmal durch Unachtsamkeit und Leichtsinn schneller, als man denkt, und viel früher, als es sein müsste.

Das Beben im Kopf

Dieses kleine, zarte Wesen. Wehrlos, hilflos, schutzlos und in jeder Hinsicht auf Zuwendung angewiesen, auf Geborgenheit. Wie viel hat der kleine Jacob davon gehabt? Oder wie wenig? Der Säugling war noch nicht einmal drei Monate auf der Welt, als sein Leben gewaltsam aus den Fugen gerissen wurde. Seitdem ist sein ganzes Dasein geprägt von endloser Dunkelheit, eine Welt ohne Geräusche, erstarrt in Bewegungslosigkeit. Dass es noch einmal besser wird für ihn, ist ausgeschlossen. Für Jacob gibt es keine Hoffnung, nicht einmal ein Wunder könnte ihm helfen. Manchmal ist der Tod vielleicht ein gnädigeres Schicksal als das Überleben.

Es waren wenige Sekunden, die das furchtbare Los des Jungen besiegelten. In einem Augenblick wurde aus dem gesunden Säugling ein Wesen, das blind, taub und gelähmt ist – und kaum mehr als eine menschliche Hülle. Das klingt brutal. Brutal ist es in der Tat, was ihm angetan wurde. Der Junge wurde geschüttelt, so heftig, dass sein kleiner Kopf, der doch hätte gestützt werden müssen, mehrfach hin und her geschleudert wurde, mit schnellen peitschenartigen Bewegungen, die in seinem Gehirn schwerste Schäden hervorgerufen haben. Was die verbliebene Hirnsubstanz überhaupt wahrnimmt, an Leid, Schmerz, Zuneigung, Wärme, kann niemand ermessen.

Ein Kind darf man niemals schütteln. Wer seinem Baby so etwas antut, bringt es in Lebensgefahr. Das Schütteln ist wie ein Beben im Kopf. Es kann sehr schnell zur Schädigung des Gehirns, beispielsweise mit epileptischen Anfällen oder Erblinden oder sogar zum Tod führen. Etwa 20 Prozent aller Babys, die auf diese Weise misshandelt wurden, sterben. Jährlich sind das deutschlandweit 200 Kinder. Ungefähr 66 Prozent der Kinder sind behindert, nachdem sie heftig geschüttelt wurden. Die Dunkelziffer ist hoch. In einigen Fällen wird das Schütteltrauma-Syndrom nicht entdeckt beziehungsweise diagnostiziert. Wahrscheinlich sind unter den Kindern mit manifester Hirnschädigung und bleibender Behinderung sowie solchen, die in der Schule Probleme haben, nicht wenige, die geschüttelt worden sind, ohne dass die Misshandlung bekannt wurde.

Bei Jacob gibt es keine Zweifel an der Tat, denn die Folgen waren nicht zu übersehen, unmittelbar und selbst für medizinische Laien. Ein Junge, der schlaff ist, Arme und Beine wie Gummi, der nicht nur apathisch ist, sondern reaktionslos. Sein Vater Sven L. (alle Namen geändert) bemerkt es sofort und gesteht später unumwunden, dass er für die furchtbare Verwandlung vom gesunden und quirligen Säugling zum kraft- und beinahe leblosen Wesen verantwortlich ist. Der 27-Jährige sagt, dass er dem Jungen nie etwas hätte antun wollen. Dass er ihn doch eigentlich liebt. Wie passt das zusammen, die brutale Tat und zärtliche Gefühle?

Von väterlicher Zuneigung spricht auch ein anderer Mann, der den kleinen Tim hätte behüten und beschützen sollen. „Ich habe ihn geliebt wie meinen eigenen

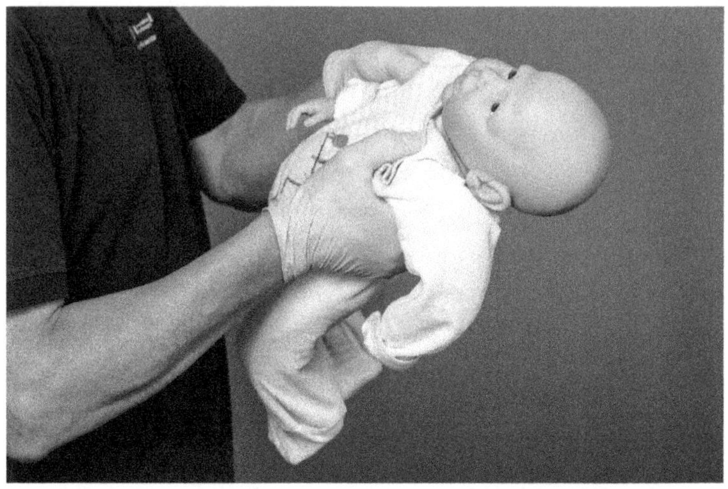

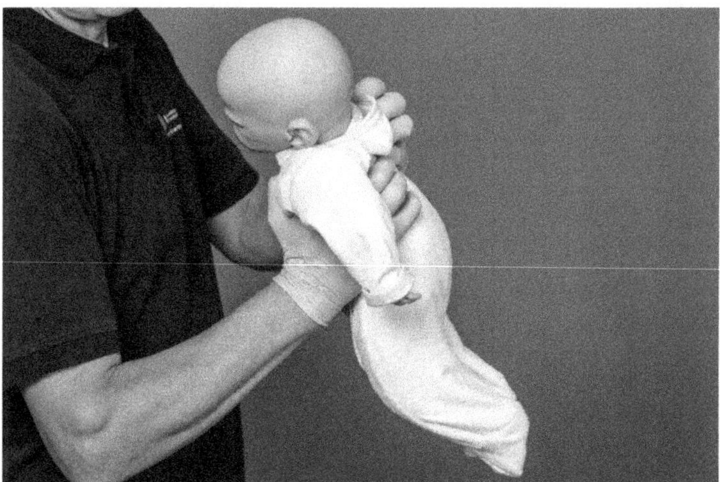

Demonstration der Schüttelbewegung

Das Schütteltrauma der Säuglinge. Der Körper sowie insbesondere der Kopf des Kindes pendeln sehr stark hin und her, wenn der Täter das Kind am Oberkörper oder an den Armen packt und schüttelt.

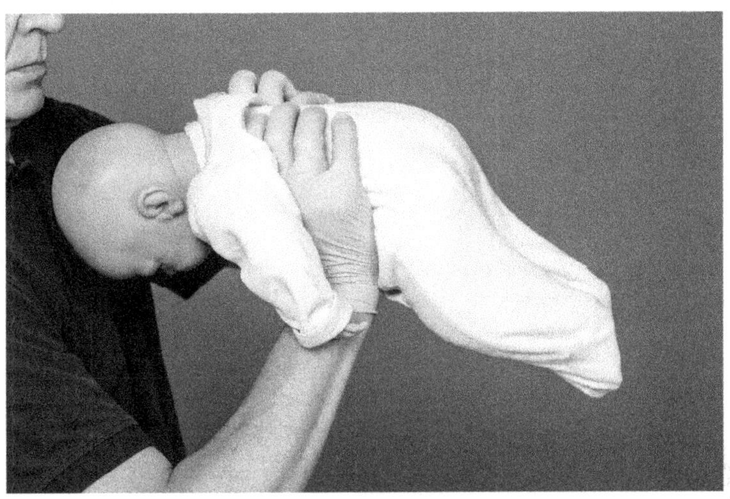

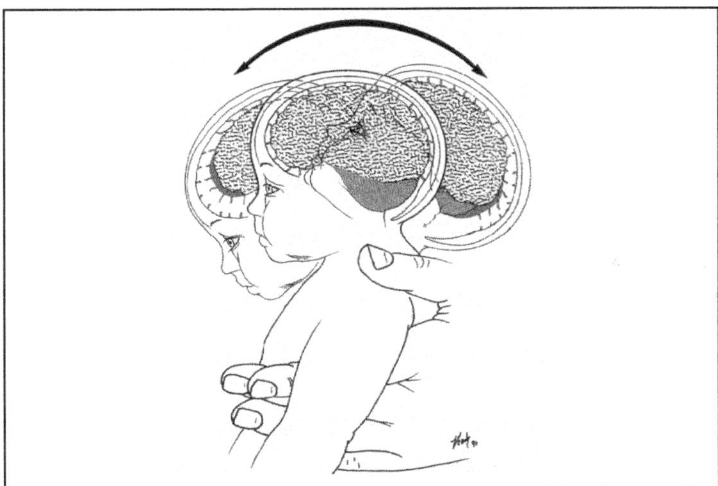

Der Kopf des Kindes ist relativ schwer und kann wegen der noch nicht ausreichend ausgebildeten Muskulatur vom Baby nicht stabilisiert werden.

Schematische Darstellung zum Schütteltrauma eines Säuglings. Starkes Hin- und Herpendeln des Kopfes. Das Gehirn schwappt im Schädelinneren hin und her. Dabei werden die Brückenvenen zwischen Hirnoberfläche und harter Hirnhaut stark gezerrt und zerreißen. Es entsteht eine Blutung unterhalb der harten Hirnhaut (subdurales Hämatom).

Sohn", sagte Martin R. über den jüngsten Sprössling seiner Lebensgefährtin. Doch auch dieser Junge wird Opfer eines massiven Übergriffs, da ist er gerade ein Jahr alt. Tim hat das Schütteltrauma, das er erleiden musste, nicht überlebt. Sein Gehirn ist so massiv geschädigt, dass Tage später entschieden wird, die lebenserhaltenden Maßnahmen schrittweise zu reduzieren. Eine Woche nach der schweren Misshandlung hat das kleine Herz von Tim aufgehört zu schlagen.

Jacob und Tim: zwei Schicksale von Babys, die für viele stehen. Immer wieder werden kleine Kinder Opfer von Gewalt, auch und gerade durch ihre Eltern, die sie doch eigentlich lieben und vor allem Übel beschützen sollen. Wie kann es sein, dass Mütter und Väter zu Gewalt gegenüber ihren Kindern fähig sind? Was muss geschehen, damit die elterlichen Instinkte überlagert, vielleicht sogar vergessen werden und Rohheit dominiert? Wir erleben Kinder, die geschlagen oder verbrüht oder sexuell misshandelt werden. Auch die Vernachlässigung, körperlich wie emotional, ist eine furchtbare Form der Misshandlung. Und zu den körperlichen und seelischen Qualen kommen Ängste, die sich wie bedrohliche Schatten auf Herz und Seele legen.

Je kleiner und jünger, desto hilfloser und verletzlicher. Eigentlich weiß jeder, wie sehr gerade Säuglinge beschützt und umsorgt werden müssen. Und die Natur, diese wunderbare Erfinderin und Gestalterin, hat dem Menschen für das früheste Kindesalter besondere Merkmale mitgegeben, die für Eltern als Schlüsselreize wirken und sie zu Schutz- und Pflegeverhalten animieren. Sie sollen eine besondere emotionale Bindung gewährleisten.

Zu diesen „Kindchenschema" genannten Proportionen, die Mütter und Väter besonders fürsorglich stimmen, gehö-

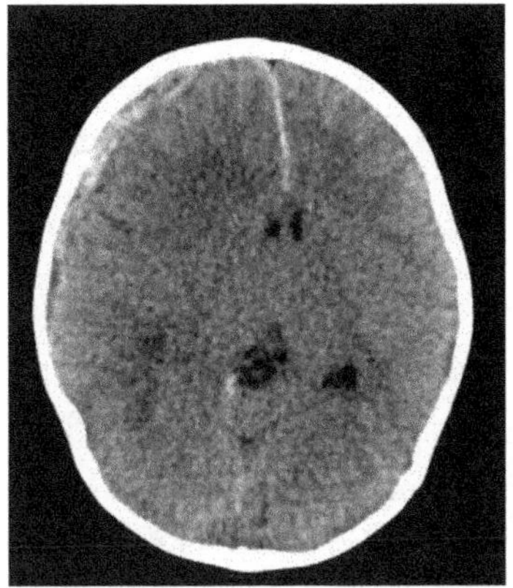
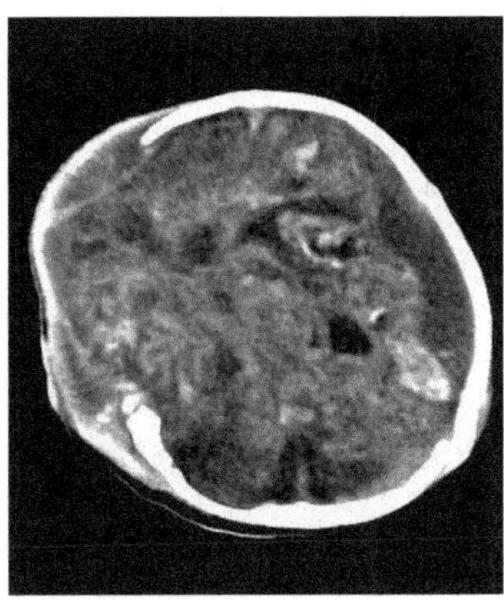

Schnittebene durch Kopf und Gehirn eines geschüttelten Kindes. Bildgebung mittels Magnetresonanztomografie. Frischer Befund. Diffuse Hirnschwellung. Nach einigen Tagen (rechts) werden gröbste Hirngewebszerstörungen sichtbar, hier ebenfalls dargestellt mittels Magnetresonanztomografie.

ren etwa ein rundliches Gesicht, große, runde Augen, eine kleine Nase – und ein Kopf, der im Vergleich zum Körper groß ist. Dieser verhältnismäßig große Kopf macht den Säugling zugleich besonders verletzlich. Der Schädel ist relativ schwer und die Nackenmuskulatur noch nicht gut ausgebildet. Deshalb muss das Köpfchen eines Babys ja immer gestützt werden, etwa wenn wir es im Arm halten. Dann ruht das Haupt in der Armbeuge von Mutter oder Vater. Die meisten Menschen machen das auch instinktiv richtig.

Aber wenn jemand einen Säugling vor sich hält, ihn beispielsweise am Rumpf oder an den Armen packt und dann schüttelt, kann das binnen fünf bis zehn Sekunden das Leben des Kindes für immer verändern oder gar zerstören. Denn bei diesem Schütteln pendelt der Kopf peitschenartig und in schnellem Rhythmus vor und zurück. Diese Bewegungen reichen aus, um schwerste Schäden zu verursachen. Es handelt sich um ein erhebliches Schütteln, das auch ein medizinisch nicht versierter Beobachter sofort als sehr gefährlich erkennen würde. Misshandlungsbedingte Schädel-Hirn-Verletzungen, zu denen das Schütteltrauma gehört, sind für Säuglinge und Kleinkinder die häufigste nicht-natürliche Todesursache.

Dabei kann davon ausgegangen werden, dass diese schwere Misshandlung in der überwiegenden Zahl der Fälle nicht aus Brutalität ausgeübt wird, im Willen, Schaden anzurichten. Sie geschieht vielmehr, wenn Eltern, meistens sind es die Väter, ihre Wut auslassen, sich durch das Geschrei eines Kindes provoziert fühlen oder das Gebrüll nicht mehr ertragen. Wenn sie sich überfordert fühlen und nicht wissen, wie sie ein weinendes Kind zur Ruhe bringen sollen. Vielleicht haben sie schon viel versucht: Sie haben dem Baby leise und mit sanfter Stimme zugeredet, es gewiegt und gestreichelt, Schnuller und Fläschchen angeboten, sind eine gefühlte Ewigkeit in der Wohnung auf und ab gegangen mit dem Kind auf dem Arm. Und irgendwann reißt die Geduld und wird durch Gewalt ersetzt. Vielleicht hat derjenige, der auf den Säugling aufpassen soll, aber ohnehin eine extrem kurze Zündschnur. Er rastet aus, schnappt sich das Baby – und schüttelt es.

Welche Folgen so eine gewaltsame Handlung haben kann, zeigt der Fall Tim. Es war ein Bild des Jammers, das der Einjährige abgab. Sein Vater Martin R. hatte den Notarzt alarmiert, weil der Junge „nicht mehr ansprechbar und regungslos“ sei, alles hänge „wie Gummi“, zudem rolle er mit den Augen, sagte der 27-Jährige. Als das Rettungsteam in der Wohnung der jungen Familie eintraf, war Tim in tiefer Bewusstlosigkeit, der Körper verkrampft, die Beine steif von sich gestreckt, die Hände in wippenden Bewegungen. Ein kleines Bündel Mensch, massiv verletzt, in komatösem Zustand, so wurde der kleine Junge ins Krankenhaus eingeliefert. Im UKE stellte sich schnell heraus, dass der Junge nicht zu retten sein würde. Viel zu massiv waren seine Verletzungen.

Im Krankenhaus wurden großflächige Einblutungen zwischen der harten Hirnhaut und der Hirnoberfläche mit Abrissen der sogenannten Brückenvenen festgestellt. Zudem kam es bei Tim zu starken Einblutungen in den Netzhäuten beider Augen. Ferner wurde durch die massiven Schüttelbewegungen ein kurzzeitiger Atemstillstand verursacht. Durch den Sauerstoffmangel stieg der Hirndruck im Schädel an und mit ihm der Druck auf die Blutgefäße. Das hatte zur Folge, dass wichtige Teile des Gehirns mit Blut und Sauerstoff massiv unterversorgt waren, vor allem der Hirnstamm, wo sich die Zentren für die Regulierung von Atmung und Kreislauf befinden. Dadurch lassen sich die geschilderten Symptome wie Schnappatmung, die durchgestreckten Beine und die schraubenden Armbewegungen von Tim erklären.

Während der einen Woche, die der Junge auf der Intensivstation lag, habe ich das Baby wiederholt für die Polizei untersucht und die zunehmende Verschlechterung seines Zustands protokolliert. Die Hirnschädigung hat sich als zunehmend gravierend herausgestellt. Das Hirngewebe löst sich auf und wird durch Flüssigkeit ersetzt. Auch die Zentren für Atmung und Kreislauf waren aufs Schwerste geschädigt. Mehrfach hat sich in der Zeit ein Gremium von Ärzten zusammengesetzt, um darüber zu beraten, was zu tun ist. Es war klar, dass das Kind ohne künstliche Beatmung sterben würde, dass das Hirn sich in einem Zustand der Auflösung befindet. Zum Schluss wurde entschieden, dass alles keinen Sinn hat. Die lebenserhaltenden Maßnahmen wurden eingestellt. Der Junge verstarb kurz darauf.

Wir haben am nächsten Tag obduziert. Später folgten feingewebliche mikroskopische Untersuchungen der inneren Organe. Unter Berücksichtigung der Umstände des Todes, der klinischen Symptome sowie der Sektionsergebnisse und der mikroskopischen Befunde war festzustellen, wann genau die massive Schädigung des Gehirns ausgelöst wurde. Diese Zeitangabe war entscheidend für die Frage, wer als Täter infrage kommt.

Eindeutig kann ein Zeitpunkt festgelegt werden, zu dem Tims Mutter nachweislich mit ihren anderen beiden Kindern im Supermarkt war. Von dort hat sie ihrem Lebensgefährten noch eine Liebes-SMS geschickt und vom letzten Sex mit ihm geschwärmt. „Das war der Hammer. Ich liebe dich." Sie sendet die Nachricht an Martin R., in dessen Obhut sie Tim gelassen hat. Und der, mit dem Jungen allein zu Haus, genau zu dieser Zeit das Kind misshandelt haben muss. Wenig später ruft der 27-Jährige seine Lebensgefährtin an und teilt ihr mit, es gehe dem Jungen sehr schlecht. Er habe überraschend „Schnappatmung bekommen", sei „ganz plötzlich nicht mehr ansprechbar". Sie rast nach Hause und drängt ihren Freund, den Notarzt zu alarmieren. „Unser Sohn ist wie k.o.", sagt er am Telefon – eine zutiefst beunruhigende Nachricht, die er mit neutraler, nahezu emotionslos wirkender Stimme vorträgt. Im Hintergrund hört der Polizist, der das Gespräch entgegennimmt, die Mutter schluchzen und immer wieder rufen: „Die sollen sich beeilen." Doch zu retten ist nichts mehr. Eine Notoperation hilft nicht. Weitere intensivmedizinische Maßnahmen: ebenfalls vergebens.

Es deutete sich an, dass das Kind sterben wird. Durch das Hin- und Herschleudern des Kopfes, das etwa 10 bis 15 Mal geschehen sein muss, ist ein Schütteltrauma entstan-

den. Das Gehirn pendelt durch Beschleunigungs- und Abbremskräfte im Kopf hin und her, es entstehen Zerrungskräfte an der Hirnoberfläche, Blutgefäße zerreißen, Hirnsubstanz wird verletzt. Danach ist ein Kind immer sofort auffällig. Es ist nicht möglich, dass es weiterspielt oder fröhlich in die Gegend guckt. Solche massiven Verletzungen sind sicher nicht dadurch erklärlich, dass der kindliche Kopf beispielsweise gegen die Sitzfläche eines Sofas schlägt.

Doch genau das behauptet Martin R. später als Angeklagter im Prozess vor dem Schwurgericht, wo er sich wegen Totschlags verantworten muss. Er gibt an, er habe mit dem Jungen „definitiv nichts gemacht. Ich habe ihn geliebt wie meinen eigenen Sohn." Bei all den Unschuldsbeteuerungen und Liebesbekundungen wirkt der kräftige Angeklagte mit der hohen Stirn seltsam emotionslos, mit maskenhaftem, blassem Gesicht.

Er habe mit dem Kind gespielt und auf dem Sofa Musik gehört, sei dann in die Küche gegangen, um den Geschirrspüler einzuräumen. Mehrfach habe er nach dem Baby gesehen und plötzlich bemerkt, dass es nicht mehr auf Ansprache reagierte. Als die Vorsitzende Richterin den 27-Jährigen zum Auftakt des Prozesses fragt, ob er eine Erklärung dafür hat, wie der Junge plötzlich in den Zustand mit Schnappatmung und fehlender Reaktion geraten konnte, sagt der Hamburger einfach: „Es wird wohl irgendwas passiert sein müssen." Er jedenfalls sei unschuldig.

Schon Tage vor der letztlich fatalen Misshandlung hatte Tim mehrere Verletzungen, vor allem Hämatome, die gewaltsam verursacht worden sein dürften. Darüber hinaus hatte er Monate zuvor einen Bruch des Schlüsselbeins erlitten. Seitdem stand das Baby unter Obhut des Jugendamts. Es war kurzzeitig in der Bereitschaftspflege, bevor es wieder zu Mutter und Stiefvater kam. Seitdem hatte eine Betreuerin die Familie zweimal in der Woche besucht.

Nachdem bei dem Jungen ein Schlüsselbeinbruch diagnostiziert worden ist, habe ich ihn schon einmal in der Rechtsmedizin untersucht. Bei dieser Verletzung war aber nicht eindeutig festzustellen, ob sie durch einen Unfall, etwa durch ein heftiges Anstoßen an einer Bettkante beim Spielen oder durch eine Misshandlung entstanden ist. Doch ein Hämatom, das das Baby später an der Wange hatte, ist definitiv nicht so entstanden, wie es der Angeklagte behauptete. Er hatte die Hautunterblutung damit erklärt, dass er das Kind, als es in der Badewanne saß und wegzurutschen drohte, gegriffen und so versehentlich mit dem Handballen im Gesicht getroffen habe. Das ist so nicht möglich. Die Verletzung ist eher durch ein Zugreifen mit der Hand entstanden, wahrscheinlich ein zangenartiges Zugreifen.

Hat Tims Stiefvater also schon früher zu hart zugefasst? Wie glaubhaft sind da die Beteuerungen, der Junge sei für ihn wie sein eigener Sohn gewesen? Den ganzen Prozess über fällt auf, dass der 27-Jährige erstaunlich unbeteiligt wirkt, eher konzentriert und wachsam als betroffen. Immer wieder füllt er Seiten mit Notizen, das Gesicht eine ausdruckslose Maske, als sei er nicht der Angeklagte in einem Prozess um den Tod seines Stiefsohns, sondern ein Unbeteiligter, der sich lediglich mit einem interessanten Thema vertraut machen will.

Auch dass der 27-Jährige in den Urlaub nach Spanien flog, gerade einen Tag, nachdem Tim sichtbar schwerst verletzt ins Krankenhaus eingeliefert wurde, deutet nicht gerade auf eine enge emotionale Bindung und inniges Mitgefühl hin. In der Woche, in der das Baby im Krankenhaus lag, erkundigte sich Martin R. nicht ein einziges Mal bei der Mutter nach dem Zustand des Jungen. Die

Vorsitzende Richterin formuliert es in der Urteilsverkündung so: „So verhält sich jemand, der sein Kind wirklich liebt, nicht." Elf Jahre Haft wegen Totschlags verhängt die Kammer für den Angeklagten. Starr blickt er bei der Urteilsverkündung nach unten, das Gesicht des kräftig gebauten Mannes zeigt – wieder einmal – keine Regung.

Ganz anders die Mutter des kleinen Tim, die zur Urteilsverkündung erstmals in dem zwanzig Verhandlungstage dauernden Prozess erschienen ist. Die junge Frau bricht in Tränen aus. Dass es Tränen der Erleichterung sind, zeigt ihr Blickwechsel mit einer Angehörigen im Zuschauerbereich des Verhandlungssaals, die ihrer Anspannung mit einem Jubelschrei Luft gemacht hat.

Der Angeklagte habe den Tod des Jungen „billigend in Kauf genommen", sagt die Vorsitzende Richterin. Das Motiv des Mannes dafür, dass er das Baby plötzlich packte und heftig schüttelte, blieb für das Gericht im Dunkeln. Die Gewalttat habe ein „besonders junges, wehrloses Opfer" getroffen, so die Vorsitzende. Das Gericht habe keinen Zweifel, dass dem Stiefvater bewusst gewesen ist, wie gefährlich sein Schütteln für den kleinen Jungen war. „Wer derart schüttelt, kann weder steuern noch dosieren."

Ich habe bislang mehr als fünfzig Fälle von Schütteltraumata selbst untersucht und mehrere Hundert Fälle aus Deutschland und dem Ausland literaturmäßig ausgewertet. Mitunter wird argumentiert, dass es sich um kein Schütteltrauma handeln könne, weil Griffspuren beispielsweise an den Armen oder dem Rumpf des Opfers fehlen. Dazu ist festzustellen, dass ein festes Zupacken oder Drücken des Kindes gerade nicht notwendig ist. Ein einfaches Umfassen etwa der Achseln reicht vollkommen aus, um beim Schütteln die heftigen Pendelbewegungen mit den genannten Verletzungsfolgen hervorzurufen.

Genauso ist es bei dem anderen Fall, dem des kleinen Jacob. Seit der Junge drei Monate alt ist, ist er ein Pflegefall. Er ist geschüttelt worden, durch diesen Übergriff hat er sein Gehör verloren und sein Augenlicht – und beinahe auch sein Leben. Er kann nicht selbstständig schlucken, Arme und Beine sind gelähmt. Es ist ein entsetzliches Schicksal, das ganz besonders betroffen macht. Am Ende des Strafprozesses, in dem es um die Qualen dieses Kindes geht und die Schuld des Mannes, der dieses Leid ausgelöst hat, sagt der Vorsitzende Richter, man habe „schon viel Grausames" verhandeln müssen. Eine Steigerung sei da kaum noch möglich, habe man bisher geglaubt. Nun wisse man es besser: Das Leid von Jacob sei „kaum erträglich".

Sven L., der Vater des Säuglings, hat diese Qual durch massive Misshandlungen verursacht. Der 27-Jährige gesteht, seinem Sohn Gewalt angetan zu haben. Als Angeklagter im Prozess vor dem Landgericht meint er, er habe sich „immer wieder mit dem Gedanken auseinandergesetzt, wie es dazu kommen konnte", dass dem Kind „durch mich diese schweren Verletzungen zugefügt worden sind". Eine klare Antwort dazu könne er nicht geben; die großen Mengen an Alkohol, die er zu sich nahm, haben vieles ins Ungefähre und Unbestimmte aufgelöst. Wie zusammengesunken wirkt Sven L., ein blasser Mann mit Brille und schütterem Bart, der im Gesicht mehrere Piercings trägt und am Unterarm eine auffällige Tätowierung. Er erinnere sich „nicht an alles", heißt es in der Erklärung zu den Stunden, die in die Katastrophe mündeten. Er spricht von einer „Feier", die daraus bestand, dass er und Jacobs Mutter Alkohol tranken, wie wohl so oft. Und sie daddelten stundenlang am Computer, wie oft. Nachts, als sein Sohn schlief, habe er das Bedürfnis gehabt, ihn auf den Arm zu nehmen. Dabei sei es zu einem Schlag auf den Kopf gekommen. Als er ihn am nächsten Morgen aus dem Bett hob, sei er in seinem Arm plötzlich zusammengesackt, als habe er „keine Knochen mehr, wie ein Kartoffelsack". Der Vater verständigte den Notarzt. Den Medizinern gelang es, durch Herzdruckmassage und Maskenbeatmung den Säugling wiederzubeleben. Er kam ins Krankenhaus. Später räumte der Vater ein, er müsse den Jungen auch noch „leicht geschüttelt" haben.

Ein „leichtes Schütteln" kann niemals die schweren Verletzungen hervorgerufen haben, die wir bei Jacob diagnostizierten. Das Kind ist seinerzeit mit dem Rettungswagen ins Universitätsklinikum Eppendorf gebracht worden; die Polizei war schon eingeschaltet, ebenso wurden diverse medizinische Spezialisten hinzugezogen, die Augenklinik zum Beispiel und die Neuroradiologie. Das Kind wurde von oben bis unten geröntgt, das gesamte Skelett, und natürlich wurde es von uns rechtsmedizinisch untersucht. Der Säugling wies keinerlei äußere Verletzungen auf, er war in gutem Pflege- und Ernährungszustand. Aber die inneren Verletzungen waren massiv. Der Augenarzt hat rechts Retinaeinblutungen festgestellt, später gab es denselben Befund an der linken Netzhaut.

Ich habe den Jungen später auch selbst nochmal untersucht, das war einen Tag nach seiner Einlieferung auf der Intensivstation. Besonders bedrückend waren die magnetresonanztomografischen Befunde, wonach das Kind schwerste Hirnschädigungen erlitten hatte. Erhalten geblieben waren nur untere Hirnanteile in der Umgebung des Hirnstamms, wo sich Atem- und Kreislaufzentrum befinden. Dadurch hat der Säugling allein geatmet, allerdings waren bereits alle höheren Hirnfunktionen verloren; Denken, Sinneswahrnehmungen, Umweltkontakte waren nicht mehr möglich.

Es war also von Anfang an klar, dass der Junge, sollte er nicht sterben, extrem schwerbehindert sein würde und ein ständiger Pflegefall. Solche Verletzungen entstehen nur, wenn der Säugling mehrfach massiv geschüttelt wurde und diese peitschenartigen Bewegungen das kindliche Gehirn extrem hin- und herschleudern lassen.

Angesichts dieser Diagnose sagt Sven L., dass er seinen Sohn wohl tatsächlich so geschüttelt haben müsse. Er könne sich aber nicht daran erinnern. Kein Wunder: täglich Alkohol und Cannabis, dies waren offenbar zwei der wenigen Konstanten im Leben des Angeklagten. Auch seine Lebensgefährtin, die er in einer Entzugsklinik kennengelernt hatte, sprach immer wieder reichlich Bier und Wein und hochprozentigen Getränken zu. Doch sie galt als der stabilere Part in der Beziehung. Weil der 27-Jährige wusste, dass es ihm an zärtlichen Gefühlen und an Geduld seinem Kind gegenüber mangelte, hatten die Eltern vereinbart, dass er Jacob hinlegen und seine Freundin rufen solle, wenn er mit dem Kind nicht klarkommt. Eine wohl eher seltene Eintracht, denn oft wurde in der Beziehung heftig gestritten. Nach einer körperlichen Auseinandersetzung wurde sogar die Polizei eingeschaltet. Das Jugendamt kümmerte sich neben den Eltern schon länger um Jacob. Doch schließlich stellten die Behörden ihre Hilfe ein. Es schien recht gut zu laufen in der kleinen Familie.

Eine Woche später kam es zur Katastrophe.

Warum Sven L. in jener Nacht zu Jacob ging und ihn dann misshandelte, das konnte der Angeklagte nicht erklären. Noch wenige Stunden zuvor hatte er auf Facebook gepostet, dass er „stinksauer" sei. Und zuvor hatte er mehrfach geschrieben, dass er unter dem Einfluss von Alkohol „zum Monster" werde. Die Einsicht kam zu spät.

In einem Brief aus der Untersuchungshaft notierte er, was geschehen sei, „tut so unendlich weh". Obwohl er sich „fest vorgenommen" habe, ein vernünftiges Leben zu führen, „habe ich doch meinen Sohn fast getötet und meine Familie zerrissen". Sein Kind sei jetzt „schwerbehindert, taub, blind, kann nicht selbstständig schlucken, hat keine hohe Lebenserwartung und lebt in einem Pflegeheim". Er werde für die Tat „gerade stehen". Und in seinem letzten Wort sagte der Angeklagte, er habe „nicht gedacht, dass ich zu einer solchen Tat jemals fähig bin. Ich bin immer noch geschockt und überrascht. Ich würde es gern rückgängig machen."

So sehr man das vielleicht wünscht: Rückgängig ist da nichts zu machen. Die Schäden sind irreversibel. Durch Schütteln entstehen viele kleine Wunden im Gehirn, es kommt zu Gewebsschwellungen, die Durchblutung wird immer schlechter, so entstehen immer mehr Sauerstoffmangelschäden. Das führt dazu, dass die Hirnzellen absterben, der Körper löst sie auf und räumt sie weg. Dadurch entstehen große Löcher, die nach und nach durch Flüssigkeit aufgefüllt werden. Typisch und eindeutig durch ein Schütteltrauma hervorgerufen sind bestimmte Verletzungen, die wir in solchen Fällen immer sehen. Es handelt sich um ein Subduralhämatom, also eine Blutung zwischen harter Hirnhaut und Gehirn, darüber hinaus Netzhauteinblutungen und eine massive Hirnschädigung. In der Medizin sprechen wir von der sogenannten diagnostischen Trias.

Am Ende erhält Sven L. siebeneinhalb Jahre Freiheitsstrafe unter anderem wegen schwerer Misshandlung von Schutzbefohlenen und schwerer Körperverletzung. Ferner ordnet die Kammer die Unterbringung des Angeklagten in einer Entziehungsanstalt an, darüber hinaus muss er seinem Kind 100.000 Euro Schmerzensgeld zahlen und weitere Kosten übernehmen.

Der 27-Jährige habe „in gefühlloser Gesinnung“ sein Kind mehrfach so heftig geschüttelt, so der Vorsitzende Richter, dass der Kopf des Säuglings wiederholt peitschenartig vor und zurück geschnellt sein muss. „Schüttle niemals dein Kind. Du schädigst es dadurch massiv.“ Der Kammer sei „bewusst, dass es eine gerechte Strafe“ für den Angeklagten nicht geben könne. Denn eins sei klar: Jacob werde „nie wieder gesund werden“, sagt er mit Blick auf den Angeklagten.

Äußerlich reglos nimmt der Mann diese Worte hin, das blasse Gesicht mit den Piercings zu einer undurchdringlichen Maske erstarrt. Das Urteil akzeptiert er sofort. Er wünsche sich, hat der Angeklagte gesagt, dass er sich später um seinen schwer kranken Sohn werde kümmern können. Und dass er hoffe, mit Jacobs Mutter wieder zusammenzukommen. Dass die Eltern des Babys wieder ein Paar werden, meint der Vorsitzende Richter, könne sich das Gericht kaum vorstellen. „Wie will man das überwinden und verzeihen, wenn so eine Tat zwischen einem steht? Dieses Baby war Ihr Sohn, es war Ihrem Schutz ausgesetzt. Es handelte sich um ein sehr kleines, sehr hilfloses Opfer. Sie haben die Tat gegen Ihr eigenes Kind gerichtet. Sie haben diese Schuld bis an Ihr Lebensende zu tragen.“

Verletzungen des Gehirns

Bei einem Schädelhirntrauma kommt es äußerlich zu Verletzungen der Kopfhaut (Riss-/Quetschwunden bzw. sogenannte Platzwunden), zu mehr oder weniger ausgeprägten Hautunterblutungen und zu Schädelfrakturen. Diese Schädelfrakturen können je nach einwirkenden Traumata eine sehr unterschiedliche Konfiguration haben (z.B. Berstungsbrüche, Biegungsbrüche, Globusbruch, Lochbruch bzw. Impressionsfraktur).

Im Schädelinneren kommt es zu Verletzungen der Hirnhäute und zu Blutungen in diesem Bereich. Sogenannte epidurale Hämatome finden sich zwischen Schädeldach und harter Hirnhaut. Sie sind meist Folge der Zerreißung von Arterien, die innen direkt am Schädelknochen verlaufen.

Das subdurale Hämatom liegt zwischen harter Hirnhaut und weicher Hirnhaut bzw. Hirnoberfläche. Die Blutungsquelle dabei ist meist eine Hirnquetschung mit Zerreißung von kleinen Arterien im Bereich der Hirnoberfläche. Dem subduralen Hämatom können auch Zerreißungen von Blutadern zugrundeliegen (sog. Brückenvenenrupturen); diese Venen verlaufen zwischen Hirnoberfläche und harter Hirnhaut. Sie werden insbesondere bei einem sog. Peitschenschlagphänomen (z.B. im Rahmen eines Auffahrunfalls) oder beim Schütteltrauma der Säuglinge gezerrt und zerrissen.

Blutungen unterhalb der weichen Hirnhaut entstehen meist durch spontane Rupturen von angeborenen oder durch Schlagaderverkalkung verursachten Gefäßwandaussackungen an den großen Schlagadern an der Hirnbasis (sog. Hirnbasis-Aneurysmen). Derartige Blutungen treten spontan im mittleren Lebensalter auf (bei Frauen etwas häufiger und im jüngeren Alter). Das Ergebnis ist ein plötzlicher Tod. Meist haben die Betroffenen von dem in ihrem Kopf entwickelten gefährlichen Aneurysma zuvor nichts gewusst. Wenn man ein derartiges Aneurysma rechtzeitig diagnostiziert, kann es neurochirurgisch beseitigt werden, eventuell auch durch eine Intervention mittels Katheter.

Bei den Hirnverletzungen unterscheidet man zwischen den offenen und den gedeckten Hirnverletzungen. Zu den offenen Hirnverletzungen kommt es z.B. durch einen Schuss, durch schwere Gewalteinwirkung mit einem stumpfen Werkzeug (etwa Hammer, Beil, „Totschläger“) oder beim Sturz aus der Höhe und beim schweren Verkehrsunfall.

Eine gedeckte Hirnverletzung ist durch eine intakte harte Hirnhaut gekennzeichnet. Man unterscheidet hier verschiedene Schweregrade. Eine Gehirnerschütterung führt zu einem kurzzeitigen Bewusstseinsverlust (maximal für eine Stunde), ohne langdauernde neurologische Symptome oder eindeutig erkennbare morphologische Veränderungen am Hirngewebe. Bei einer Hirnkontusion werden nach der Gewalteinwirkung auf den Kopf direkte Hirnsubstanzzerstörungen und Einblutungen in das Hirngewebe festgestellt. Ein spezielles Phänomen stellen die sogenannten Contré-Coup-Verletzungen des Gehirns dar. Sie entstehen bei stumpfer Gewalteinwirkung auf den Schädel am Gegenstoßpol; speziell bei sehr kurzer Gewalteinwirkung mit Beschleunigung des Schädels entsteht an der Stelle der Gewalteinwirkung ein Überdruck und an der gegenüberliegenden Schädelinnenfläche ein Unterdruck und ein Sog, der zu Gefäßeinrissen und entsprechenden Blutungen führt.

Klinische Rechtsmedizin

Immer mehr hat sich in den letzten Jahren herauskristallisiert, dass die Kompetenz der klinischen Medizin (in der ärztlichen Praxis und im Krankenhaus) zu wenig gutachterliche, kriminalistische beziehungsweise justizielle Aspekte von Vernachlässigung, Gewalt und sexuellen Übergriffen berücksichtigt. Im klinischen Alltag sind Ärzte nicht imstande, einem Gewaltopfer die nötige, sehr zeitaufwändige (!) Aufmerksamkeit, über die Wundversorgung hinaus, zukommen zu lassen. Mangelnde Kompetenz ist hier weniger anzuführen als die erforderliche Zeit im Hinblick auf hohe anderweitige Belastungen im klinischen Alltag. Der unbedingt erforderliche technische und zeitliche Aufwand sowie die Zuwendung im ärztlichen Gespräch mit dem Gewaltopfer als Patient werden in unserem kassenärztlichen Finanzierungssystem überhaupt nicht honoriert.

Um es plakativ zu sagen: Die Versorgung von Gewaltopfern geht über die chirurgische Therapie von blutenden Verletzungen und Knochenbrüchen weit hinaus. Als Anwalt oder Arzt der Opfer hat sich in den letzten Jahren deswegen zunehmend der Rechtsmediziner herauskristallisiert. „Klinische Rechtsmedizin" ist nicht nur eine selbstverständliche gegenwärtige Aufgabe, sondern umso mehr Zukunftsperspektive des Fachs Rechtsmedizin. Bisher keineswegs selbstverständlich ist eine gut organisierte, standardisierte, professionelle Herangehensweise an die Dokumentation von körperlichen Verletzungen und Vernachlässigung im Hinblick auf rekonstruktive Analysen, die sachgerechte Spurensicherung am Opfer (auch an seiner Kleidung) bzw. auch am Geschehensort. Dies führt letztlich zu einer sehr eingeschränkten Aussagekraft im

Hinblick auf die Begutachtung medizinischer Sachverhalte vor Gericht. Dem erstuntersuchenden Arzt kommt insofern eine große Bedeutung für das spätere Schicksal des Opfers und gegebenenfalls die Überführung des Täters zu.

Es entstehen unter Umständen Lücken in der Beweisführung, die später nicht mehr zu schließen sind. Die Folge ist eine sog. sekundäre Viktimisierung des Opfers, wenn es nämlich im Verlauf des weiteren Verfahrens (spätestens bei einer Gerichtsverhandlung) erkennen muss, dass es seine Rechte nicht wahrnehmen kann, indem es bei Polizei und Gericht sehr viele peinliche Fragen beantworten muss, die es im Innersten berühren und immer wieder neu aufwühlen. Das Opfer muss dann mit anhören und mit ansehen, dass der Täter nicht überführt und bestraft wird, eventuell sogar regelrecht triumphiert, und dass am Opfer sogar ein gewisser Makel zurückbleibt. Hier entsteht ein Gefühl der Ohnmacht.

Die „Klinische Rechtsmedizin", realisiert in einer „Gewaltopferambulanz", wird derzeit von den meisten Instituten für Rechtsmedizin als essenzieller Bestandteil für neue Dienstleistungskonzepte im Fach Rechtsmedizin angesehen. Um möglichst niederschwellig und unabhängig von einem Ermittlungsverfahren Opfer von körperlicher und sexueller Gewalt sowie Vernachlässigung zu erreichen, wurde 1998 im Institut für Rechtsmedizin des Universitätsklinikums Hamburg-Eppendorf eine Untersuchungsstelle für Opfer von Gewalt eingerichtet. Untersuchung und Begutachtung von Verletzungen sowie Fotodokumentation und Spurensicherung sind für Personen, die sich an die Untersuchungsstelle wenden, kostenlos. Ein 24-Stunden-Service wird vorgehalten. Seit Gründung der Untersuchungsstelle hat sich die Zahl der

Untersuchungen auf ein mittlerweile stabilisiertes Niveau von etwa 2000 Personen jährlich gesteigert (darunter etwa 1000 Kinder). Mit dieser Gewaltopferambulanz konnte eine wesentliche Lücke im Versorgungssystem von insbesondere verletzten Kindern, Frauen und alten Menschen geschlossen werden.

Dies gilt speziell auch für die Diagnose des Schütteltraumas bei Säuglingen. Es gibt hier eine sehr enge vertrauensvolle Kooperation zwischen den Kinderkliniken, wohin Säuglinge mit schweren neurologischen Schäden eingeliefert werden, und der Rechtsmedizin. Eingebunden werden stets erfahrene Kollegen für Neuroradiologie, Neurologie und Augenheilkunde. Bei einem kleinen Kind mit Hirnblutungen soll möglichst sichergestellt sein, dass es dem eventuellen Täter/der Täterin nicht wieder zugeführt wird, mit der Gefahr einer erneuten Traumatisierung. Hierfür ist eine enge Kooperation mit dem Jugendamt sowie dem Familiengericht erforderlich.

Ein Hauch von Ramses

Überall Staub und Spinnenweben. Sie sind es, die Dachböden und Kellerräume langsam und in aller Stille erobern. Sie legen sich wie ein filigranes, scheinbar schwebendes Tuch über weggeräumte Möbel und Kleidung, über Kisten mit allerlei Gerümpel und über Kartons, in denen uralte Briefe, Fotos und ausgedientes Spielzeug verstaut wurden. Doch solche Lagerstätten beherbergen viel mehr als Ausrangiertes und halb Vergessenes. Diese Räume atmen Geschichte, sie hüten Erinnerungen, mitunter Zeugnisse eines halben Lebens. Und manchmal sind in ihnen Geheimnisse verborgen. Vielleicht sogar solche von unschätzbarem Wert?

Womöglich war es die Hoffnung auf ein kleines Abenteuer, das einen Zehnjährigen aus Niedersachsen im Juli 2013 auf den Speicher des Hauses seiner verstorbenen Großmutter lockte. Hier stöberte der Schüler zwischen Stühlen und Stoffen, krabbelte hinter Schränke und andere Möbel. Und schließlich, ganz hinten in einer Ecke des Dachbodens, entdeckte er eine geheimnisvolle Kiste, die seine Neugier weckte. Was sie enthält, ist nicht nur geeignet, einen Jungen zu faszinieren. Sie beherbergt offenbar eine Reliquie, vielleicht sogar eine archäologische Sensation. Es ist eine Mumie samt Sarkophag!

Die Medien stürzen sich auf die Entdeckung. Welche Geheimnisse birgt dieser Fund, über dem ein Hauch von Ramses oder Amenophis schwebt? Und auf welchen verschlungenen Pfaden hat dieser fortan als Dachbodenmumie titulierte Fund seinen Weg nach Diepholz gefunden, ein eher verschlafenes Städtchen im Norden Deutschlands?

Mumien haben die Menschen mit ihrem Zauber aus Geschichte und Grusel schon immer begeistert. Es gab Zeiten, da ließ die Faszination keinen Raum mehr für Pietät und die Achtung der Totenruhe. Auf den Basaren Ägyptens wurden Mumien sogar öffentlich feilgeboten. Legendär waren im ausgehenden 19. Jahrhundert Partys, bei denen unter großem Beifall Mumien ausgewickelt wurden. Nicht selten entpuppte sich ein vermeintlich historisches Unikat jedoch als plumpe Fälschung, nicht mehr als ein paar Stückchen Holz oder anderes wertloses Material, das in auf alt gemachten Bandagen verpackt war. Insofern war bei der Entdeckung in Diepholz zunächst einmal Vorsicht angebracht. Was würde zum Vorschein kommen, wenn die Mumie geröntgt sein würde? Wäre es nur irgendein Nepp, hübsch anzusehen, aber ohne jede historische Relevanz?

Vielleicht aber hat die 1,49 Meter große und etwa zehn Kilo schwere Mumie, die ihre Arme über der Brust gekreuzt hält, ihren Ursprung tatsächlich in Ägypten? Womöglich hat der Großvater des zehnjährigen Finders die Kiste in den fünfziger Jahren zusammen mit weiteren Souvenirs aus Nordafrika mitgebracht? Der Vater des Jungen, ein Zahnarzt, erzählte, dass sein Vater damals mit einem Schulfreund als Soldat in Afrika gewesen sei. Von diesem Freund hieß es, dass er 1943 nach dem Ende des Afrikafeldzugs von

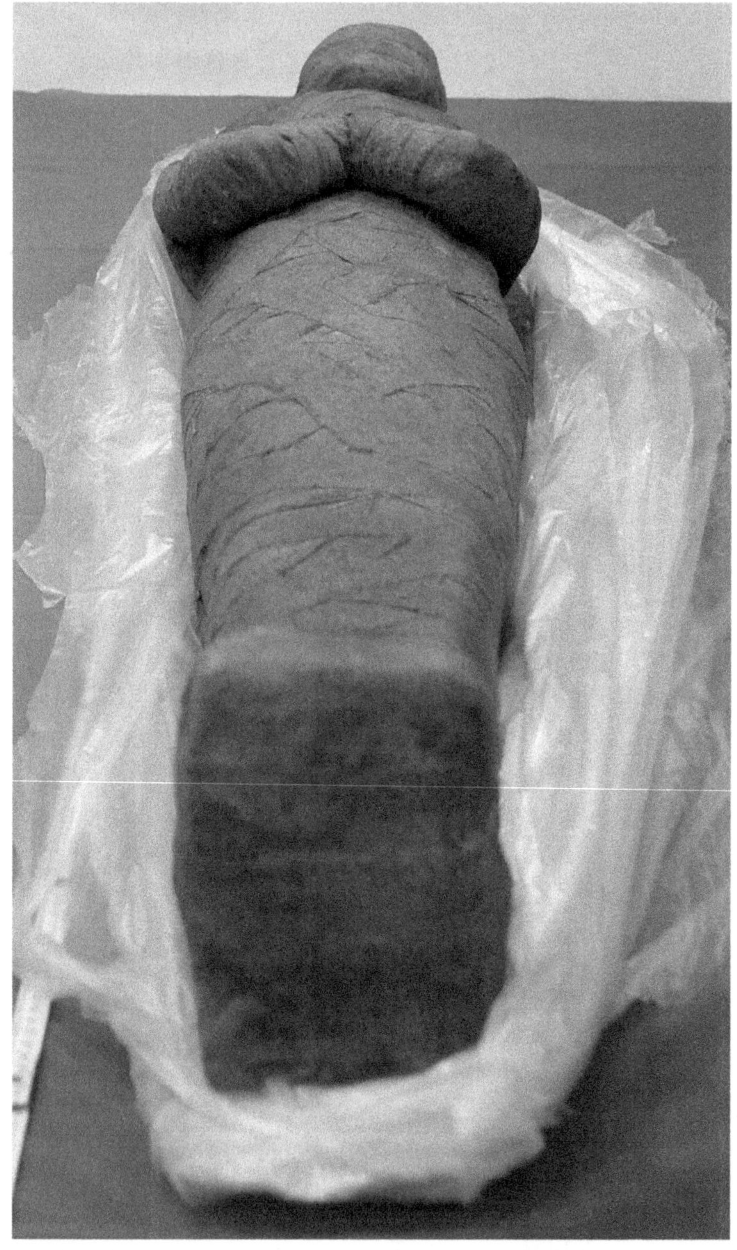

Die aus dem Transport-Plastiksack ausgewickelte Dachbodenmumie in der Übersicht

Erwin Rommel in Ägypten geblieben sei und dort mehrere Altertümer als Ausstellungsstücke für Deutschland erworben habe. Gemeinsam habe man unterschiedliche Antiquitäten gesammelt und nach Deutschland verschifft. Hier seien die Stücke nach dem Tod des Sammlers in Vergessenheit geraten und als Nachlass unbeachtet auf dem Dachboden gelandet. Allerdings äußert der Zahnarzt selbst wiederholt gegenüber Medien Zweifel an der Echtheit der Mumie und spricht von einem möglichen Scherz.

Nach Ansicht einer Hildesheimer Ägyptologin könnte die Herkunftstheorie durchaus plausibel sein. Bis in die 1950er-Jahre sei es im Land der Pyramiden gängige Praxis gewesen, altägyptische Mumien für den europäischen Markt aufzubessern und Teile verschiedener Mumien zu einer Ganzen zusammenzufügen, erklärt die Expertin. Dazu könnte passen, dass eine vorläufige Untersuchung durch einen Archäologen ergibt, dass das äußere Verbandsmaterial der Mumie aus dem 20. Jahrhundert stammt, also mitnichten altägyptische Leinwand- oder Baumwollbinden verwendet wurden.

Schund oder Schatz? In den kommenden Wochen erfährt die Mumie maximale Aufmerksamkeit. Es gibt Experten, die schon vom äußeren Erscheinungsbild her Zweifel an der Echtheit äußern. Eine Computertomografie der Mumie fördert allerdings außerordentlich ungewöhnliche Befunde zutage, die doch für einen historisch wertvollen Fund sprechen könnten. Bei dem Korpus scheint es sich um ein einbandagiertes menschliches Skelett zu handeln, das allerdings nicht vollständig ist: Die Halswirbelsäule fehlt. Am knöchernen Schädel zeigen sich Bruch- und Spaltlinien. Das Gebiss ist nicht nur komplett, sondern sehr gut erhalten. Und in der linken Augenhöhle steckt ein#e Pfeilspitze! Eine Mordwaffe?

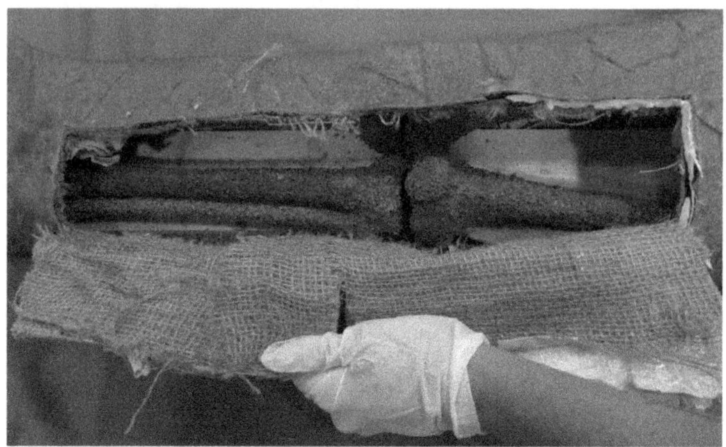

Die Mumienbinden werden im Bereich des linken Beins aufgeschnitten, um das Innere genauer untersuchen zu können.
Eine Computertomografie hatte gezeigt, dass die Knochen von Rumpf und Extremitäten überwiegend vollständig zu sein scheinen.

Um den Kopf herum verläuft auf Stirnhöhe ein schmales Band mit wellenförmigen Rändern, das einen metallischen Besatz aufweist. Es lässt an ein Diadem denken. Die Knochen von Rumpf und Extremitäten scheinen überwiegend vollständig zu sein, allerdings sind sie offenbar aus einem Material, das metallische Bestandteile zumindest als Umhüllung enthält. Diese Beschichtung macht eine genauere Untersuchung per Röntgengerät unmöglich.

Experten vermuten, dass jemand sich erhebliche Mühe gemacht hat, die Knochen auf diese Weise zu kontrastieren – vermutlich, um eine Untersuchung zu erschweren. Die Frage ist, wer die Überreste auf diese Weise präpariert hat und warum und wann das geschah. Dieser Aspekt wäre auch für Polizei und Staatsanwaltschaft interessant. Ein Gerippe aus der Zeit der Pharaonen wäre außerhalb ihrer Zuständigkeit, ein nur wenige

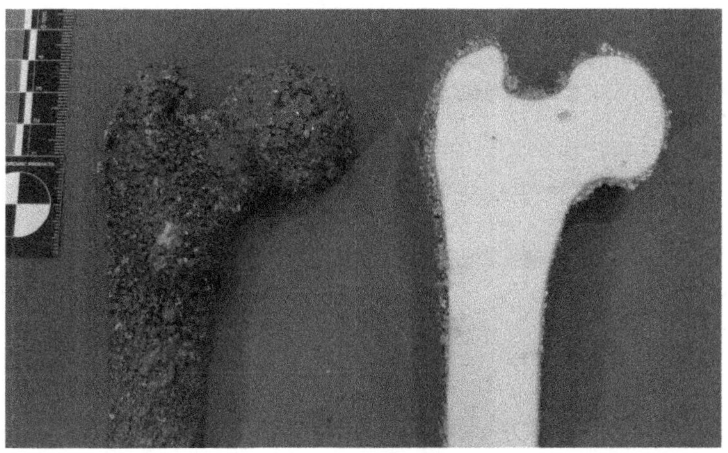

Ein Querschnitt durch den Oberschenkel des Skeletts

Jahrzehnte alter Toter allerdings nicht. Dann würde zu ermitteln sein, ob es sich um ein Tötungsdelikt handelt. Denn Mord verjährt nie.

Die fachliche Untersuchung der Beifunde der Mumie liefert ebenfalls erstaunliche Erkenntnisse. Das Ensemble besteht aus drei Transportkästen, einer davon ist sargartig. Auf der Oberseite seines Deckels sind ägyptische Zeichen, darunter das sogenannte Udjat-Auge, zu sehen. Zwischen diesen Zeichen befindet sich eine Metallplatte, auf der eine Szene ähnlich der des kleinen Goldschreins vom legendären Tutenchamun abgebildet ist. Außen ist der Sargkasten mit einer Tapete mit ägyptischen Motiven beklebt, die auch die Innenseite des Behältnisses ziert. Die Mumie liegt auf einer Art Tischdecke. Ein kleinerer Kasten enthält einen Kanopenkrug, also ein Gefäß, in dem im alten Ägypten die Organe und Eingeweide getrennt vom Körper beigesetzt wurden. In dem dritten und kleinsten Kasten ist eine nachgemachte Maske verborgen, die auf das Gesicht der Mumie passt.

Knochen im Röntgenbild, ein Schädel mit einem geheimnisvollen Stirnband und eine Pfeilspitze in einem Auge: Diese vorläufigen Untersuchungsergebnisse liefern ein breites Spektrum für Spekulationen. Der bekannte Bestsellerautor Erich von Däniken, der schon lange über Einflüsse von Außerirdischen auf die Frühzeit des Menschen forscht, glaubt, nun endlich einen Beweis für seine Theorie gefunden zu haben. Er identifiziert die Mumie als eines der zahlreichen Mischwesen, halb Mensch, halb Tier, die als Außerirdische mit Raumschiffen auf der Erde gelandet seien und der altägyptischen Hochkultur die entscheidenden Impulse gegeben hätten. Ägyptologen bringen mögliche Sonderformen der Mumifizierungspraxis ins Gespräch. Der Kulturattaché der ägyptischen Botschaft in Berlin fragt an, ob es sich um eine echte Mumie handelt und fordert für diesen Fall ihre Rückführung nach Ägypten. Auch das ägyptische Außenministerium schaltet sich sein. Man erwartet, über alle Untersuchungsergebnisse zeitnah informiert zu werden. Es sei möglich, dass die Mumie in den 1950er-Jahren illegal nach Deutschland gelangt sei. Wegen der gefundenen Pfeilspitze und des vermutlich goldenen Stirnbands, das nur von hochgestellten Persönlichkeiten getragen wurde, sei vorstellbar, dass es sich bei dem Toten um einen ermordeten Königssohn handle.

Internationale Wissenschaftler, unter anderem aus Kanada, erkundigen sich nach dem Stand der Untersuchungen der Mumie. Und die Staatsanwaltschaft will einen nur wenige Jahrzehnte zurückliegenden Fall nicht ausschließen und beschlagnahmt das Objekt. Sie beauftragt das Hamburger Institut für Rechtsmedizin mit einer Untersuchung der Mumie, um mittels der Radiokarbondatierung das Alter festzustellen und eventuelle Hinweise auf die Identität zu erlangen.

Anthropologen, Archäologen und Ägyptologen kommen im Institut zusammen, um bei Enthüllung und Teilsektion der Mumie dabei zu sein. Es muss dabei sehr vorsichtig vonstatten gehen, sind sich die Experten einig, mit Fingerspitzengefühl im doppelten Sinne, um den möglicherweise kulturgeschichtlich unschätzbar wertvollen Fund nicht zu beschädigen. Doch schon der erste Blick, nachdem der sogenannte Sarkophag sowie die Plastik-Transporthülle für die Mumie geöffnet sind, lässt alle Illusionen wie Seifenblasen zerplatzen – und bringt eine Expertin dazu, schallend aufzulachen: Die Haltung der gekreuzt liegenden Arme ist vollkommen atypisch und mit nichts aus der ägyptischen Hochkultur in Einklang zu bringen. Und vor allem wabert ein typischer Geruch durch den Raum – von modernem, handelsüblichem Klebstoff. Uhu und Urzeit? Das geht ja nun überhaupt nicht zusammen.

Nachdem wir vorher quasi mit angehaltenem Atem dastanden und bemüht waren, pietätvoll mit dem Fund umzugehen, sprach nach seiner Entlarvung als modernes Objekt nichts mehr dagegen, einen beherzten Schnitt mit dem Skalpell anzusetzen. Und nun quoll es uns förmlich entgegen: Wir stießen auf mehrere Lagen Plastikbeutel, breites Klebeband, teilweise bedrucktes Packpapier und Küchenpapier mit Blümchenmuster. Unter dieser Hülle aus Papier und Plastik verbarg sich ein Kunststoffskelett, wie es in Lehrmittelsammlungen der Anatomie oder in Schulen vorzufinden ist. Beim Aufsägen eines Oberschenkelknochens entdeckten wir schieres weißes Plastik. Die einzelnen Knochen waren mit einem dicken grauen Anstrich versehen,

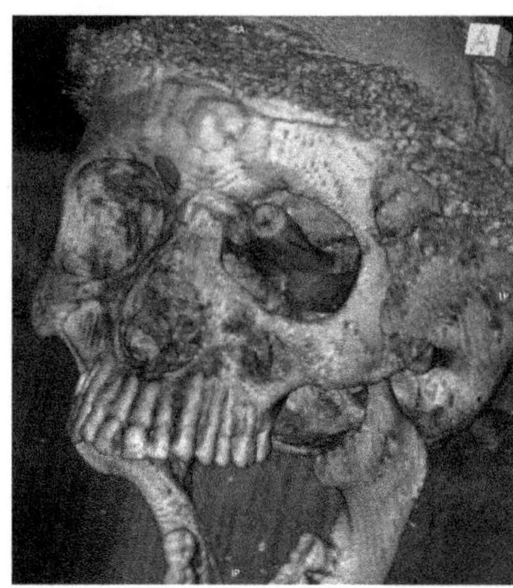

Dreidimensional rekonstruiertes CT-Röntgenbild vom Schädel der Dachbodenmumie. In der linken Augenhöhle steckt eine Pfeilspitze.

der metallische Partikel enthielt. Später wird dies als Blei identifiziert. Deshalb hatte sich auch in der Computertomografie dieses merkwürdige Bild ergeben, unter dem die Knochen-Feinstrukturen nicht gut zu erkennen waren. Sonst hätten wir sie von vornherein als unecht identifizieren können. Die einzelnen Teile des Kunststoffskeletts waren durch dünne Drähte miteinander verbunden, wie bei Plastikmodellen für den Schulunterricht üblich.

Im Kopf- und Halsbereich finden sich ebenfalls Schichten von Plastikplane und Packpapier. Bei dem Kopf handelt es sich tatsächlich um einen echten menschlichen Schädel, wie er in der Anatomie als Anschauungsmaterial für Studenten verwendet wird. Doch dieser ist auf besondere Weise präpariert: Die Wurzelbereiche mehrerer Zähne sind herausgearbeitet, und anatomische Strukturen wie die Nasennebenhöhlen sind grün markiert. Das vermeintliche Diadem entpuppt sich als aufgeklebter, wel-

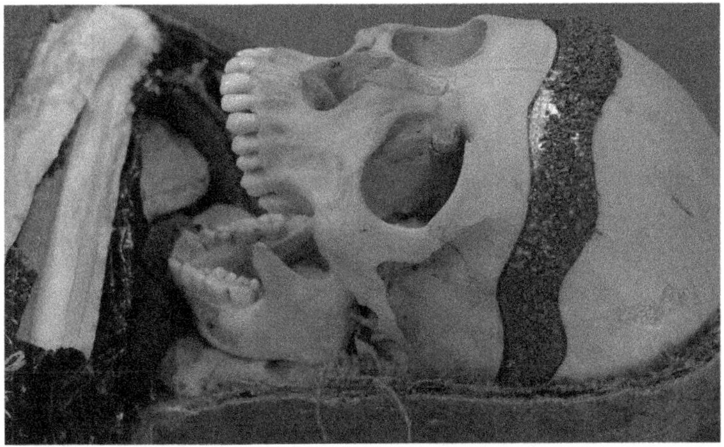

Der relativ gut erhaltene echte Menschenschädel aus der Fake-Mumie. Die Datierung ergibt, dass es sich um einen älteren Demo-Schädel handelt. Derartige Schädel dienten schon immer den Studenten der Medizin und Zahnmedizin als Lernhilfe für den Anatomieunterricht.

lenförmig ausgeschnittener Klebebandstreifen. Beide Ränder des Klebebands sind mit blauer Farbe bemalt, in der Zone dazwischen ist die gleiche metallhaltige Substanz aufgetragen, wie sie bei den Knochen verwendet wurde. Und die vermeintlich historisch wertvolle Pfeilspitze, mit der die Augenhöhle durchbohrt wurde, ist in Wirklichkeit ein modernes Imitat aus Metall mit einem abgebrochenen Schaft aus Leichtholz, das ursprünglich ein Spielzeug geziert haben dürfte; es ist denkbar weit von einer Mordwaffe entfernt.

Damit verpufft der wissenschaftliche und mediale Wirbelsturm um die Mumie zu einem ganz lahmen Lüftchen. Keine historische Sensation, kein antiker Kriminalfall und ebenso wenig ein Verbrechen, bei dem die Staatsanwaltschaft tätig werden müsste. Auch die Legende, wie das Objekt nach Deutschland und schließlich auf den Speicher gelangt sein soll, will nun nicht mehr zu dem

Fund passen. Denn die verwendeten Materialien, Binden, Klebstoff, Papiertapeten und Verpackung, stammen aus der Zeit weit nach 1950, als die Mumie angeblich aus Afrika geholt wurde. Wer auch immer die – nüchtern betrachtet – eher plumpe Fälschung vorgenommen hat, verfügt sehr wahrscheinlich über medizinische Kenntnisse in Bezug auf Computertomografie sowie auch gewisse Grundkenntnisse der altägyptischen Kultur. Mit der Frage konfrontiert, ob er selbst der Schöpfer dieses Falsifikats sei, weist der Zahnarzt den Verdacht energisch zurück.

Letztlich wird nicht geklärt, wer der Fälscher war. Ebenso offen bleibt die Frage, was er mit seinem künstlerisch nicht gerade wertvollen Objekt eigentlich beabsichtigte. Einen kurzen Moment des Ruhms – auf die Gefahr hin, später verspottet zu werden? Eine arglistige Täuschung? Aber warum? Der naive Glaube an einen lukrativen Verkauf der Mumie? Ein bloßer Scherz oder eine Wette, wie man die Öffentlichkeit an der Nase herumführen kann? Gab es magische oder okkulte Motive? Vielleicht war es ja auch ein „Tatort"-Fernsehzuschauer, der den Fall mit der gefälschten Mumie auf dem Dachboden gesehen hat, der dann von Fernseh-Rechtsmediziner Prof. Boerne aufgeklärt wird. Oder ein eifriger Vater, der sich von Kinderbüchern seines Sprösslings oder von Fernseh-Quatschgeschichten um geheimnisvolle Mumien und Grabräuber inspirieren ließ? Was auch immer ihn angetrieben hat: Sehr wahrscheinlich haben ihn die Wellen, die der „Fund" geschlagen hat, schlicht überrollt.

Mumie, Mumifizierung

Der Begriff kommt aus dem arabischen Sprachraum (arabisch: Mumya = einbalsamierter Leichnam). In der Rechtsmedizin wird dieses Thema normalerweise unter den sog. späten Leichenveränderungen abgehandelt. Als Mumie bezeichnet man die Überreste eines menschlichen Körpers, der durch Entzug des Wassers in seinen organischen Bestandteilen gehärtet und vor mikrobieller Zerstörung geschützt ist. Eine Mumie kann durch besondere chemische und physikalische Verfahren künstlich hergestellt werden (Mumifizierung) oder eben durch natürlich ablaufende Prozesse entstehen (Mumifikation).

Künstliche Mumifizierungen sind bereits vor über 5000 Jahren in Ägypten und in China durchgeführt worden. Auch in verschiedenen Regionen Südamerikas, in Australien, Indien, dem südlichen Afrika und auf den Kanarischen Inseln gehörte dies zum Totenkult. Die natürliche Wärme und Trockenheit dieser Regionen begünstigte den Austrocknungsprozess. Die gezielte Mumifizierung wird durch das Entfernen der wasserreichen inneren Organe (Gehirn, Eingeweide) vorbereitet. Zusätzlich kann man mit Natron, ätherischen Ölen, Salzlösungen und gerbenden pflanzlichen Zubereitungen der mikrobiellen Leichenzerstörung entgegenwirken. Bemalungen, Bandagierungen, Schmuck, Masken und Grabbeigaben ergänzen die Prozeduren. Mumien sind von hohem kulturhistorischem Wert.

Bereits seit dem 12. Jahrhundert wurden Mumien aus Ägypten nach Europa importiert und hier gehandelt. Von einer regelrechten „Mumienmanie“ könnte man ab der Renaissance sprechen. Damals begann der Handel mit Fälschungen. So wurden in Museen gefälschte Mumien entdeckt. Nach Napoleons ägyptischer Expedition (1798–1801) kam es in Europa zu einem regelrechten Ägyptenkult. In diesem Zusammenhang wurden beispielsweise die genannten „Mumien-Partys" gefeiert. Die Teilnehmer erhofften sich wertvolle Überraschungen wie Schmuck oder Medaillons, wie bei einer Tombola. Ein gewisses Gruselgefühl war durchaus erwünscht.

In neuerer Zeit können Fälschungen mithilfe der Radiokarbondatierung aufgedeckt werden.

In der Rechtsmedizin beobachtet man auch heute noch gelegentlich ausgeprägte Mumifizierungen. Die Haut ist dann lederartig derb, von bräunlicher bis grauschwarzer Farbe und fest über den Knochenkonturen gespannt. Das nahezu vollständige Fehlen von Unterhautfettgewebe und Muskulatur bedingt das typische Mumiengesicht mit hervorstehenden Backenknochen und tief in die Augenhöhlen eingezogener Haut. Die Finger erscheinen extrem schmal und knochig. Die Rippen treten stark hervor. Von den inneren Organen sind meist nur zundrige Reste vorhanden. Äußere Verletzungen wie Schnitt- oder Stichverletzungen, Schusswunden oder Strangmarken sowie Narben und Tätowierungen bleiben meist gut erhalten.

Weit ausgedehnte Mumifizierungen benötigen eine Entstehungszeit von zumindest zwei bis fünf Wochen (je nach klimatischen Verhältnissen). Im Allgemeinen ist der Zeitraum in unseren Breitengraden mit etwa sechs bis zwölf Monaten anzusetzen. Langsame Mumifizierungen sind auch bei Kühlschranktemperaturen möglich sowie unter Permafrostbedingungen; man denke an die Gletschermumie Ötzi. Bei Verstorbenen ist ein ziemlich häufiger Befund, dass Finger, Nasen- und Kinnspitze und Ohren bereits nach wenigen Tagen mumifiziert sind, desto eher und nachhaltiger, je geringer die relative Luftfeuchte, je höher die Temperatur und je stärker die Luftbewegung ist.

Von medizinischer Bedeutung war in den letzten Jahrhunderten die aus Mumien gewonnene Substanz „Mumia“. Sie wurde als Wundmittel verwendet. Schon im Altertum diente sie medizinischen Zwecken, z.B. im Heilsystem des Paracelsus. Heilkunde und Aberglaube spielten hierbei eine große Rolle.

Schauriges Ende einer Geburtstagsfeier

Es war ein kurzer Augenblick nur. Ein unglückliches Zusammenspiel von Zufällen, die das Leben vieler Menschen in ein Vorher und ein Nachher zerrissen haben. Nach der Katastrophe herrschen nur noch Schmerz und Stille, Trauer und Trostlosigkeit. Das Schicksal hat zugeschlagen, auf einer Geburtstagsfeier, die für eine fröhliche Gruppe einen glücklichen Tag hatte markieren sollen. Nun sind viele Menschen tot, andere sind knapp mit dem Leben davongekommen. Aber in ihnen ist etwas gestorben; die Schatten der Toten verdunkeln ihre Seele. Denn jeder von ihnen hat einen seiner Liebsten verloren oder sogar mehrere.

19 Menschen sterben an diesem tragischen Tag bei einem Schiffsunfall im Hamburger Hafen. Der Untergang der Barkasse *Martina* am 2. Oktober 1984 ist damit eines der schwersten Unglücke in diesem Bereich der Elbe. Die Katastrophe bricht aus heiterem Himmel über die fröhlich feiernden Menschen herein. Ein unheilvolles Knirschen, ein Splittern, ein Knall und plötzlich das Eindringen von Wasser – und schon beginnt das Schiff zu sinken. Es sind Zufälle, die in einem solchen Moment über Glück

und Unglück entscheiden, über Leben und Tod. Eine Frau steht so nah an einem Fenster, dass sie durch einen Sprung hinaus dem Untergang des Schiffes entkommen kann. Sie ist die Einzige, die von der Barkasse nicht mit unter Wasser gezogen wird. Sie treibt im Dunkeln in der zwölf Grad kalten Elbe, ganz allein, und wird fassungslos zur Zeugin, wie sich das Heck der *Martina* kurz aufbäumt. „Wie die *Titanic* im Kleinen", erinnert sie sich später. Dann sinkt das Schiff in Sekundenschnelle. „Und mit einem Mal herrschte absolute Stille. Es war unwirklich. Ein böser Traum."

Ein böser Traum, der niemals wirklich zu Ende gegangen ist. Von den 42 Menschen an Bord überleben nur 23. Unter den 19 Toten sind zehn Kinder, das jüngste ist sieben Monate alt, als es ertrinkt. Mehrere Menschen waren in der Barkasse eingeschlossen und konnten sich nicht befreien.

Ich war damals an der Unfallrekonstruktion und der Identifikation der Opfer beteiligt. Manche der Toten konnten sehr schnell geborgen werden, bei anderen dauerte es Tage, Wochen oder sogar Monate, bis sie entdeckt wurden. Dass so relativ viele Menschen ertrunken sind, kann unter anderem an den damals herrschenden geringen Temperaturen von gerade mal zwölf Grad liegen. Sehr kaltes Wasser führt zu Reflexvorgängen und kann bewirken, dass jemand nicht zu schwimmen beginnt, obwohl er eigentlich schwimmen kann. Vor allem unter Alkohol- oder Medikamenteneinfluss oder wegen einer Vorerkrankung gehen diese Menschen dann unter wie ein Stein.

Zu Beginn der Schiffstour deutet nichts darauf hin, dass der Tag mit einer Tragödie enden würde. Die äußeren Bedingungen sind perfekt für einen Ausflug auf der Elbe, zu dem ein Mann anlässlich seines 40. Geburtstags

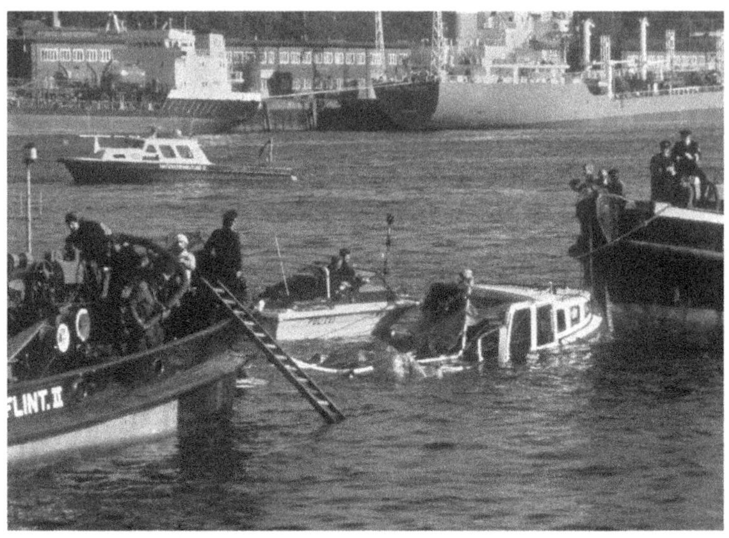

Bergung der Barkasse *Martina*

eingeladen hat. Es ist ein schöner Herbsttag mit nur wenig bewölktem Himmel und mäßigem Wind. Um 17 Uhr legt die Barkasse an den Landungsbrücken ab, die Fahrt führt durch die Speicherstadt. An Bord geht es fröhlich zu, es gibt Bier, Sekt und Säfte und ein selbst gemachtes Buffet. Eine Stunde später legt das Schiff wieder an. Einige Leute steigen hinzu, andere aus. Zwei von denen, die von Bord gehen, sind Angehörige des Gastgebers, die Vorbereitungen für eine weitere Feier am späteren Abend treffen wollen. Eine Feier, zu der es nicht mehr kommen wird.

Der 66 Jahre alte Kapitän steuert die Barkasse unter der Köhlbrandbrücke hindurch und wieder zurück Richtung Norderelbe. Der Schiffsführer will noch einen kleinen Abstecher Richtung Blankenese machen. Zur selben Zeit fährt der Schlepper *Therese* von Finkenwerder elbaufwärts in Richtung Grenzkanal; im Schlepp hat er eine

Baggerschute, die er an einem 25 Meter langen und 4,5 Zentimeter dicken Seil hinter sich herzieht.

In Höhe des Altonaer Fischereihafens kommt es zur Katastrophe. Für den Kapitän der *Martina* muss es wie eine Gefahr aus dem Nichts gewirkt haben. Möglicherweise hat er die Positionslichter der anderen Schiffe in der Dunkelheit nicht bemerkt. Zum Bremsen bleibt keine Zeit, und auch zum Ausweichen ist es zu spät. Die Barkasse gerät zwischen Schlepper und Schute und unter das Schleppseil. Nur Sekunden später wird die *Martina* von der Schute überlaufen und unter Wasser gedrückt. Innerhalb kürzester Zeit sinkt das Ausflugsschiff und reißt die Feiernden mit sich in die Tiefe. Manche von ihnen können sich im Wasser wieder an die Oberfläche kämpfen. Sie klammern sich an Rettungsringe und werden später von dem Schlepper *Therese* sowie einem anderen Schiff, das zur Rettung hinzueilt, an Bord genommen.

Nach den Vermissten wird in einer groß angelegten Rettungsaktion gesucht. Die Wasserschutzpolizei sperrt die Elbe für den Schiffsverkehr, von zwölf Booten aus wird das Wasser mit Scheinwerfern abgesucht. Nach vier Stunden wird die Aktion abgebrochen. Nach menschlichem Ermessen kann niemand so lange in den Fluten überleben. Auch die Hoffnung, in der untergegangenen Barkasse könnten sich noch Menschen in einer Luftblase gerettet haben, wird am nächsten Tag zerstört, als die *Martina* gehoben wird. Niemand in dem Wrack hat überlebt. Auch der Kapitän der Barkasse ist bei dem Schiffsunglück gestorben. Der 66-Jährige wird neun Tage lang vermisst, bis sein Leichnam im Kuhwerder Hafen geborgen wird.

Zum Schiffsführer haben wir umfangreiche Untersuchungen durchgeführt. Unter anderem wurde der Leich-

nam auf Kieselalgen untersucht. Bei dieser sogenannten Diatomeenprobe wird ausgewertet, in welchem Ausmaß die in manchen Gewässern vorkommenden Kieselalgen in die Lunge und in den Blutkreislauf gelangen. Je nach Häufigkeit der Kieselalgen und deren Verteilung kann auf einen Ertrinkungstod geschlossen werden. Bei dem Kapitän wurden zahlreiche Kieselalgenschalen unterschiedlicher Formen festgestellt. Die Untersuchung konnte dahingehend interpretiert werden, dass es sich um einen „abgekürzten Ertrinkungstod" handelte, also um eine Kombination zwischen Schocktod nach dem Sturz ins Wasser und Ertrinkungstod.

Es gab viele Fragen, wie es zu dem Unglück kommen konnte. Wir haben beim Schiffsführer keine medizinische Erklärung finden können, die als Unfallursache gewesen wäre. Der 66-Jährige war Diabetiker, hatte allerdings aktuell keine Stoffwechselentgleisung. Er litt auch unter einer Herzerkrankung und hatte nach einem Infarkt einen Schrittmacher implantiert bekommen. Doch auch die Überprüfung des Schrittmachers lieferte keinen Anhaltspunkt für ein technisches Versagen. Bei der Obduktion wurde kein Hinweis auf eine akute Herzschwäche festgestellt.

Überprüft wurde auch eine mögliche Sehschwäche, zum Beispiel Nachtblindheit und Kurzsichtigkeit. Sämtliche Nachforschungen bei den behandelnden Augenärzten ergaben keinen Hinweis auf eine Einschränkung. Nachgegangen wurde der Frage einer Alkoholisierung und Medikamenteneinwirkung. Auf der Barkasse haben die Gäste natürlich Alkohol getrunken, der Schiffsführer wies allerdings keine messbare Blutalkoholkonzentration auf, ebenso wenig stand er unter dem Einfluss von Medikamenten.

Neben dem Kapitän werden in der Rechtsmedizin auch diverse weitere Opfer der Schiffskatastrophe obduziert. In manchen Familien gibt es gleich mehrere Tote zu beklagen.

Ich erinnere mich bis heute an eine besonders tragische Geschichte. Ich hatte den Leichnam eines jungen Mannes zu untersuchen, der mit seinen beiden kleinen Kindern im Schiff eingeschlossen war. Die Frau hatte sich gerade eben noch an die Wasseroberfläche retten können und musste später erfahren, dass sie ihren Mann und ihre zwei Töchter verloren hatte. Das Baby war ebenso ertrunken wie seine fünf Jahre alte Schwester und der Vater.

Auch die Familie des Gastgebers, der zu seinem 40. Geburtstag auf die Barkasse eingeladen hat, wird auseinandergerissen. Der Vater und die Mutter überleben, die beiden fünf und sieben Jahre alten Söhne sind verschollen. Tagelang bleiben die Eltern im Ungewissen, bis 17 Tage nach dem Unglück der Leichnam des jüngeren Sohnes am Ostufer des Köhlbrands gefunden wird. Der Siebenjährige bleibt verschwunden, bis heute.

Wie gehen Menschen mit der Ungewissheit um? Wenn es keinen Abschied gibt, keinen Abschluss? Oft versucht der Mensch, das Unfassbare auszublenden. Er will an ein gutes Ende glauben, wider alle Vernunft. Manches lässt sich nur so ertragen. Die Frage: „Wollt ihr nicht endlich mal loslassen?“ kann noch so gut gemeint sein, häufig ist sie nur ein weiterer schmerzvoller Stich in Herz und Seele. Um abschließen zu können, bedarf es der Gewissheit. Der Angehörige braucht ein Grab, an dem er trauern kann. Deshalb ist neben der Mithilfe bei der Unfallrekonstruktion bei solchen Unglücken die Identifikation eine enorm wichtige Aufgabe für die Rechtsmedizin.

Zur Identifizierung im Rahmen einer Leichenschau dienen angeborene oder erworbene stabile Merkmale. Dazu gehören Narben, Tätowierungen, Muttermale, Warzen, Missbildungen, Amputationen beziehungsweise Prothesen. Künstliche Hüftgelenke beispielsweise können über Seriennummern zur Identifikation beitragen. Berücksichtigt werden Körpergröße und Gewicht, sie gestatten aber nur eine sehr unsichere Zuordnung. Wichtig ist dagegen der Zahnstatus, er ist bei starker Fäulnis noch verlässlich. Gibt es Vermisste, auf die manche der Hinweise an einer Leiche zutreffen, wird deren Zahnstatus beim Zahnarzt erfragt und mit dem Gebiss des Toten abgeglichen. Dies ist die häufigste Methode zur Identifizierung von Verstorbenen.

Eine eindeutige Erkennung über DNA ist immer das sicherste Mittel, aber wegen des technischen Aufwands problematisch. Man kann nicht von allen Toten Vergleichsproben nehmen, und solche Untersuchungen sind zeitintensiv. Problematisch wird die Identifikation auch dann, wenn die Körper längere Zeit im Wasser gelegen haben, weil es zu starker Leichenzersetzung kommt, die eine Wiedererkennung nahezu unmöglich macht.

Bei einem der toten Kinder ist seinerzeit im Hinblick auf die Identifikation ein bedrückender Fehler passiert. Weil es mehrere Kinder in ähnlichem Alter gab, erwies sich die Wiedererkennung als schwierig. Der betreffende Junge war erst einige Zeit nach dem Unglück geborgen worden und war bereits optisch stark verändert. Zudem waren die Kleidungsstücke teilweise nicht mehr vorhanden. Die Angehörigen haben den Leichnam anerkannt. Verständlicherweise hatten sie bei dem stark veränderten Körper nicht kritisch hingeschaut und deswegen nicht bemerkt, dass es gar nicht ihr Kind war, das vor ihnen lag. Im Zusammenhang mit Funden weiterer Todesopfer wurde der Fehler dann korrigiert.

Bei der Obduktion der Leichen von der Barkasse wurden sehr unterschiedliche Befunde erhoben. Bei manchen der Toten handelte es sich um frisch ertrunkene Menschen. Das war erkennbar durch die Zeichen eines Ertrinkungsvorgangs, nämlich sehr stark akut überblähte Lungen, Schaum in den Atemwegen sowie einem wässrigen Inhalt in Nasennebenhöhlen und im Magen. Im Bereich der Lunge kommt es typischerweise zur Ausbildung von Gewebeeinblutungen, die man besonders deutlich direkt am Lungenfell erkennen kann. Man nennt diese typischen Merkmale Paltauf'sche Flecken, so benannt nach dem Erstbeschreiber, dem österreichischen Gerichtsmediziner Arnold Paltauf (1858–1924).

Die Toten, die man erst nach längerer Zeit, teilweise sogar erst Monate später aus der Elbe bergen konnte, wiesen weitgehende Fäulnisveränderungen auf, wodurch die typischen Ertrinkungsbefunde dann verdeckt waren. An diesen Körpern fand man teilweise auch Einwirkungen von Schiffsschrauben. Zum Teil waren einzelne Gliedmaßen abgetrennt. Einige Tote wiesen Zeichen stumpfer Gewalteinwirkung auf, die sie sich beim Untergang der *Martina* und bei Selbstrettungsversuchen zugezogen hatten.

Das Seeamt urteilte später, die Unfallursache sei gewesen, „dass die Barkasse ihrer Ausweichpflicht gegenüber dem vorschriftsmäßig beleuchteten und vorfahrtsberechtigten Schleppzug nicht nachkam. Der Barkassenführer war bis zur Kollision voll handlungsfähig." Insbesondere habe sein Sehvermögen ausgereicht, um den Schleppzug als solchen zu erkennen. Den Kapitän des Schleppers treffe jedenfalls kein Verschulden. Der Vorsitzende Richter der Verhandlung sagt: „Seit sechzig Jahren fahren die Leute mit der *Martina* sicher wie in Abrahams Schoß durch den

Hafen. Nie ist etwas annähernd Vergleichbares geschehen.“ Der tote Barkassenführer habe sich nicht verteidigen können. Es handele sich um ein tragisches Versehen, „das jedem passieren kann – das aber nur einmal eine solch unabsehbare Katastrophe zur Folge hat.“

Im Zusammenhang mit dem Barkassenunglück haben wir Überlegungen angestellt, wie Wasserleichen im Bereich des Hamburger Hafens fortbewegt werden. Dabei ist einerseits die Strömung der Elbe zu berücksichtigen, andererseits sind es die Gezeiten. Lokal spielen Strömungsverhältnisse im Bereich von Schleusen eine Rolle. Schließlich muss man damit rechnen, dass Körper durch Schiffsschrauben bewegt werden beziehungsweise durch die Bewegung der Schiffe insgesamt. Möglicherweise verhaken sich die Toten auch einmal vorübergehend irgendwo und werden dadurch weiter transportiert.

Man muss im Extremfall auch damit rechnen, dass Wasserleichen dauerhaft am Grund der Elbe verharren oder mit der Strömung in die Nordsee transportiert werden und somit verschwinden. Fäulnisveränderungen und Tierfraß im Wasser spielen bei der weitergehenden Leichenzersetzung eine wichtige Rolle. Das Unglück auf der *Martina* hat gezeigt, dass Wasserleichen in der Elbe teilweise auch entgegen der Strömungsrichtung transportiert werden und vereinzelt im Hafenbecken fernab von dem Platz gefunden werden, wo sie ins Wasser geraten sind.

Ähnliches haben wir beispielsweise im Zusammenhang mit Selbstmordfällen im Bereich der Köhlbrandbrücke festgestellt. Brückenspringer wurden einerseits weit elbabwärts Richtung Nordsee angetrieben, andererseits fand man sie auch an unerwarteten Stellen flussaufwärts im Hafenbereich.

Darüber hinaus können Leichen in der Tiefe bei kühlen Temperaturen und weitgehendem Sauerstoffabschluss auch in sogenanntes Fettwachs umgewandelt werden. Die Fettwachsbildung ist ein chemischer Vorgang, bei dem es zu einer sogenannten Verseifung des Fettgewebes kommt sowie der übrigen Weichteile. Schließlich ist der Körper in eine stark verhärtete mörtelartige Struktur umgewandelt. Rechtsmediziner haben eine solche Umwandlung vor allem auch im zeitlichen Verlauf untersucht. Die Fettwachsbildung beginnt an der Haut nach einigen Wochen Wasserliegezeit. Eine vollständige Umwandlung des gesamten Körpers geschieht im Verlauf mehrerer Jahre. So etwas konnten wir beispielsweise bei einem Verstorbenen beobachten, der an einem Fähranleger mit seinem Wagen ins Wasser geraten war und dann im Auto jahrelang am Boden der Elbe verblieb, bis das Fahrzeug samt dem Leichnam geborgen wurde.

Zu Wasser und zu Lande: Im Bereich des Hafens gibt es immer wieder sehr ungewöhnliche Unglücksfälle. Es handelt sich schließlich um ein ausgedehntes Industriegebiet mit riesigen Verkehrsflächen, Kraftwerken, Chemiebetrieben und Maschinenparks. Dort kommt es einerseits zu Arbeitsunfällen, andererseits zu Unglücken. Erinnert sei zum Beispiel an die Große Flut 1962, bei der die Wassermassen so stark anstiegen, dass das Land überflutet wurde und mehrere Elbdämme brachen. Insgesamt mussten 340 Menschen ihr Leben lassen.

Ein anderes Unglück, eine Dampfkesselexplosion, ereignete sich am 9. Januar 1976 auf dem Containerschiff *Anders Maersk*, das damals im Trockendock lag. In dem Maschinenraum, der aus mehreren durchlässigen Zwischendecks bestand, arbeiteten etwa 40 Personen. Die Temperatur des bei der Explosion austretenden Dampfs betrug etwa 283 Grad. Das Gesamtvolumen füllte nahezu den gesamten Raum aus. Wie lange der Dampf den Maschinenraum füllte, ist nicht klar, es könnten aber mehrere Minuten gewesen sein. In einigen Teilen des Raumes wurden Temperaturen von etwa 100 Grad erreicht. Mehrere Personen konnten leicht verletzt oder unverletzt entkommen. Die Bergungsarbeiten begannen etwa zwanzig Minuten nach der Explosion. Zwölf Menschen waren sofort tot, 14 weitere starben innerhalb der nächsten vier Tage, ein Arbeiter erlag nach 27 Tagen seinen Verletzungen. Bei den Akut-Todesfällen war die Körperoberfläche überwiegend drittgradig zu 90–100 Prozent verbrüht.

Zusammen mit meinem akademischen Lehrer Bernd Brinkmann habe ich damals meine erste wissenschaftliche Arbeit für eine wissenschaftliche Zeitschrift verfasst. Wir haben die 27 Todesfälle systematisch aufgearbeitet und insbesondere die Atemwege und das Lungengewebe mikroskopisch untersucht. Dabei konnten wir sehr ungewöhnliche, in dieser Art zuvor nicht beschriebene Befunde erheben. Bei den sofort Verstorbenen konnten man die Folgen der Heißdampfeinatmung in den Bronchien sehr exakt unter Berücksichtigung der Dampftemperatur erheben. Bei den zunächst Überlebenden wurden die sogenannten vitalen Reaktionen nach Heißdampfeinatmung dokumentiert. Dazu gehörten thermische Atemwegsläsionen im Bereich der Bronchialschleimhaut bis dicht unter das Lungenfell mit Verkochung der obersten Zellschicht, Ablösung der Deckzellen in den Lungenbläschen und entzündliche Veränderungen im Zwischengewebe.

Schließlich erinnere ich mich an zwei Flugzeugabstürze im Hafenbereich. In einem Fall hatte der Pilot versucht, im Bereich der Bahngleise notzulanden, nachdem ein Motorschaden aufgetreten war. Im Landeanflug kollidierte das

Flugzeug mit einem hier haltenden Güterzug, überschlug sich und fing Feuer. Fünf Passagiere starben. Wir haben sie alle obduziert und schwerste Vielfachverletzungen sowie nahezu 100-prozentige Verbrennungen festgestellt. Die Personen waren alle sofort tot.

Nur der Pilot konnte sich aus dem brennenden Flugzeug retten und wurde von den eintreffenden Rettungsmannschaften ein Stück entfernt von der Maschine vorgefunden. Er wies ebenfalls Verbrennungen von nahezu 100 Prozent der Körperoberfläche auf. Er hatte aber ansonsten nur geringere, nicht tödliche Verletzungen. Der Mann gab dem Notarzt noch detailliert Auskunft über seine Feststellungen im Cockpit vor der versuchten Notlandung.

Merkwürdigerweise hat er nicht über stärkere Schmerzen geklagt. Ich gehe davon aus, dass er extrem im Stress war und unter Adrenalin-Einwirkung stand. Außerdem waren bei ihm in Folge der großflächigen Verbrennungen offensichtlich die Schmerzrezeptoren in der Haut betäubt. Jedenfalls hat er durchaus noch klare Angaben machen können. Der Notarzt hat ihn danach sofort medikamentös tief sediert, das heißt, ihn sozusagen in eine Narkose versetzt. Aus dieser Narkose ist er nicht wieder erwacht. Er hatte null Überlebenschancen und verstarb in der nächstgelegenen Spezialklinik für Verbrennungsverletzte. Diese Geschichte des Piloten beeindruckte mich besonders. Er war von vornherein todgeweiht und dennoch auskunftsfähig. Er hatte sich eigenständig aus dem brennenden Flugzeug gerettet und gewissermaßen „in Sicherheit" gebracht – ein „dead man walking".

Auch bei dem zweiten Flugzeugunglück gab es Todesopfer. Ein Wasserflugzeug hatte sich im Jahr 2009 bei der Landung im Hamburger Baakenhafen überschlagen und war gesunken. Der Grund für den folgenschweren Unfall: Das Fahrwerk war bei der Landung noch ausgefahren und hatte sich wie ein Bremsklotz ausgewirkt. Die beiden 57 und 54 Jahre alten Fluggäste konnten sich nicht aus der Kabine befreien und ertranken. Die spätere Obduktion der Opfer ergab, dass diese durch das Aufschlagtrauma erheblich verletzt wurden und dann in dem gesunkenen Flugzeug eingeklemmt waren. Später in einem Prozess musste sich der Pilot wegen fahrlässiger Tötung verantworten. Am Ende bekam der Angeklagte eine Geldstrafe von 180 Tagessätzen zu 30 Euro, eine nicht unübliche Sanktion bei einer solchen Straftat. Für den 46-Jährigen sprach sein Geständnis und, dass er sich sehr um die Rettung der Passagiere bemüht hatte.

„Es ist eine tragische Sache, die mich jeden Tag begleitet“, sagte der Angeklagte damals im Prozess. „Ich sage aus vollem Herzen: Ich trage die komplette Verantwortung für den Flug, das ist klar.“ Er habe wohl die Kontrolllichter falsch interpretiert und deshalb nicht registriert, dass das Fahrwerk noch ausgefahren war. „Das war der fatale Fehler, den ich begangen habe.“

Er erinnerte sich an die „netten Fluggäste“, ein Ehepaar, das den Rundflug über Hamburg geschenkt bekommen und sich sehr auf die Tour gefreut hatte. Er erzählte vom guten Wetter und vom Tankstopp, nach dem er beim Weiterflug vergessen habe, das Fahrwerk wieder einzufahren. Und schließlich das Unglück: „Es war erst ein weiches Aufsetzen, dann folgte ein sofortiger Überschlag. Als wenn man einen Schalter umgelegt hätte, war das Flugzeug unter Wasser.“ Die Kabine sei sofort voll Wasser gelaufen. „Dann war alles still.“ Immer wieder tauchte er zum gesunkenen Flugzeug hinab und versuchte, die eingeklemmten Passagiere zu befreien. Zweimal bekam er ein Bein zu fassen, konnte jedoch die Türen nicht öffnen, weil sie von innen verriegelt waren. Die Sicht sei in dem trüben Wasser gleich null gewesen. Nach etwa einer halben Stunde kamen Taucher der Feuerwehr, die die Passagiere aus dem Wrack befreien konnten. Doch da war es tragischerweise zu spät.

Katastrophen in Hamburg und Umgebung

Der aus dem Griechischen stammende Begriff „Katastrophe“, bedeutet ursprünglich eine entscheidende Wendung im menschlichen und gesellschaftlichen Leben, im übertragenen Sinn dann auch ein unglückliches und folgenschweres Ereignis.

Im Hinblick auf die Arbeit der Rechtsmedizin ist die Anzahl der Toten von richtunggebender Bedeutung. Bei einem Ereignis mit mehr als fünf Opfern spricht man von einer Großkatastrophe, bei mehr als 100 Opfern von einer Massenkatastrophe. Gebräuchlich ist auch der Ausdruck „großes Schadensereignis“ oder „Großschadensfall“.

Die Ereignisse, die zu Katastrophen führen können, sind vielfältiger Natur. Man unterscheidet u. a. Natur- und Zivilisationskatastrophen oder Unglücke nach der Beteiligung der vier Grundelemente Feuer, Wasser, Erde und Luft. Als bekannteste Katastrophenursachen seien genannt: Unwetter, Hochwasser, Erdbeben, Vulkanausbruch, Lawinen, Explosionen, Brände, Staudammbrüche, Bergwerksunglücke, Flugzeugabstürze, Eisenbahnunfälle; schließlich sind kriegerische Ereignisse zu nennen.

Bei Massenkatastrophen stehen selbstverständlich die Rettungsmaßnahmen im Vordergrund. Demgegenüber ist die Tätigkeit der Rechtsmedizin von nachrangiger Bedeutung. Sobald aber die Erstversorgung der Verletzten und ihr Abtransport organisiert sind oder wenn gar keine Überlebensmöglichkeit besteht, zum Beispiel nach einem Flugzeugabsturz, ist der Einsatz der Rechtsmedizin erforderlich. Es geht vor allem um drei Aufgabenstellungen: Bergungshilfe, Identifizierungshilfe, Hilfe bei der Klärung der Ursache.

Bei Massenkatastrophen werden menschliche Körper häufig extrem traumatisiert, damit ist eine Zerstörung der Körper gemeint. Häufig kommt es sekundär noch zu weitergehenden Veränderungen an den Leichen, zum Beispiel durch Brandeinwirkung oder auch durch Fäulnisveränderungen nach längerer Leichenliegezeit, insbesondere auch in einem heißen Klima.

Die Identifizierung der Opfer geschieht in Deutschland insbesondere durch die Mitwirkung der Rechtsmedizin innerhalb der Identifizierungskommission (IdKo) des Bundeskriminalamtes BKA. Diese Kommission wurde 1970 beim Bundeskriminalamt in Wiesbaden eingerichtet, nachdem es bei einem Flugzeugabsturz 1967 in Nikosia auf Zypern mit 126 Toten zu erheblichen Schwierigkeiten bei der Identifizierung der Opfer gekommen war. Speziell die Hamburger Rechtsmediziner haben inzwischen bei diversen Einsätzen der IdKo unterstützend geholfen, unter anderem nach dem Balkankrieg im Kosovo, in Srebrenica sowie nach dem Tsunami in Thailand.

Nachfolgend werden Großschadensfälle beschrieben, die Hamburg und Umgebung in den letzten Jahrzehnten betroffen haben:

- In der Nacht vom 16. zum 17. Februar 1962 wird Hamburg von der schlimmsten Flutkatastrophe seiner Geschichte heimgesucht. Die Deiche in Hamburg brechen an 63 Stellen. Als das Wasser kommt, schläft Hamburg. 340 Menschen sterben in Norddeutschland, davon 315 in Hamburg.
- Am 6. September 1971 startet ein Flugzeug der Linie Paninternational mit 115 Passagieren in Hamburg-Fuhls-

büttel. Kurz nach dem Start explodieren beide Triebwerke. Kapitän und Co-Pilot schaffen es noch, die Maschine in Hasloh auf einem Teilstück der Autobahn A7 notzulanden. 99 Menschen überleben, 22 Menschen sterben.

- Am 15. Februar 1972 kollidiert die Barkasse *Cäsar II* auf Höhe Überseebrücke mit der Hadag-Fähre *Eppendorf.* 17 Schauerleute ertrinken.
- Am 22. Juli 1975 kommt es zu einem Frontalzusammenstoß zwischen einem Personenzug und einem Güterzug in Hamburg-Hausbruch. Elf Personen sterben.
- Am 9. Januar 1976 explodiert im Maschinenraum des Schiffsneubaus *Anders Maersk* bei Blohm + Voß im Hamburger Hafen ein Dampfkessel. 300 Grad heißer Dampf strömt mit einem Überdruck von 50 bar aus. 27 Werftarbeiter sterben.
- Am 2. Oktober 1984 geschieht das Barkassenunglück der *Martina.* Die Kollision mit einem Schleppzug ereignet sich vor Neumühlen. 19 Menschen sterben, darunter elf Kinder.
- Am 6. August 1996 kommt es an der Ostseeküste bei Neustadt zu einem Hubschrauberabsturz. Der Unfall wird durch einen Rettungskorb, der in den Heckrotor des Helikopters gerät, ausgelöst. Fünf Polizeibeamte, die gesamte Besatzung, kommen ums Leben.
- Am 3. Juni 1998 kommt es zu einem schweren Zugunfall, als bei Eschede ein ICE mit hoher Geschwindigkeit gegen die Pfeiler einer Straßenüberführung prallt. Unfallursache ist ein durch Materialermüdung geplatzter Radreifen. 101 Menschen sterben.
- Am 2. Juli 2006 stürzt ein Wasserflugzeug (Typ Beaver DHC-2) im Hamburger Hafen im Rahmen einer Notlandung ab und zerschellt auf einer Gleisanlage. Der Pilot und vier Passagiere kommen ums Leben.

- Am 14. März 2002 kommt es zum Absturz des Rettungshubschraubers Christoph 29 der Bundeswehr. Die Maschine ist auf dem Weg zu einem Verkehrsunfall. Die rechtsmedizinischen Untersuchungen ergeben, dass Pilot und Co-Pilot stärkergradig alkoholisiert sind. Die Piloten und drei Rettungskräfte sterben.

Und plötzlich bleibt die Zeit stehen

Der Tag, an dem das Schicksal zuschlägt, unerbittlich und mit brutaler Härte, hätte eigentlich ein schöner Tag werden sollen. Eine Zeit des Aufbruchs und des Neuanfangs. Birgit Meier strahlt Zuversicht aus, in den Augen der lebensfrohen 41-Jährigen blitzen Freude und Neugier auf. Das war am Abend – bevor sie dann urplötzlich verschwand. Ohne Erklärung, ohne Abschied. Keine Spur deutet darauf hin, was mit ihr geschehen ist. Es ist, als hätte sie sich in Luft aufgelöst. Ihr Schlafzimmer sieht aus, als sei sie nur für einige Minuten hinausgegangen, mit zurückgeschlagener Tagesdecke auf dem Bett und geöffneter Balkontür. Zurück bleiben ihre Katzen, in der Garage steht ihr Auto, ein Cabrio. Zurück bleiben vor allem ihre Angehörigen, die Tochter, der Ehemann, der Bruder, die sich seither mit Fragen quälen, auf die sie keine Antworten bekommen. Die mit dem schmerzvollen Schweigen umgehen müssen, über Tage, Monate, Jahre.

Die Zeit heilt alle Wunden, sagt man. Die, die in ihrem tiefsten Inneren, an Gemüt und Seele Verletzungen davongetragen haben, wissen es besser. Es gibt Wunden, die sich nicht schließen können, solange wir nicht wissen, was einem geliebten Menschen widerfahren ist. Der Verlust und die Ungewissheit darüber, wohin er verschwunden ist, ob er tot ist oder lebt, ob er leidet, münden in ein Taumeln zwischen Hoffnung und Entsetzen, zwischen mühsamem Alltag und Albträumen. Schon einige Stunden oder Tage können lähmen und zermürben, und einige Wochen können uns in einen Abgrund stürzen, in dem uns alles zu verschlingen droht.

Im Fall Birgit Meier zieht sich die Zeit des leidvollen Wartens auf einen Hinweis viel, viel länger hin. Am Ende liegen gerade mal sieben Kilometer zwischen dem Ort, an dem sich die Spur der 41-Jährigen verloren hat, und dem Haus des Mörders, wo ihr Leichnam gefunden und ihr Schicksal geklärt wird. Eine kurze Distanz – und eine unendlich lange Zeitspanne. 28 Jahre sind mittlerweile vergangen. Ein halbes Leben.

Wolfgang Sielaff hat nie geglaubt, dass die Vermisste aus freien Stücken verschwunden ist. Das sagte ihm seine jahrzehntelange Erfahrung als Polizist, als versierter Ermittler mit kühlem Kopf und sicherem Instinkt, der es bis zum Leiter des Hamburger Landeskriminalamts gebracht hat und dann schließlich Vizepräsident der Polizei Hamburg wurde. Das sagte ihm auch sein Gefühl und die Kenntnis der familiären Verhältnisse: Sielaff ist der Bruder der verschollenen Birgit Meier. Als seine Nichte am 15. Mai 1989 bei ihm anrief und schluchzte: „Mami ist weg“, da habe er sofort gewusst, „dass meine Schwester nicht einfach so verschwunden sein kann“, sagt er. „Niemals hätte sie ihre Tochter allein gelassen.“

Doch selbst er als einflussreicher Polizist kann nicht erreichen, dass die Ermittlungen über ihren Verbleib mit allen erdenklichen Mitteln vorangetrieben werden. Nicht, als die Beamten noch von einem Vermisstenfall ausgehen,

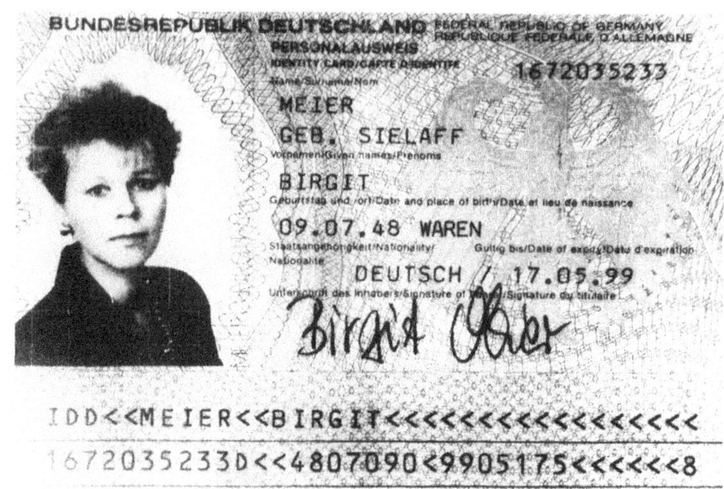

Der Personalausweis von Birgit Meier.
Sehr mysteriös: Aufgefunden nach ihrem Verschwinden in einem Briefkasten nahe dem Hamburger Hauptbahnhof.

und ebenso wenig, als immer wahrscheinlicher wird, dass die 41-Jährige Opfer eines Tötungsdelikts geworden und ihr Leichnam irgendwo verborgen sein muss. Fast drei Jahrzehnte vergehen, in denen die Angehörigen verzweifeln, in denen auf dem Ehemann der ungeheure Verdacht lastet, ein Mörder zu sein, und in denen der Bruder beinahe den Glauben an die Polizeiarbeit verliert.

Doch Sielaff ist kein Mann, der aufgibt. Auch nach Jahrzehnten nicht und erst recht nicht, als er längst in Pension ist. Er will seine Schwester finden. Er will Gewissheit haben, was mit ihr geschah. Und er will ermitteln, wer schuld an ihrem Tod ist. Einen Verdächtigen gibt es längst und auch eine von mehreren Hinweisen unterfütterte Theorie, wo dieser Mann die Tote verborgen haben könnte. Und so steht Sielaff schließlich am 29. September 2017, mehr als 28 Jahre nach dem Verschwinden von Birgit Meier, in Adendorf im Haus ihres Mörders. Er

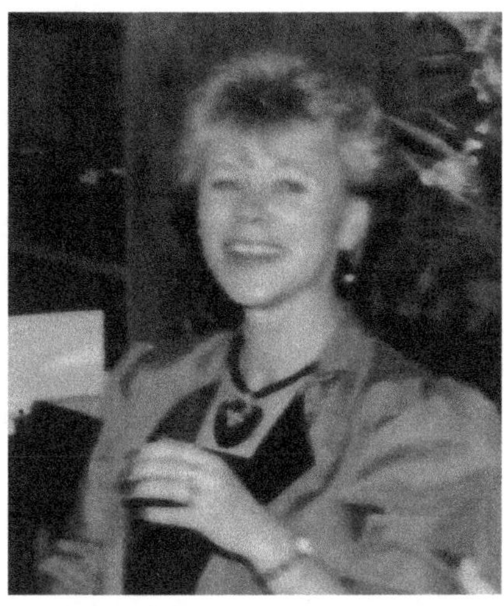

Ein Bild von Birgit Meier, welches für die Identifikation des Leichnams relevant war, und zwar im Hinblick auf Besonderheiten beim Zahnstatus/Gebissbefund und die lackierten Fingernägel.

befindet sich in der Garage, am Rand einer darin verborgenen Baugrube, die von mehreren Schichten Beton und Erdreich zugedeckt ist. Der Pensionär beobachtet, wie langsam und vorsichtig der Boden Zentimeter um Zentimeter abgetragen wird. Und er hört, wie jemand plötzlich ruft: „Menschliche Knochen!“ In diesem Moment, sagt Sielaff, „haben zwei Gefühle meinen Körper geflutet: Das eine war natürlich Schock, und das andere war Erleichterung.“ Er hat seine Schwester gefunden. Endlich.

Das Ende einer solchen Suche nach jahrelanger Ungewissheit kann den Hinterbliebenen tatsächlich etwas geben, das man als inneren Frieden bezeichnen kann. Nun können die Angehörigen Abschied nehmen, sie geben der Getöteten ein Grab, an dem sie trauern können. Bei Gewalttaten rücken üblicherweise das Opfer dieses Verbrechens sowie die Frage nach dem Täter in den Fokus von Ermittlern, Medien und der Bevölkerung. Dass Familien und Angehörige von

Opfern einer Gewalttat beziehungsweise von vermissten Personen ebenfalls einen unerhörten Leidensweg beschreiten, ist vielen nicht wirklich bewusst. Wir Rechtsmediziner erleben es sehr häufig, wie wichtig es für die Familie eines Getöteten ist zu erfahren, was genau geschah. Und wir wissen, wie belastend und sogar traumatisierend es sein kann, wenn man nichts darüber weiß.

Oft genug können wir in solchen Fällen helfen, oft auch noch nach Jahrzehnten. Der Fall Birgit Meier war nicht der längste ungeklärte Todesfall, an dessen Aufklärung ich mitgewirkt habe. Aber ich hatte zu ihm einen ganz besonderen Bezug, weil ich ihren Bruder Wolfgang Sielaff schon sehr lange kenne. Wir haben früher oft bei Kriminalfällen zusammengearbeitet, und ich habe ihn als ausgezeichneten Polizisten schätzen gelernt. Er ist ein Gentleman par excellence. Und über die Jahre sind wir gute Freunde geworden.

Als Birgit Meier im August 1989 aus ihrem Haus in Brietlingen bei Lüneburg verschwindet, geht nicht weit entfernt schon die Angst um. Ein Stück südöstlich liegt die Göhrde, ein weitläufiges bewaldetes Areal, lange als Erholungsgebiet geschätzt. Seit Neuestem wird es schaudernd und angsterfüllt „Totenwald“ genannt. Innerhalb weniger Wochen wurden hier zwei Paare getötet; ihre teilweise entkleideten und nur notdürftig verscharrten Leichen werden gefunden, als sie schon fast skelettiert sind. Die Ermittlungen in diesen Fällen laufen auf Hochtouren. Der Verdacht, dass es sich bei beiden Doppelmorden um ein und denselben Täter handelt, liegt nahe. Wird er sich neue Opfer suchen? Wann?

Bei der verschwundenen Birgit Meier gehen es die Ermittler vergleichsweise ruhig an. Zunächst wird der Fall als Vermisstensache behandelt. Grundsätzlich darf jeder Erwachsene selbstständig über seinen Aufenthaltsort bestim-

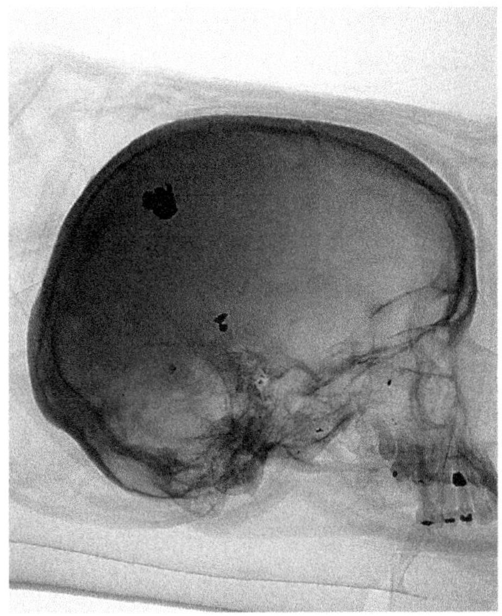

Computertomografie des Kopfes von Birgit Meier.
Hier zeigt sich ein metalldichter Fremdkörper: das Projektil,
mit dem die Frau erschossen wurde.

men; wenn jemand also untertaucht, könnte er einfach etwas Ruhe suchen, mit einem Liebhaber verreist sein oder allein im Ausland sein Glück suchen. Möglichkeiten, warum jemand unangemeldet verschwindet, lassen sich viele denken. Birgit Meier ist für mich ein Paradebeispiel dafür, dass die Polizei beim plötzlichen Verschwinden von Erwachsenen kein überzeugendes Handlungskonzept hat, um die Frage eines gewaltsamen Todes zu untersuchen beziehungsweise ein Tötungsdelikt abzugrenzen. Jährlich verschwinden in Deutschland Hunderte Menschen, einige nur für kurze Zeit, andere lange und nicht wenige für immer. Es heißt dann oft von ihnen, sie seien verreist oder hätten sich mit unbekanntem Ziel abgesetzt.

Daneben besteht auch immer die Möglichkeit, dass diese Person einen Unfall erlitten hat, der nicht in der Öffentlich-

keit stattfand und bei dem der Leichnam nicht sofort gefunden wird. Insbesondere könnte es sich um einen Suizid handeln, bei dem der Mensch keine Spuren hinterlässt. Etwa wenn der Todessehnsüchtige an einem Ort ins Wasser geht, wo man den Körper nicht findet.

Man muss immer damit rechnen, dass es sich um ein Tötungsdelikt handelt. Wohl das beste Beispiel ist der Fall des sogenannten Säurefassmörders, der zwei Frauen entführte, sie in einem Atombunker in einem Anbau seines Hauses gefangen hielt, folterte und sexuell missbrauchte und schließlich tötete. Die Leichen der Frauen versenkte er in Säurefässern, die er auf seinem Grundstück vergrub. Erst Jahre später wurden die Vermissten gefunden. Der Täter hatte es mithilfe erzwungener Abschiedsbriefe so arrangiert, dass man lange davon ausgegangen war, die Frauen hätten sich freiwillig ins Ausland abgesetzt, um dort ein neues Leben zu beginnen.

Und Birgit Meier? Könnte sie ihr bisheriges Leben einfach sattgehabt haben? Ein Foto, das kurz vor dem mysteriösen Verschwinden der 41-Jährigen aufgenommen wurde, zeigt eine schlanke, aparte Frau mit welligem, blondem Haar und sanftem Blick. Wer sie kannte, so wurde es mir versichert, wäre niemals auf die Idee gekommen, sie könnte sich abgesetzt haben. Sie hing sehr an ihrer Familie.

Erst Monate später ändert die Kriminalpolizei ihren Ansatz; nun geht sie davon aus, dass die 41-Jährige Opfer eines Verbrechens geworden sein dürfte. Als Verdächtiger gilt ihr Ehemann. Denn das Paar hat sich nicht lange vor dem Verschwinden der Frau getrennt und darauf geeinigt, dass Birgit Meier aus dem Haus auszieht und zum Ausgleich dafür eine halbe Million Mark erhalten soll. Sie freut sich auf diesen Neuanfang, erzählt sie ihrer Mutter gut gelaunt am Telefon. In den Augen der Ermittler sind die 500.000 Mark aber nicht vorrangig die Basis für ein neues Leben. Sie sehen in diesem Betrag ein mögliches Motiv, die Frau beseitigen zu wollen. Denn genau in der Nacht, bevor die Vereinbarung bei einem Notar verbindlich festgelegt werden soll, verschwindet sie. Mit ihr zusammen sind ihre Papiere nicht mehr auffindbar, ebenso wenig wie ihr Nachthemd und die Kleidung, die sie trug.

Doch der Ehemann, ein Unternehmer, hat einen anderen Verdacht, wer seine Frau auf dem Gewissen haben könnte. Er weiß von einem Gärtner, der Arbeiten in der Nachbarschaft verrichtete und den Birgit Meier in dem Sommer auf einer Party kennengelernt hat. Dieser Typ, so heißt es, habe kurz vorher unter einem Vorwand Kontakt zu ihr aufgenommen. Das erzählt die 41-Jährige am Abend vor ihrem Verschwinden in einem längeren Telefonat einer Freundin. Birgit Meier ironisch: „Ich habe wohl einen neuen Hausfreund."

Der Mann, der da offenbar Anschluss gesucht hat, scheint ein Mensch mit zwei Gesichtern zu sein. Eine durchaus attraktive Erscheinung mit ebenmäßigen Zügen und blondem Haar; ein Mann, bei dem das häufige Tragen von Handschuhen und Sonnenbrille bei jedem Wetter noch als Marotte durchgehen kann. Aber sein Vorstrafenregister zeigt, wie gefährlich der damals 40-Jährige ist: Schon als Jugendlicher wird Kurt-Werner Wichmann mehrfach verurteilt, unter anderem weil er versucht hat, eine Frau zu erwürgen, und weil er Beamte mit einem Kleinkalibergewehr bedroht hat. Eine mehrjährige Jugendstrafe wird gegen ihn verhängt, als er 21 Jahre alt ist. Er hatte eine Anhalterin verschleppt, vergewaltigt und dann zu töten versucht.

Herr Meier nennt der Kripo diesen Kurt-Werner Wichmann als Hauptverdächtigen. Die Polizei lädt den

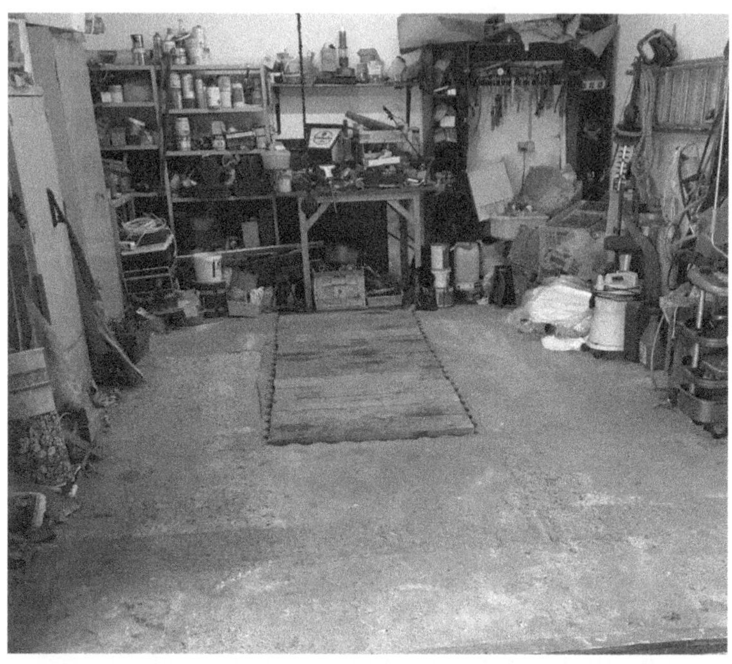

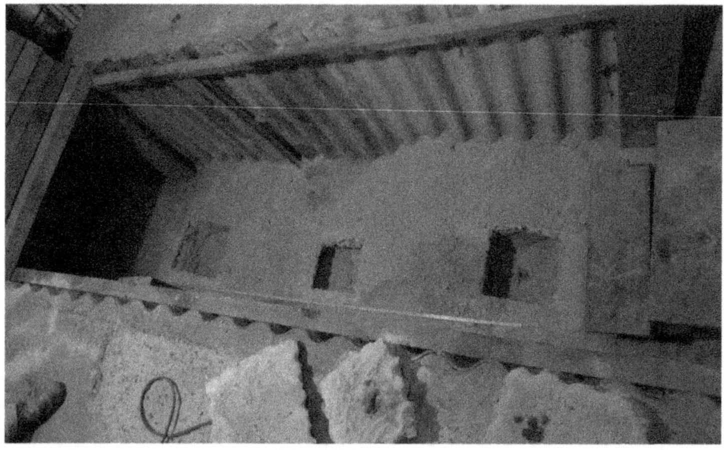

Kfz-Grube in der Garage von Kurt-Werner Wichmann.
Eröffnung der Grubensohle an mehreren Stellen durch Bauarbeiter.

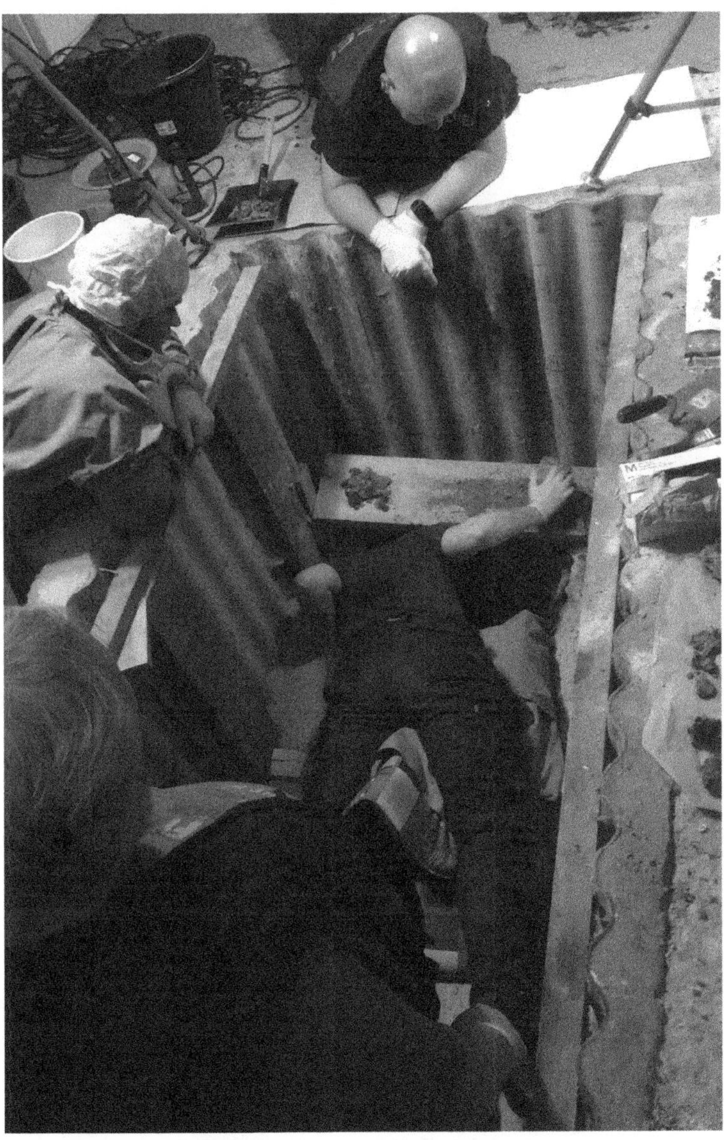

Rechtsmediziner bei der Grabung unterhalb der Kfz-Grube

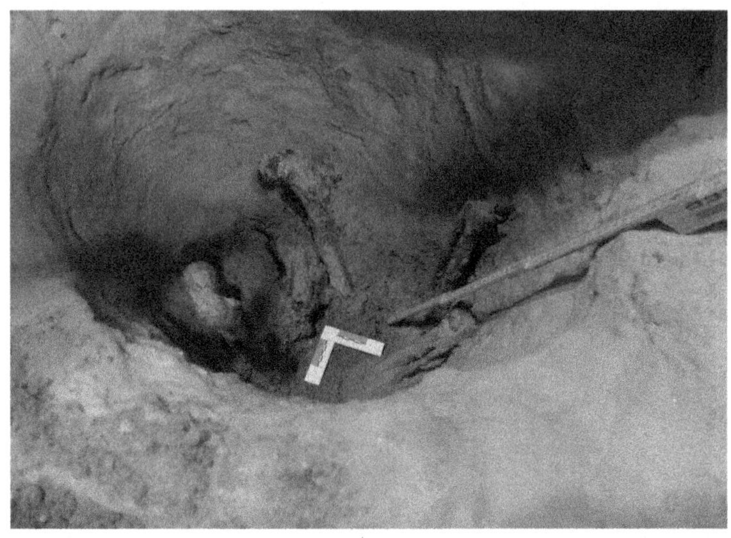

Unter dem aufgestemmten Betonboden finden die Rechtsmediziner die Knochen des Leichnams von Birgit Meier.

Friedhofsgärtner zu einer Vernehmung vor. Er präsentiert für den Zeitpunkt, als Birgit Meier verschwindet, ein nur wenig überzeugendes Alibi. Doch kritisch überprüft wird dies nicht. Jahrelang passiert nichts, bis eine neu in Lüneburg eingesetzte junge Staatsanwältin 1993 gegen Wichmann Ermittlungen wegen Mordverdachts aufnimmt und im Februar des Jahres eine Hausdurchsuchung anordnet. Der Verdächtige flieht mit dem Auto in Richtung Süddeutschland, nachdem er durch die Polizei telefonisch von der geplanten Durchsuchung informiert worden ist.

In dem Backsteingebäude am Rande von Lüneburg, in dem Wichmann mit seiner Frau gelebt hat, entdeckt die Polizei im Dachgeschoss eine mit grünem Leder verkleidete schallisolierte Tür. Zu dem geheimen Raum dahinter haben nur der Hausherr und sein Bruder einen Schlüssel.

Die Beamten brechen die Tür auf und finden in einem hell getäfelten Zimmer mit Dachschrägen zwei Kleinkalibergewehre, einen umgebauten scharfen Schreckschussrevolver, 100 Schuss Munition, einen Elektroschocker, zwei Schalldämpfer, Handschellen, Beruhigungs- und Schlaftabletten, Messer, Kanülen, eine Schießweste mit Handfessel, ein Rasiermesser, eine Kunststoffkordel, Pornos sowie Ketten mit Vorhängeschloss. An der Laufmündung einer der Kleinkaliberwaffen haften angetrocknete gewebeähnliche, möglicherweise menschliche Partikel. An einer Handfessel finden sich Spuren, bei denen es sich um Blut handeln könnte.

Im Keller des Hauses schlägt ein Leichenspürhund an einer nachträglich eingezogenen Rigipswand an. Und in einem VW Golf, einem von sechs Fahrzeugen, die auf den Verdächtigen zugelassen sind, werden ein Bundeswehrschlafsack, Proviant, ein Fernglas, ein flexibles Rohrstück und Kartenmaterial gefunden. Eine solche Ausrüstung ist dazu geeignet, Menschen auszuspionieren. Ferner entdecken die Ermittler auf dem Grundstück ein neuwertiges Leasingfahrzeug, das im Garten eingegraben ist. In dem mit Erdreich aufgefüllten Wagen finden sich auf dem Rücksitz bräunliche Anhaftungen, die wie eingetrocknetes Blut aussehen. Ein Leichenspürhund nimmt Witterung im Kofferraum auf. Nun wird eine Ermittlungsgruppe eingerichtet.

In den darauffolgenden Wochen ist Wichmann auf der Flucht. Am 15. April 1993 verursacht er auf einer Landstraße bei Heilbronn einen Verkehrsunfall und wird verhaftet, da die Polizei Waffen in seinem Wagen findet. Zehn Tage später erhängt sich der Gefangene in der Untersuchungshaft an seinem Gürtel. Offenbar geht er davon aus, dass die Polizei ihn schwerer Verbrechen überführen und er für lange Zeit in Haft kommen wird. „… ist es für Dich – so wie es mit mir kommt – nicht besser, als ich für Jahre im Gefängnis?!" heißt es in seinem Abschiedsbrief, den der 43-Jährige an seine Ehefrau richtet. Es finden sich darin wie verschlüsselte Nachrichten wirkende Passagen, in denen sein Bruder und engster Vertrauter erwähnt wird:

„Gestern habe ich schon Hans-Joachim geschrieben, dass er Dir sagen möchte, Du möchtest die Madonnenfigur am Kamin zerschlagen und wegschmeißen – überlege einmal, mein Platz war direkt unter ihr, seitdem wir die neue Garnitur haben – und wann fing alles an?" Und: „Hans-Joachim soll mal die Dachrinne über dem Kellereingang reinigen, aber sehr vorsichtig, er ist ja handwerklich nicht so sehr geschickt."

Wer sorgt sich kurz vor einem beabsichtigten Suizid um solche Dinge? Sehr wahrscheinlich sind in den Worten Botschaften versteckt.

Nach dem Tod Wichmanns stellt die Staatsanwaltschaft die Ermittlungen ein, da gegen Tote nicht ermittelt werden darf. So steht es in der Strafprozessordnung; es handelt sich dabei um einen ehernen Grundsatz, und sicherlich gibt es gute Gründe, die dies rechtfertigen. Was diese Bestimmung aber mit Angehörigen von Vermissten macht, mit Menschen, die vielleicht jede Nacht von dunklen Träumen verfolgt werden und jeden Tag von düsteren Gedanken, Familienmitgliedern, die niemals wirklich zur Ruhe kommen, können Nicht-Betroffene vermutlich nie nachempfinden.

Im Fall Wichmann hat die Einstellung der Ermittlungen zur Folge, dass die Asservate der Durchsuchung vernichtet beziehungsweise entsorgt werden, obgleich diese Beweismittel auf weitere Verbrechen hindeuten. Sogar der Wagen, der im Garten vergraben war, verschwindet. Man versteht eigentlich auch nicht, warum Polizei und Staatsanwaltschaft nicht in Bezug auf mögliche Helfershelfer von Wichmann ermitteln, die ihn zum Beispiel beim Vergraben des Autos unterstützt haben. Zudem hatte ja sein Bruder Zugang zu dem Geheimzimmer.

Fast zehn Jahre später, 2002, geht Wolfgang Sielaff in Pension und nimmt sich den Fall seiner Schwester systematisch vor. 2003 erhält er über seinen Anwalt Einsicht in die staatsanwaltschaftlichen Ermittlungsakten und stellt fest, dass die Ermittlungen seit 1994 ruhen, nachdem sie sich zwischenzeitlich erneut gegen den Ehemann gerichtet haben. Aufklärungsbemühungen im Fall Birgit Meier oder bezüglich korrespondierender Verbrechen sind nicht erkennbar. Offenen Fragen und Spuren, zum Beispiel zu den Gründen für Wichmanns Flucht und seinem Suizid, dem Motiv, ein Auto zu vergraben oder zu der mutmaßlichen Blutanhaftung an einer Handschelle, wurde nicht nachgegangen. Wichmann wurde nie konkret als Täter benannt. Für die Polizei blieb unverständlicherweise der Ehemann der Hauptverdächtige.

Gespräche mit Staatsanwaltschaft und Kriminalpolizei Lüneburg führen nicht zur Wieder- beziehungsweise Neuaufnahme von Ermittlungen oder zu Anstrengungen, das Schicksal der Vermissten aufzuklären. Die Familie der Verschwundenen kann und will sich damit nicht abfinden. Nun berät sich Wolfgang Sielaff mit einem Team von Spezialisten, die er aus seiner Tätigkeit bei der Kriminalpolizei kennt. Er will den Fall mit privaten Ermittlungen unter kriminalistischen Gesichtspunkten aufklären. Das Team, zu dem Rechtsmediziner, Kriminalpsychologen, Kriminalisten, ein ehemaliger Staatsanwalt und ein Rechtsanwalt gehören, trifft sich regelmäßig und diskutiert den Fall, arbeitet unter anderem das Täterprofil heraus und analysiert Wichmanns Persönlichkeit. Theorien über Motive, Tatabläufe und Täterverhalten werden entwickelt. Aus Sicht des Teams besteht kein Zweifel, dass die Anfang 1993 bei Wichmann sichergestellten Beweismittel, das vergrabene Auto, der Abschiedsbrief und der Suizid schon für sich allein eindeutige Indizien für eine Verwicklung in schwere Verbrechen darstellen. Sielaff und ein Mitglied seines Teams durchforsten noch einmal das „geheime Zimmer" in dem ehemaligen Haus des Friedhofsgärtners und entdecken hier zwei Videokassetten mit bemerkenswertem Inhalt: Sie zeigen zwei „Aktenzeichen XY … ungelöst"-Folgen: die eine über den Fall Birgit Meier, die andere über die Doppelmorde aus der Göhrde.

Ich war von Beginn an Teil des Teams, das wir intern „Senior-Team" genannt haben. Wir haben intensiv und konstruktiv gearbeitet. Es wurde aber ein langwieriger, mühsamer Prozess, den zuständigen Lüneburger Polizeipräsidenten zu überzeugen, dass noch einmal Ermittlungen aufgenommen werden. Schließlich wurde die Ermittlungsgruppe Iterum, *frei übersetzt „abermals", gegründet, in der drei Kriminalbeamte sehr engagiert die alten Akten studiert und frühere Ermittlungsbeamte befragt haben. Anregungen unseres Senior-Teams wurden jetzt durchaus mit aufgenommen. Obwohl nach Wichmanns Suizid nicht nur sämtliche Ermittlungen eingestellt, sondern auch Asservate entsorgt worden sind, fand* Iterum *bei jetzigen Nachforschungen in einer Schublade der Rechtsmedizin Hannover das Handschellenpaar mit der Blutspur von der ersten Hausdurchsuchung bei Wichmann. Dem zuständigen Rechtsmediziner in Hannover war das Asservat einfach zu bedeutungsvoll erschienen, sodass er es nicht entsorgt hatte.*

Die Blutanhaftungen an den Handschellen identifizierte man jetzt über DNA-Analysen: Sie waren eindeutig Birgit Meier zuzuordnen.

Eine naheliegende Schlussfolgerung war, dass die Frau in dem geheimen Raum von Wichmann gewesen ist und darin gefesselt wurde. Iterum *hat sodann versucht, den Leichnam der Vermissten aufzufinden. Insbesondere wurde eine Reihe alter Gräber geöffnet, bei denen der Verdächtige seinerzeit als Friedhofsgärtner tätig war. Man fand aber in keinem der Bestattungsplätze eine Spur der Frau. Die Mitarbeiter von* Iterum *haben dann auf dem Grundstück in Adendorf Grabungen durchgeführt, auch mit Unterstützung der Hamburger Rechtsmediziner, aber weder Leichenteile noch Spurenmaterial gefunden. Im September 2016 wurde das nahe von Wichmanns Wohnhaus gelegene Streitmoor abgesucht. Letztlich wurden die Ermittlungen erneut eingestellt, jetzt allerdings mit dem eindeutigen Schlussvermerk, dass die Vermisste sehr wahrscheinlich von dem Gärtner entführt, gefesselt und getötet worden sei. Immerhin: Der Ehemann, der sehr darunter gelitten hatte, lange als mutmaßlicher Mörder zu gelten, war nun endlich von dem bösen Verdacht erlöst.*

Ein halbes Jahr später teilen die neuen Eigentümer des früheren Wichmann-Hauses Wolfgang Sielaff mit, dass sie in der Garage eine Kfz-Grube entdeckt hätten. Aus einer Seitenwand riesele Sand, und dahinter befinde sich ein Hohlraum. Sielaff überzeugt sich selbst von diesen Angaben, besonders verdächtig erscheint ihm, dass die Grube mit einer Tiefe von 80 Zentimetern ungewöhnlich flach ist. Er verständigt die Polizei und bittet um Überprüfung. Das geschieht unter anderem mit einem Leichenspürhund, der aber nicht anschlägt. Die Polizei kommt zum Ergebnis, dass man hier keinen Leichnam finden werde. Trotzdem betrachten Sielaff und sein Team Haus und Grundstück als „heiß". Für sie sprechen alle Indizien dafür, dass die Schwester zuallererst hier zu finden ist. Wichmann war ein Mensch, der gern die Kontrolle über alles behielt. Was lag also näher, als in seinem unmittelbaren Umfeld einen menschlichen Körper zu entsorgen?

Bemerkenswert ist auch seine geradezu flehentliche Bitte an Ehefrau und Bruder in den Abschiedsbriefen, unbedingt Haus und Hof zusammenzuhalten. „Ich mache mir die allergrößten Sorgen, wenn ich an unser Haus, Grundstück und alles, was damit zusammenhängt, denke", heißt es in seinem letzten Schreiben an den Bruder. Und seine Ehefrau beschwört er: „… es geht mir um Haus und Hof, versucht bitte alle, in einem gemeinsamen Kraftakt unser Heim zu erhalten, bitte, bitte!!"

Das Senior-Team um Sielaff beschließt, weitere Grabungen auf dem Grundstück vorzunehmen. Zunächst soll gezielt die Grube in der Garage untersucht werden. An der Aktion sind eine Anthropologin, ein Rechtsmediziner sowie zwei weitere Mitarbeiter des Teams beteiligt. Der Mitarbeiter einer Baufirma ist zur Sicherung der baulichen Statik sowie zur Eröffnung der Grubensohle und weiterer Bereiche in der Sohle der Garage engagiert worden. Die Sohle ist etwa acht Zentimeter dick. Darunter befindet sich heller feiner Sand. In der Nähe des Holztrittes zum Boden der Grube bricht die Kante des aufgestemmten Loches ein, als der Mann von der Baufirma auf sie tritt. Es eröffnet sich unter der Sohle ein Hohlraum. Die darunter befindliche leicht ovale Grube wird nun schichtweise freigelegt.

Ich bin zu dieser Zeit auf einer Tagung in Rostock zum Thema Verkehrsmedizin. Plötzlich vibriert mein

Smartphone in der Hosentasche. Auf dem Display finde ich die Nachricht: „Menschliche Knochen!!!“ Der Absender ist Wolfgang Sielaff. Ich bin elektrisiert. In einem Anruf bei unserer Anthropologin Eilin Jopp-van Well bestätigt diese, dass nach dem Aufstemmen des Betonbodens menschliche Fußwurzelknochen aufgetaucht sind. Danach wird die Grabung sofort unterbrochen, denn nun hatten wir es mit einem Tatort zu tun. Es erfolgt ein Telefonat mit dem Leiter von Iterum, *um weitere Maßnahmen zu besprechen. Nachdem mich der zuständige Beamte ausdrücklich bat, nun die Leitung der Grabung zu übernehmen, habe ich mich unverzüglich ins Auto gesetzt und bin zu dem Haus gefahren.*

Unterwegs gehen mir die gesamte Vorgeschichte und das jetzige Szenario durch den Kopf. Ich grüble über sehr unterschiedliche Handlungsebenen nach. Möglicherweise können wir jetzt wirklich und endlich den Leichnam der seit fast dreißig Jahren vermissten Schwester meines Freundes finden. Andererseits beschäftigen mich die Göhrde-Morde und weitere ungeklärte Fälle in der Region. Ist dies der Schlüssel, um eine große Mordserie neu aufzurollen?

Die Garage, in der jetzt die Grabung vorgenommen wird, ist überwiegend unaufgeräumt. Es gibt eine Vielzahl von Regalen, auf denen jede Menge Dosen, Gläser und Handwerkszeug liegen, verrostet und verstaubt. Offensichtlich hatten die Besitzer hier lange nicht mehr gearbeitet. Und in der Mitte gähnt das Loch, in dem sehr wahrscheinlich der Leichnam von Birgit Meier vergraben wurde. Das Ausgrabungsteam geht sehr langsam, Millimeter für Millimeter, vor. Es findet einen Körper, der kopfüber und in einer gedrehten Hockposition vergraben ist, also mit angewinkelten Beinen. Als die mittlere Körperregion freigelegt ist, ist eindeutig abzugrenzen, dass es sich um ein weibliches Becken handelt. Und im Bereich der Hände ist auffällig, dass rot lackierte Fingernägel noch gut zu erkennen sind. Beim weiteren Graben arbeitet sich das Team behutsam bis zum ganz unten liegenden Kopf vor; um ihn befindet sich ein blauer Müllsack.

Schließlich hatten wir das vollständige Skelett freigelegt und konnten auch Kopf und Hals aus der Grube heben. Ich habe vorsichtig die Plastiktüte aufgeschnitten. Man sah nun den Schädel, an dem sich noch Haut, Weichteile und blonde Haare befanden sowie Ohrstecker. Der Ehemann der Vermissten, der wie ihr Bruder bei der Bergung des Leichnams dabei war, erkannte den Schmuck wieder. Ich habe in dieser Situation speziell den Zahnstatus und Gebissbefund untersucht und einen ersten Abgleich mit zahnärztlichen Unterlagen von Birgit Meier vorgenommen.

Meine Einschätzung, dass es sich um die Vermisste handelt, habe ich deren Ehemann und Bruder mitgeteilt. Beide Männer waren tief ergriffen. Es flossen Tränen der Betroffenheit und Erleichterung gleichermaßen. Der Widerstreit der Gefühle war offenkundig: einerseits die Sicherheit, dass sie tot ist, andererseits auch Erleichterung darüber, dass der Leichnam nun gefunden war und endlich die Trauerarbeit beginnen konnte. „Die Familie hat jahrelang darunter gelitten, dass wir nicht wussten, wo meine Schwester ist. Wir konnten nicht damit abschließen“, sagte Wolfgang Sielaff später in einem Interview. „Wir konnten nicht trauern, wir hatten kein Grab. Jetzt war der Zeitpunkt gekommen, wo es möglich wurde zu trauern.“ Auch die Tochter hatte es über Jahrzehnte unendlich schwer, mit dem Verlust der Mutter zu leben. Sie hatte versucht, ihr Leid mit vielen, vielen Gedichten über die Mutter etwas zu lindern.

Auch ich war stark innerlich berührt. Andererseits dominierte bei mir wie immer in solchen Fällen das rechtsmedizinische Ethos. Selbstverständlich musste ich hier ohne jegliche Rücksichtnahme auf persönliche Gefühle eine gute Arbeit abliefern. Das konnte ich mithilfe meiner erfahrenen Mitarbeiter, speziell unserer Anthropologin, tun.

Entscheidend sind hier eine sorgfältige Dokumentation und Spurensicherung, um für alle weitergehenden Fragestellungen in Bezug auf Tatausführung, Verbringen des Leichnams und Rekonstruktion gewappnet zu sein. Alles wird fotografisch dokumentiert und protokolliert. Es gilt sicherzustellen, dass keine Befunde in der Nähe des Skeletts übersehen werden, beispielsweise zur Kleidung der Toten. Natürlich geht es auch um erste Fragen zur Gewalteinwirkung und zur Todesursache.

Am Schädel werden zunächst keine Beschädigungen festgestellt, weil Erdanhaftungen mit Knochen und Hautresten so verklebt sind, dass eine zusammenhängende Schicht entstanden ist, die den Blick auf tieferliegende Regionen der Schädelknochen verstellt. Weitergehende Untersuchungen können erst nach dem Transport ins Institut für Rechtsmedizin in Hamburg erfolgen. Dort werden später alle Erdanhaftungen entfernt. Dies geschieht mit feinen Instrumenten, mit Pinzetten, Sonden und filigranen Bürsten. Man wäscht nicht, sondern schabt und kratzt. Die einzelnen Knochen werden getrocknet und kühl gelagert und schließlich, ähnlich einem Puzzle, zu einem vollständigen Skelett zusammengefügt.

Schon bei der Grabung vor Ort, aber vor allem nach getaner Arbeit wurde mir die Besonderheit dieses Falls umso stärker bewusst. Ich war sehr froh darüber, dass ich meinem Freund helfen konnte. Wolfgang Sielaff ist ein super guter Kriminalist, vor allem aber ein Familienmensch, der durch das Schicksal seiner Schwester gezeichnet war. Und unsere Überlegungen zu den Todesumständen von Birgit Meier hatten sich als richtig herausgestellt und wir waren mit un-

serer Grabung erfolgreich gewesen. Später im Institut für Rechtsmedizin erfolgte die sichere Identifikation des Leichnams. Ferner wurde bei einer Computertomografie festgestellt, dass im Kopf der Vermissten ein Projektil steckte. Nun entschied die zuständige Amtsrichterin in Lüneburg, dass die weitere Obduktion in Hannover vorgenommen werden musste. Der Grund hierfür war, dass sie sichergehen wollte, dass ich mich als alter Freund von Wolfgang Sielaff nicht dem Verdacht der Befangenheit aussetzen sollte. In Hannover wurde das Projektil aus der Schädelhöhle gesichert. Als Todesursache wurde ein Kopfschuss festgestellt.

Wolfgang Sielaff zieht ein bitteres Fazit: „Der Mord an meiner Schwester hätte schon zwei Monate nach ihrem Verschwinden, spätestens aber 1993 im Zuge der Durchsuchung bei Wichmann aufgeklärt werden können. Fehler und Versäumnisse von Polizei und Staatsanwaltschaft haben das verhindert."

Durch die Aufklärung des Falls fühlte ich mich nochmals aufgefordert, weitere ungeklärte Tötungsdelikte im Raum Lüneburg im Hinblick auf eine Beteiligung des Kurt-Werner Wichmann zu überprüfen. Hier ging es insbesondere um die Frage, ob er auch für die beiden Doppelmorde in der Göhrde verantwortlich war.

Viele Aspekte der Verbrechen vom Sommer 1989 scheinen darauf hinzuweisen. Die Tatorte liegen nicht weit vom Haus des damals 40-Jährigen entfernt. Die Opfer sind zwei Paare. Die ersten beiden Toten werden von Blaubeersammlern entdeckt, denen Verwesungsgeruch in die Nase dringt. In einem Reisighaufen entdecken sie die verweste Hand eines Toten und alarmieren die Polizei. Ermittler finden zwei Opfer. Die Verwesung ist zu weit fortgeschritten, um noch eindeutig eine Todesursache feststellen zu können. Noch während die Leichen untersucht werden, wird 800 Meter entfernt ein weiteres Liebespaar erschossen. Wie die ersten Opfer liegen beide Tote mit dem Gesicht nach unten auf dem Waldboden.

Beide Autos der jeweiligen Paare werden in benachbarten Orten sichergestellt. Vermutlich ist ihr Mörder noch eine Weile damit herumgefahren. An den Sitzen werden jetzt im Jahr 2017, fast drei Jahrzehnte nach den beiden Doppelmorden, Spuren festgestellt, die mit der DNA von Kurt-Werner Wichmann verglichen werden. Das Muster ist identisch. Damit ist der Friedhofsgärtner als fünffacher Mörder enttarnt. Untersucht wird nun, ob er auch mit anderen Verbrechen, die in jener Zeit im Umkreis von etwa achtzig Kilometern um Lüneburg herum geschahen, in Verbindung steht. Insgesamt sind es 24 ungeklärte Mordfälle aus der Region, die in das Tatmuster des Mannes passen. Wichmann hatte diverse Autos und fuhr Zehntausende Kilometer im Jahr. In einem seiner Autos werden mehr als zwanzig Landkarten gefunden.

Die bei der Hausdurchsuchung von 1993 gefundenen Gegenstände wie Handfesseln, Ketten, Stricke und Folterwerkzeuge sowie Ausrüstung zum Übernachten im Wald lassen den Schluss zu, dass Wichmann offenbar öfter in den Wäldern ausharrte und seine Opfer ausspähte. Und nicht zuletzt: Die Serie mit Vergewaltigungen und sadistischen Morden rund um Lüneburg endet im April 1993. Genau zu der Zeit, in der Wichmann Suizid begeht …

Cold Cases

Kalte Fälle? Sie sind viel mehr als das. An Cold Cases drohen Opfer, ihre Angehörigen, Partner und auch zu Unrecht Verdächtigte zu verzweifeln. Wenn der Täter für eine Tat fehlt. Und die Wunden heilen nicht, sie werden tiefer. Die quälenden Fragen, die einst Ermittler zu lösen versucht hatten, geben keine Ruhe. Bei Cold Cases fehlen Verurteilungen. Stattdessen gibt es Einstellungsverfügungen der sachleitenden Staatsanwaltschaften, verbunden mit der Erklärung, dass bei neuen Erkenntnissen Ermittlungen von Amts wegen fortgeführt würden.

In der Realität eines Angehörigen bleibt die Qual, real und schwergewichtig. Was die Hinterbliebenen erleben, dafür steht beispielhaft der Anruf eines Angehörigen, der sich an das Landeskriminalamt Hamburg wandte: „Es hört nicht auf. Ich drehe mich im Kreise. Ich muss endlich trauern können. Wer hat meine Tochter getötet? Wer?“

In Hamburg wurde die Einheit Cold Cases im Jahr 2016 durch die Leitung des Landeskriminalamts eingerichtet. Die Ermittlungsgruppe analysiert ungelöste Fälle mit neuen Ermittlungsansätzen und untersucht mögliche Tat- und Täterzusammenhänge, sprich: Serien. In Kooperation mit der Staatsanwaltschaft Hamburg hat man folgende Definition für Cold Cases entwickelt: Es handelt sich um Ermittlungsverfahren zu Kapitaldelikten, vornehmlich Tötungsdelikten, die staatsanwaltschaftlich eingestellt wurden. Eine zeitliche Komponente findet keine Bedeutung. Weiterhin sind Cold Cases in Hamburg Vermisstenfälle, bei denen man bei einem längeren Zeitraum des Verschwindens und nach einer individuellen Fallbetrachtung davon ausgehen muss, dass die/der Vermisste eben nicht freiwillig aus ihrem/seinem Lebenskreis ausgeschieden ist, sondern Opfer eines Verbrechens wurde. Das Hamburger Landeskriminalamt folgte mit der Einrichtung der Ermittlungsgruppe den Empfehlungen des Parlamentarischen Untersuchungsausschusses des Bundestags zum Komplex um die bundesweit erfolgten Tötungsdelikte durch Mitglieder des sogenannten Nationalsozialistischen Untergrundes (NSU). Die Empfehlungen sehen u. a. vor, systematisch und strukturiert nicht geklärte Tötungsdelikte zu untersuchen und auf Zusammenhänge zu prüfen.

Es soll gelten: „In Hamburg haben Opfer und ihre Angehörigen eine Lobby!“ Dennoch liegt es in der Natur der Sache, dass trotz Aufklärungsquoten bei Tötungsdelikten von mehr als 95 Prozent nicht jeder Fall zu klären ist. Zeugen sagen Unwahres oder falsch Erinnertes. Spuren können nicht so ausgewertet werden, wie es später möglich ist oder in Zukunft sein wird.

Die Kollegen der Cold Case-Ermittlungsgruppe sind frei von Ermittlungen der täglichen Lage. Die Ermittler haben keinen Bereitschaftsdienst, sie warten nicht auf den nächsten Mord und die Alarmierung, bei ihnen sind die Fälle schon da. Auf eine Anfrage eines Hamburger Bürgerschaftsabgeordneten meldete die Polizei Anfang 2018 insgesamt 343 ungeklärte Tötungsdelikte.

Aus der Anzahl der Fälle erwuchs die wichtige Frage nach einem geeigneten, datenschutzkonformen Erfassungs- und Priorisierungsverfahren. Damit verbunden sind moralisch-ethische Fragen, die anfänglich erhebliche Sorgen bereiteten. Vereinfacht dargestellt ergibt sich die Frage, ob man sich zunächst um getötete Kinder und Frauen kümmern sollte? Was aber ist mit dem zu Tode gequälten Senior? Man beschloss, der Frage zur Bedeutung eines Tötungsdeliktes keinen Raum zu geben. Man objektivierte die Fälle und erarbeitete eine Übersicht zur Darstellung der Aufklärungserwartung eines Falles.

Allerdings bemerkten die Ermittler, dass für eine große Zahl der ihnen durch die Staatsanwaltschaft Hamburg vorgelegten Ermittlungsverfahren tatsächlich neue Ermittlungsansätze vorhanden waren. Die Zeit wird zum Verbündeten. Zeit legt Spuren frei, Zeugen sprechen über einstige Geheimnisse. Und diese Ermittler denken irgendwie anders. Sie sind förmlich aufgefordert, ungewöhnlich zu denken. Dem absurd Scheinenden muss Raum gegeben werden, wenn das Naheliegende auszuschließen ist. Logik, die sich mit Fantasie verbindet, klärt Fälle. Davon sind die Cold Case-Ermittler überzeugt.

Nachwort und Danksagung

Dieses Buch behandelt die Schattenseiten des menschlichen Lebens. Wir begeben uns dabei tief in die Abgründe des Daseins, des Denkens und Tuns.

Doch die zentrale Botschaft ist positiv: Von den Toten lernen wir für das Leben. Tötungsdelikte werden gelöst; Verbrecher werden gefasst; Aufklärung ist möglich. Man muss allerdings nachhaltig, kreativ und professionell daran arbeiten.

Ausschlaggebend für den Titel des Buches waren für uns die zahlreichen und intensiven Erfahrungen, die wir mit der Aufarbeitung älterer, alter sowie historischer und paläopathologischer Fälle gemacht haben. Im Sprachgebrauch der modernen Kriminalistik spricht man dann von Cold Cases. In unseren Büchern gehen wir noch viel weiter, bis hin zu exhumierten Soldaten aus dem letzten Weltkrieg, ins Mittelalter mit dem Kopf des Piraten Störtebeker oder zur Moorleiche aus der vorrömischen Eisenzeit. Wir wollen in diesen Toten lesen wie in einem Buch. Wir versuchen, den Toten ihre letzten Geheimnisse zu entlocken.

Bei den speziellen Fällen der Rechtsmedizin gibt es so lange keine „ewige Ruhe", bis alle, auch die letzten Fragen geklärt sind. „Ruhe in Frieden“ gilt dagegen für alle gelösten Fälle.

Die Toten lassen uns keine Ruhe, wenn entscheidende Fragen im Zusammenhang mit Sterben und Tod sowie mit Recht und Gesetz nicht ein für alle Mal aufgeklärt sind. Das ist unsere Aufgabe, unser Selbstverständnis.

Sehr deutlich geworden sind uns bei der Recherche die vielen offenen Fragen, die Nöte und die Verzweiflung der Angehörigen, wenn es um Vermisste und unaufgeklärte Todesfälle geht. Im Zentrum der kriminalistischen Ermittlungen stehen in der Regel vordringlich der Tote und die Suche nach dem Mörder. Die Angehörigen, Nachbarn, Freunde, die betroffen sind, die leiden und trauern, stehen nicht im Fokus. Sie bleiben häufig aber ihr Leben lang betroffen und kommen nicht zur Ruhe. Wir dürfen sie nicht vergessen.

Unser Dank gilt erneut dem Team im Institut für Rechtsmedizin am Universitätsklinikum Hamburg-Eppendorf, speziell den Kolleginnen und Kollegen, die bei der Aufarbeitung der Fälle behilflich waren, unter anderem Axel Gehl, Eilin Jopp-van Well, Oliver Krebs, Olaf Choinowski, Natascha Fahrenkrug.

Für die Unterstützung bei der Fotodokumentation sind wir Guido Hegasy und Michael Arning verbunden.

Danke an alle Kriminalbeamten und Kriminalbeamtinnen, die die hier geschilderten Fälle bearbeitet und aufgeklärt haben. Rechtsmediziner sind keine Ermittler. Dies ist Aufgabe von Kriminalpolizei und Justiz. Besonders inspirierend war der Austausch mit der Ermittlungsgruppe Cold Cases; für sie steht stellvertretend ihr Leiter Steven Baack. Danke auch an alle Staatsanwälte, die als Ermittler und Ankläger die Täter vor Gericht bringen, wo dann die Richter ihr Urteil sprechen. Gedankt sei ebenso den Kriminalisten und Juristen, die uns, teilweise schon im „Unruhestand", mit ihrem Fachwissen, ihren Erinnerungen und ihrer Erfahrung unterstützt haben.

Einigen verdanken wir besonders viel, z.B. Herrn Rechtsanwalt Dr. Achim Lüdeke und Herrn Rechtsanwalt Dr. Gerhard Strate. Unser ganz besonderer Dank gilt Wolfgang Sielaff, dem früheren LKA-Chef und ehemaligen Polizeivizepräsidenten. Seinem Nachdruck ist es zu verdanken, dass das Verschwinden seiner Schwester nach so vielen Jahren doch noch aufgeklärt werden konnte.

Danke auch an Joachim Schulz, der das Polizeimuseum Hamburg leitet und uns speziell mit sachkundigen Informationen zum Fall Honka versorgt hat.

Unser besonderer Dank gilt unseren Verlegern, Marita Ellert-Richter und Gerhard Richter, sowie unserem Lektor Werner Irro. Es war wieder eine gelungene, fruchtbare Zusammenarbeit. Ferner möchten wir uns bei den Kollegen vom *Hamburger Abendblatt* für ihre Unterstützung bedanken.

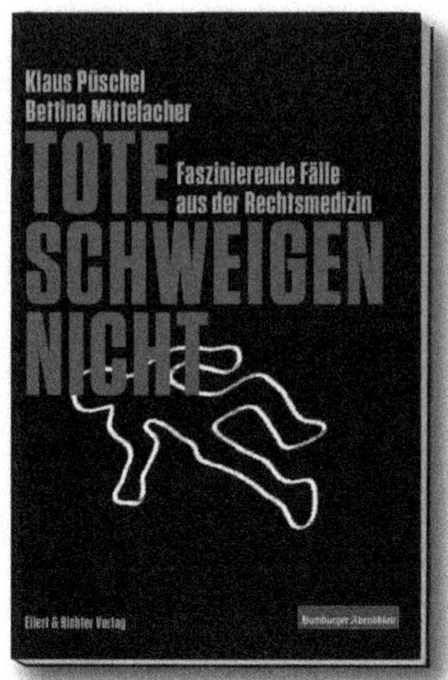

Klaus Püschel/Bettina Mittelacher

Tote schweigen nicht

Faszinierende Fälle aus der Rechtsmedizin

Ein Krimi-Sachbuch

256 Seiten
ISBN 978-3-8319-0660-4

Die Toten ein letztes Mal zum Sprechen bringen, das kann nur die Rechtsmedizin. Prof. Dr. Klaus Püschel: „Ich glaube an Fakten, an wissenschaftliche Befunde, an Sachbeweise."

Püschel ist Überzeugungstäter. Mit leidenschaftlicher Präzision befragt er die Toten. Unter seinem Blick werden Körperspuren zu Beweismitteln, die einem Mordfall oder einem Tatgeschehen plötzlich eine andere Wendung geben. Welches Verletzungsmuster weist ein Opfer auf? Wie stellt sich der Geschehensablauf dar? Wie ist ein Spurenbild zu bewerten?

Bettina Mittelacher verfolgt als Gerichtsreporterin seit vielen Jahren außergewöhnliche Kriminalfälle.

In diesem Krimi-Sachbuch sind einige der spektakulärsten versammelt.
Wurde Jörg Kachelmann zu Unrecht angeklagt?
War der Tod von Uwe Barschel wirklich Selbstmord?
Was erzählt uns der Fund von Störtebekers Schädel?

„Tote schweigen nicht" – ein Muss für jeden Krimi-Fan.

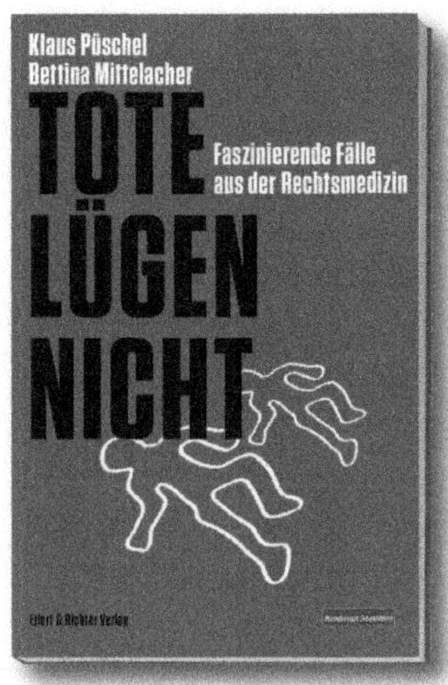

Klaus Püschel/Bettina Mittelacher

Tote lügen nicht

Faszinierende Fälle aus der Rechtsmedizin

Ein Krimi-Sachbuch

288 Seiten
ISBN 978-3-8319-0702-1

Die Fantasie von Mördern kennt keine Grenzen. Rechtsmediziner wissen: Es gibt bei Verbrechen nichts, was es nicht gibt. Die Experten in Sachen Tod und Misshandlung blicken in die Abgründe der menschlichen Seele, wenn sie in Leichen lesen wie in einem Buch.
Ihre Arbeit ist spannender als jeder Krimi, denn sie beschäftigt sich mit realen Geschehnissen – die oft genug anmuten, als entstammten sie einem irrealen Schocker.
Was empfand der Maskenmann, als er Kinder in seine Gewalt gebracht hatte, sie entführte, missbrauchte und tötete?
Warum begibt sich einer der Reemtsma-Entführer bis ans Ende Europas, um sich dort von den Klippen zu stürzen?
Wie erträgt es ein Mensch, jahrelang mit einer Leiche in derselben Wohnung zu leben?

Dies ist nur eine kleine Auswahl der realen Geschehnisse aus „Tote lügen nicht“, die oft genug anmuten, als entstammten sie einem irrealen Thriller.
Nach ihrem erfolgreichen Buch „Tote schweigen nicht“ schildern Klaus Püschel und Gerichtsreporterin Bettina Mittelacher in „Tote lügen nicht“ weitere spektakuläre Fälle aus der Rechtsmedizin, die den Atem stocken lassen.

Bildnachweis/Impressum

Bibliografische Information der Deutschen Nationalbibliothek
Die Deutsche Nationalbibliothek verzeichnet diese Publikation in der Deutschen Nationalbibliografie; detaillierte bibliografische Daten sind im Internet über <http://dnb.d-nb.de> abrufbar.

ISBN 978-3-8319-0735-9

3. Auflage 2024

In Kooperation mit dem Hamburger Abendblatt

Bildnachweis: alle Fotos Prof. Dr. Klaus Püschel, Institut für Rechtsmedizin, Hamburg , außer: Hamburger Abendblatt (Marcelo Hernandez) Autorenfoto Klaus Püschel; Polizeimuseum Hamburg S. 77, 87; Michael Arning, Hamburg S.197; G. Hegasy S. 236; dpa picture alliance, Frankfurt a. Main S. 282, Titel: © Fotolia (Al)

Text: Prof. Dr. Klaus Püschel, Bettina Mittelacher, Hamburg
Lektorat: Dr. Werner Irro, Hamburg
Gestaltung: BrücknerAping Büro für Gestaltung, Bremen
Gesamtherstellung: CPI books GmbH, Leck

www.ellert-richter.de
www.facebook.com/EllertRichterVerlag
www.instagram.com/ellert_richter_verlag